国家古籍整理出版专项经费资助项目

近代针灸名著校注丛刊
（第一辑）中

纪 军 邴守兰 主编

复旦大学出版社

针灸精粹

李文宪　著
郎守兰　校注

校注说明

一、本书以上海中医药大学馆藏民国二十五年(1936)版为底本,繁体直排改为简体横排,新式标点断句,内容尊重原貌。

二、本书原文段落,根据内容作适当调整。

三、凡原直排本表示上述之意的"右",一律改作"上"。

四、底本中异体字,除特定情况,一般径改不出注,如"衈"改作"衄","濇"改作"涩"。难字、冷僻字、易误读字,酌情加注汉语拼音。对较难理解的词语,酌加注释。

五、对不规范的专业术语(包括错字),如"实症""虚症",改作"实证""虚证";穴位名称,如"肩颙"改作"肩髃";中药名称,如"珠沙"改作"朱砂"。

六、原文"岐""歧"并见。如太冲穴定位,在第九章"穴性括要"第一节"气类"作"足大次趾岐骨上二寸",在第二节"血类"则作"足大次趾歧骨间上二寸"。"岐"作"骨骼连接成角之处"解时,均统一作"歧",如"歧骨"。岐黄、岐伯则仍写作"岐"。

七、原文"藏""脏(臟)"并见。"五藏""五臟"均统一作"五脏","内臟"作"内脏"。

八、原文"荣卫""营卫"并见。第十二章"井荥输经合",原文作"井荥俞经合"。保留原文风貌,均不作改动。

九、对定位有异议的穴位,按现代规范标准出注说明,不做改动。如膏肓穴,原部位描述为"四椎下各离开三寸半",注作"第四胸椎棘突下,旁开三寸",以作参考。

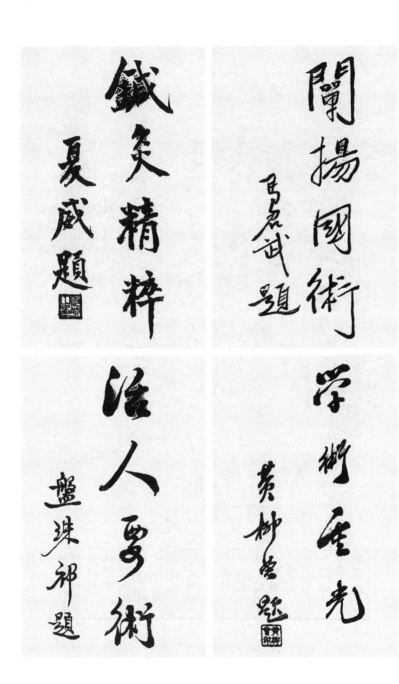

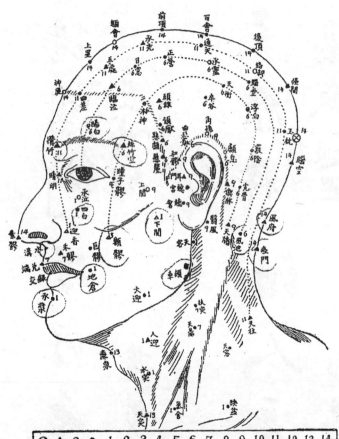

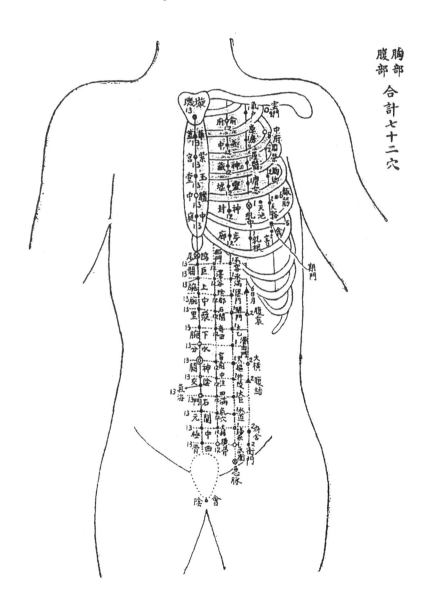

第三圖

側胸部
側腹部 合計八穴

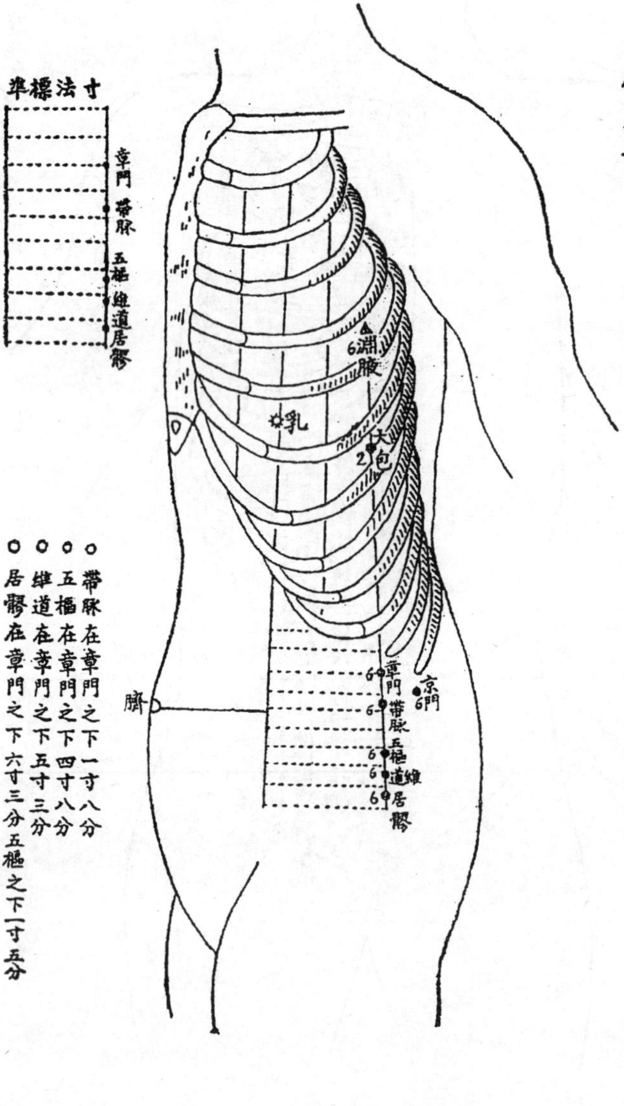

寸法標準

章門
帶脈
五樞 維道 居髎

淵腋
乳
大包
臍
京門
章門
帶脈
五樞
維道
居髎

○ 帶脈在章門之下一寸八分
○ 五樞在章門之下四寸八分
○ 維道在章門之下五寸三分
○ 居髎在章門之下六寸三分五樞之下一寸五分

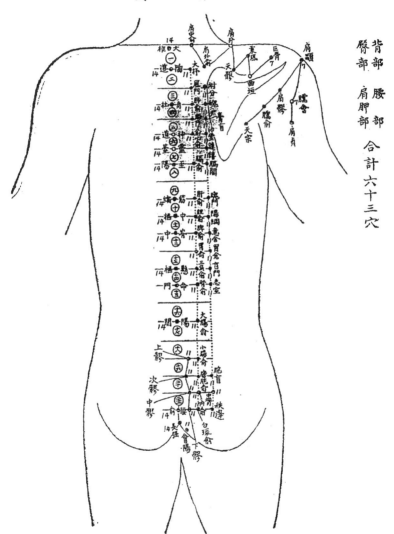

第四圖

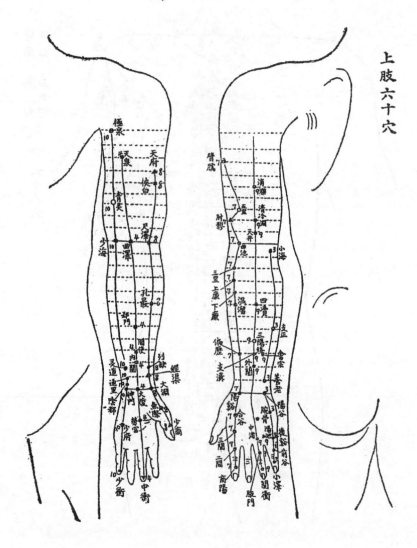

第六圖

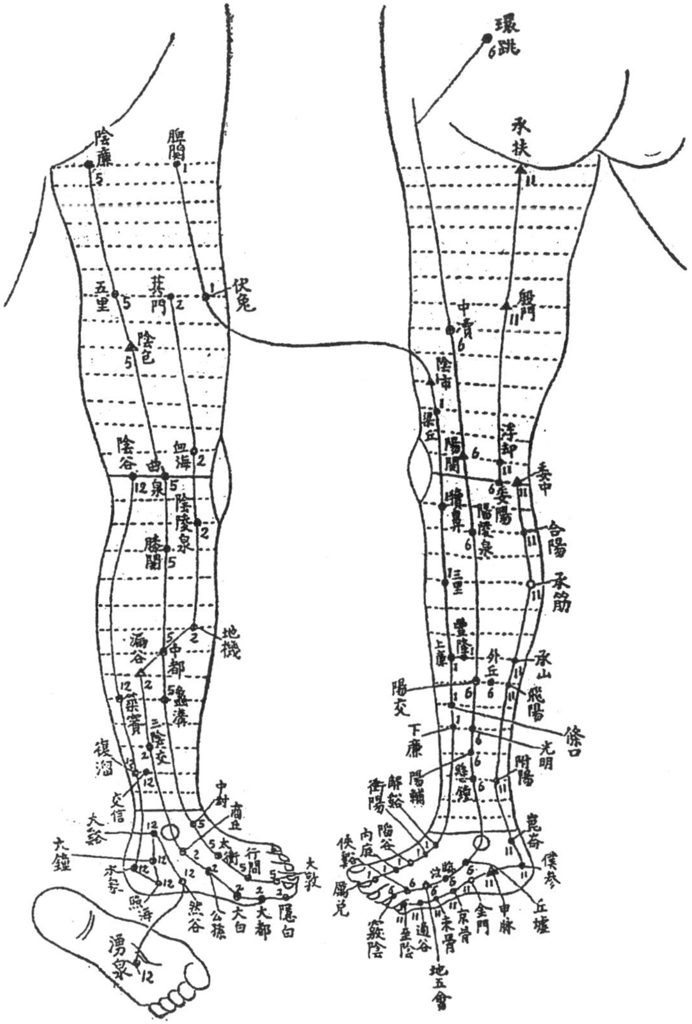

陰廉
髀關
五里
箕門
伏兔
陰包
陰谷
曲泉
血海
陰陵泉
膝關
漏谷
地機
中都
蠡溝
築賓
三陰交
復溜
交信
中封
商丘
太谿
太衝
行間
大敦
大鐘
水泉
照海
然谷
公孫
太白
大都
隱白
湧泉
環跳
承扶
殷門
中瀆
陰市
梁丘
浮郄
委中
陽關
委陽
犢鼻
陽陵泉
合陽
承筋
三里
豐隆
上廉
外丘
承山
陽交
飛陽
條口
下廉
光明
附陽
陽輔
懸鐘
衝陽
解谿
崑崙
陷谷
內庭
俠谿
臨泣
僕參
厲兌
竅陰
至陰
通谷
束骨
京骨
金門
申脈
丘墟
地五會

下肢七十九穴

《针灸精粹》目录

廖序 …………… 587
刘序 …………… 588
陆序 …………… 589
刘序 …………… 590
自序 …………… 592
凡例 …………… 593

第一章 经穴图 源流 …………… 595
第二章 针灸治病论 …… 597
第三章 人神天忌论 …… 599
第四章 实施方法 ……… 600
 第一节 预备 …… 600
 第二节 进针 …… 600
 第三节 补泻 …… 601
 第四节 出针 …… 602
 第五节 调养与晕针
    之救治 …… 603

第五章 禁针禁灸篇 …… 604
 第一节 禁针穴歌
     …………… 604
 第二节 禁灸穴歌
     …………… 604
 第三节 刺禁 ……… 604
第六章 制普通针法 …… 606
第七章 煮针法 ………… 607
第八章 治折针方法 …… 608
第九章 穴性括要 ……… 609
 第一节 气类 ……… 609
 第二节 血类 ……… 619
 第三节 虚类 ……… 624
 第四节 实类 ……… 631
 第五节 寒类 ……… 638
 第六节 热类 ……… 644
 附记 …………… 652
 第七节 风类 ……… 652
 第八节 湿类 ……… 658

附记 …………………… 661
第十章　配穴精义 ……… 665
　第一节　大椎　曲池
　　　　　合谷 …… 665
　第二节　合谷　复溜
　　　　　……… 666
　第三节　曲池　合谷
　　　　　……… 666
　第四节　水沟　风府
　　　　　……… 666
　第五节　肩髃　曲池
　　　　　……… 667
　第六节　环跳　阳陵
　　　　　泉 ……… 667
　第七节　曲池　委中
　　　　　下廉 …… 667
　第八节　曲池　阳陵
　　　　　泉 ……… 668
　第九节　曲池　三阴
　　　　　交 ……… 668
　第十节　三里　三阴
　　　　　交 ……… 668
　第十一节　阳陵泉
　　　　　三里 …… 669
　第十二节　四关 …… 669

　第十三节　丰隆
　　　　　阳陵泉 … 669
　第十四节　气海　天枢
　　　　　………… 670
　第十五节　中脘　三里
　　　　　………… 670
　第十六节　合谷　三里
　　　　　………… 671
　第十七节　三里(二穴)
　　　　　………… 671
　第十八节　劳宫　三里
　　　　　………… 671
　第十九节　三阴交(二穴)
　　　　　………… 672
　第二十节　隐白(二穴)
　　　　　………… 672
　第二十一节　大敦(二穴)
　　　　　………… 672
　第二十二节　大椎　内关
　　　　　………… 672
　第二十三节　内关　三阴
　　　　　交 ……… 673
　第二十四节　鱼际　太溪
　　　　　………… 673
　第二十五节　天柱　大杼

　　　　　　　　……… 674
　第二十六节　巨骨(二穴)
　　　　　　　　……… 674
　第二十七节　俞府　云门
　　　　　　　　……… 674
　第二十八节　气海　关元
　　　　　　　中极　子宫
　　　　　　　　……… 675
　第二十九节　合谷　三阴交
　　　　　　　　……… 675
　第三十节　少商　商阳
　　　　　　合谷(刺出血)
　　　　　　　　………… 676
　第三十一节　曲泽　委中
　　　　　　　　………… 677
第十一章　证治 ……… 678
　第一节　中风 ……… 678
　第二节　伤寒　温病
　　　　　　　………… 680
　第三节　温疫 ……… 681
　第四节　内伤虚劳
　　　　　　　………… 682
　第五节　痿痹 ……… 684
　第六节　脚气 ……… 685
　第七节　失血 ……… 686

　第八节　神病 ……… 687
　第九节　癫　狂　痫 … 688
　第十节　痰饮 ……… 689
　第十一节　咳嗽 …… 690
　第十二节　哮喘 …… 690
　第十三节　胀满　水肿
　　　　　　　………… 692
　第十四节　疟疾 …… 693
　第十五节　霍乱 …… 694
　第十六节　噎膈　翻胃
　　　　　　　………… 695
　第十七节　呕吐哕
　　　　　　　………… 695
　第十八节　泄泻 …… 696
　第十九节　痢疾 …… 697
　第二十节　黄疸 …… 698
　第二十一节　消症
　　　　　　　………… 699
　第二十二节　积聚
　　　　　　　………… 699
　第二十三节　疝 …… 700
　第二十四节　遗精
　　　　　　　……… 701
　第二十五节　淋浊
　　　　　　　……… 702

第二十六节　遗尿 ……… 702

第二十七节　心腹胸胁诸痛 …… 702

第二十八节　头痛　眩晕 ……… 704

第二十九节　眼目 ……… 706

第三十节　鼻 ……… 706

第三十一节　牙齿 ……… 707

第三十二节　咽喉 ……… 707

第三十三节　口舌 ……… 708

第三十四节　耳 …… 709

第三十五节　妇人 ……… 709

第三十六节　小儿 ……… 712

第三十七节　急救 ……… 714

第三十八节　痔 …… 714

第三十九节　手足 ……… 715

第十二章　附十二经脉起止穴名及各经之主病 ………… 716

第一节　手太阴肺经 ……… 716

第二节　手阳明大肠经 ……… 716

第三节　足阳明胃经 ……… 716

第四节　足太阴脾经 ……… 717

第五节　手少阴心经 ……… 717

第六节　手太阳小肠经 ……… 718

第七节　足太阳膀胱经 ……… 718

第八节　足少阴肾经 ……… 718

第九节　手厥阴心包络经 ……… 719

第十节　手少阳三焦经 ……… 719

第十一节　足少阳胆经 ……… 719

第十二节 足厥阴肝经 …………… 720

第十三章 附奇经八脉穴名 ……………… 722

第一节 任脉 ……… 722

第二节 督脉 ……… 722

第三节 冲脉 ……… 722

第四节 带脉 ……… 723

第五节 阳跷脉 …… 723

第六节 阴跷脉 …… 723

第七节 阳维脉 …… 723

第八节 阴维脉 …… 723

第十四章 十五络穴 …… 725

廖 序

吾国针灸之术，传自《内经》，其要者曰穴法、曰开合、曰迎随、曰配穴，其中玄妙神奇，要不外本阴阳五行之旨，分气血营卫之机，一针而有补泻温凉之辨，一灸而备风寒燥湿之防，故起死回生，捷如桴鼓，救危却病，效若神灵。昔越人之治尸厥，华佗之治头风，皆其著者也。

晚近其学少传，传而不得其精，遂使良好之国学，湮没于世。转使赛恩斯①之学说，得以横行海内，浅近者流，复弃其学而学之，杌陧②标榜，至此而国学益晦矣。

同门李君文宪，好学苦思之士也。十年来即心存博济，志切国医，历游江、浙、港、澳之间，从学针灸之术。迩年来曾出其所学，在梧地救济危机之症者，不知凡几。去岁复事汤药之研讨。今年夏，毕业于梧医研所别科班，由是其学益纯。兹李君编著《针灸精粹》一书，都十万余言，将以为后学讲授之善本，并以行世云。

余深嘉其学术之有得，志愿之宏大，针灸之术，将从此而进于光明之路，国医之昌，可拭目候之矣！今于其书成问序，爰弁③数言于首。

民国二十四年十一月廖寿銮仲时氏序
于广西省立梧州区医药研究所

---

① 赛恩斯：science，即"科学"。
② 杌陧：指动荡不安的时势。
③ 弁(biàn)：放在前面。弁言，序文，序言。

刘 序

针灸一科，为我国最古高深之学术，自黄帝、扁鹊以迄唐宋先贤，代有著述，陈义甚高，而操斯术者，亦每奏奇效，诚国粹也。惜近世精此道者渐少，在吾桂省尤为麟角凤嘴，识者憾焉。李君文宪，夙习是科，师承有自，升堂入室，造诣颇深。今岁本所聘就针灸讲习，对于学者循循善诱，经脉腧穴，了如指掌。兹复编就《针灸学精粹》，以行于世，指导详明，允称杰作。学者苟能就此深加研习，则我国数千年固有之文明，浸有复兴之望，是编之嘉惠后进，功诚伟矣！爰缀数言于简端，以志景仰。

中华民国二十四年十二月广西省立
南宁区医药研究所所长刘惠宁序

陆　序

中国医药,发明极古,神农本草,轩岐灵素。汤药攻内,针灸攻外,病无所逃,兆民攸赖。两汉迭兴,圣贤辈出,阐扬古法,炳若星日。唐宋以后,古法不传,刘张朱李,别类分门。汤药制剂,休言复古,针灸秘传,益鲜法度。降及近世,昌言科学,原理不明,方术何托。讵知古医,一贯之理,天地虽大,惟形与气。气以生形,形以化气,气化形质,相须相济。气主生物,变化不测,形主成物,维理是则。汤药治病,气化之功,针灸治病,物理之用。药有五味,化生五气,气味合化,阴阳之机。针灸妙用,刺戟[①]神经,血脉通畅,起死回生。古法阐明,胥赖研究,累月经年,丹成火候。从吾游者,李君文宪,潜心医术,历有多年。独得秘传,精针灸术,屡起沉疴,济人利物。更将所得,编辑成书,兹拟付梓,请序于余。爰缀数语,聊表襟臆,发扬国粹,尚期努力。

中华民国二十五年春节前一日,
陆钧衡序于广西省立梧州区医药研究所

---

① 刺戟:刺激。

刘 序

吾国论医理之书，《内经》最精，其中发明医术，针法最备。或者执"南人病宜微针，北人病宜灸焫"两语，以为病在经络筋肉，灸针或可愈。若关于脏腑内伤之病，则非针灸能奏功，是犹浅测夫针灸也。

大抵论医道之最高，则莫如持满御神，德全莫病，自然享其天年。所谓"上工治未病"，亦即近代卫生家之旨。然陈修园乃一代儒医，已有治未病之脏腑，非治未病之人之误解，其他更何论哉！若夫疾病已发，则必求其致病之因，及病之所在，而人脏腑之气化，天时变迁，地理关系，以至饮食起居种种，均当精细审察。得到真确之病理，而后可以对症施治。然治法又有种种不同，《内经》已详言之。

惜古书词深义奥，浅学质庸之士，多不能读，读亦不能解。昔扁鹊已有病多术少之叹，灵胎亦有针灸失传之论，况后世专守汤液一法，或且一法未能深造，无怪世俗一见西医打针、解剖之法，而眩为科学神奇也。不知病至治五脏，《内经》已有半死半生之论。而解剖之说，早见《灵枢》，至针法，《内经》虽详言，然后世操是术者，灵胎已疏其十失，何况素未梦见《内经》之辈，又乌知吾国原有高深美妙之医术耶？

李君文宪，研究针灸科多年，而又师承有自。今年就本所是科教席，听其讲授，津津有味。临证施治，手术亦灵。刘惠宁先生称其于斯道造诣颇深,是可信也!李君将年来所授讲义,加以删订,编成《针灸精粹》一书,将付梓,属余为之序。余惟著书不易,章虚谷有后世患书多之叹,今李君之书,余未暇细读,不知其较《内经》如何?然既师承有自,又加删订,宜有相当价值。且后人著作,指导心殷,往往显浅易解。使有志是术者,先读李君此作,则可以间接得师,进而研究《内经》,则可以保守国粹,且或可免灵胎所陈十失之憾。于以宏济斯民之疾苦,亦将未有穷期,而李君之功,于世为不鲜矣。余喜之,故乐为之言,以介绍夫阅者。

时民国二十五年五月三日也
容县国医讲习所主任刘克复谨序

自 序

血气营卫，附丽而行；井荣府俞，一贯以通；经络脏腑，声息相依；五行互生，阴阳乃长。妙乎哉，夺天地之生化，臻寿域而无疆！先哲所究心焉。夫病有寒热虚实之体，针有温凉补泻之方、迎随呼吸之机，静观其变，求孔穴之开阖。默察其原：病在肠胃，药饵疗之；病在经络，求之针刺；病在腠理，非灸不治；三元合用，膏肓立起；四诊详察，二竖难逃；药与针灸，工独有之。粗守者流，畏难就易，岂不暗乎？逮及今日，更甚于昔。即有好学，苦无良书，《内》《难》《大成》，词意深蕴，望洋兴叹，比比皆是，针灸不倡，良有以也。

余窃不揣，集各书之所长，删其糟粕，会各家之精英，去其乖误，既以实用为主，词必简要，辑成一卷。都凡穴性百零，配穴四十有余，证治之后，引古今之医案，或不佞①之经验，末附正奇经脉、十五络穴，以资观者备考。名曰精粹，此其由也。内中错漏，自知难免，海内同志，祈加指正，他山之石，又文宪借助焉。

中华民国二十五年五月二十八日广西藤县李文宪识

---

① 不佞：谦辞，犹言不才。

凡　例

一、本书以实用学为经，旁参诸书，斟酌取舍，可称谓针灸学之善本。

一、本书以简要而切实用为主，对于虚文之类，一概删除，学者以本书为学医之入手，亦可转学方剂学，盖方剂与针灸之理，一贯也。

一、本书经穴，既以简要为主，故对于经穴上，亦取其最普通而适用为体裁，其余经穴多不编入。然为求学者便利起见，特于末页附入十二经穴及奇经八脉，以资参考。

一、本书证治条内，俱皆切用，然为求读者参考及引起兴趣，特不厌求详，搜罗古今名医医案及撰者之经验。

一、本书无论配穴证治，往往以昔时名医引证者，乃借引起学者研究之兴趣也。惜时间短促，不能尽量采入，是为遗憾。

一、本书之成，并非易事，对于材料之纂修，文词之改订，草创润色，煞费数年苦心。虽则篇幅无几，然精神所寄，绝无一词泛谈。盖欲使该学术，得大放光明于世界矣。

一、本书之末，附十二经脉之穴名，而不言其部位者，缘以本书只取要穴数十已足，不必多求，谚语云：兵贵精而不贵多。

一、本书十二经之末，加以本经之主病以备查考。

一、本书之最后有井荥俞原经合者,乃为该经之要穴也,学者注意之。

一、本书乃集纂各书之长,并于其末加以著者之意见而成。如有纰缪之处,深望同道教正之。

第一章　经穴图　源流

尝稽上古之民,太朴未散,元淳未漓,与草木蓁蓁然,与鹿豕狉狉焉,相忘浑噩,无所谓病,针灸何施？自神农以还,人渐流于不古,而朴者散,淳者漓,六淫七情,众疾交作,于是取砭石以疗病,引祝祷而除疾,民乃获安。迨黄帝出,究心民瘼①,故与岐伯咨问,而成《内经》,专论脏腑经俞,刺热刺疟等篇,尤讨论无遗,故又有《针经》《九卷》之称。观其问岐伯一段,可知《内经》全书之旨耳。其问曰：余子万民,养百姓,而收租税。余哀其不给,而属有疾病。余欲勿使被毒药,无用砭石,欲以微针,通其经脉,调其气血,营其逆顺出入之会,令可传于后世,必明为之法令,终而不灭,久而不绝,易用难忘,为之经纪。异其章,别其表里,为之终始,令各有形,先立《针经》,愿闻其情。慈哉斯言！实开针灸之先河,无怪后世奉为圭臬。

战国时,秦扁鹊刺虢太子之尸,应手而生,齐之徐文伯刺妇人之胞胎而立下,传为针灸界之光荣历史。迨后汉张仲景,始采汤液,经纂立方,而开药物治疗之源始。接踵而下,方药之道,渐入兴盛时期。同时针灸犹为当世所推重,如唐之名臣狄仁杰,针鼻瘤而立坠,甄权针臂痛而即祛。

历考前代,往往以针灸称颂遐迩,而流传青史者,指不胜屈。

---

① 瘼：病,疾苦。

然而后学之士，以其义理深奥，手术烦难，不若方药之纲领简晰，施用便利，遂多舍难就易，从事方药，针灸之学，遂日形荒芜矣。其中虽晋有皇甫谧著《针经甲乙》，宋之王维德《铜人》，王氏执中复著《资生经》，刘氏元宾之《洞天针灸》，及至金元太师窦汉卿亦著有《标幽赋》，元臣忽太必烈之《金兰循经》，王镜泽重注《标幽赋》，降及明季吴嘉言之《针灸原枢》，汪石山之《针灸问对》，姚亮之《针灸图经》，陈会之《神应针经》，高武之《针灸节要》，杨继洲之《玄机秘要》，而集各家之书，名曰《大成》。长篇巨著，元明二季，尤为极盛之时期。无如此学荒芜已久，潜心研究者，究属寥寥无几。

　　清季一代，海禁大开，欧风东渐，喜新好奇之士，百般诋毁，任意摧残，置国粹于不顾，甚有倡言废除者，宁不可悲？殊不知日本已将该学设校传授，上下提倡，名贤辈出，今尤未衰。法国苏烈摩朗氏，曾译《黄帝内经》，又与费烈拉尔医生，同作一书，名曰《中国之针灸》。又如《针灸铜人图》，亦已译成德文。即如美医神经学专家，海资笃氏所发明之海氏神经带，美博士黑特氏发明之神经过敏点，亦莫不与针灸吻合，日趋接近。然实际治病之精微特效，针灸又胜一筹也。观法国医学博士密勒文之言"中国针灸，颇类电疗，而效力过之，其出神入化，非近代科学所能解释也"，则可知矣。

　　自来西人视中国之针灸，莫不认为怪异，以为非人力所能为者，延至今日，则事实俱在，针灸之价值，殊非西人所否认矣！素以科学先进自居之欧西人士尚虚心下气，致力于我国古术，而中医界明知有伟大之功效而不提倡，大好国粹，坐没不彰，将见中医受东西医之压迫，而汤药一科，亦终难独存。海内外同志，不以斯言为河汉，群起研究，奋然倡之，免落外人之后，而贻天下之大讥，则不特国医前途之幸已也。

第二章　针灸治病论

　　针之所以治病，原为调匀经络之气血，以回复五脏之正规作用。《经》曰：针之要，气至而有效，效之信，若风之吹云，明乎若见苍天，刺之道毕矣。① 夫吾人体内本有电气，试以两手扪擦，必发生一种臭气之电质。又试以针刺人身体各部，莫不如电之麻痹，而感觉极度之舒服，甚或痼病立时消失。此之谓"若风之吹云，明乎若见苍天也"。

　　况今日之病者，皆系经络之病居多，虽内分泌病亦有，然莫不由神经系之间接或直接而致。观《生理学》云：人身各种动作，如心之循环，肺之呼吸，肠胃之吸收，排泄器官之新陈代谢，皆在神经系指挥及内分泌关系之下而营其职，以组成整个生活体。故凡百疾病，无不与神经有直接或间接之关系。人体脑神经十二对，脊髓神经三十一对，与乎交感神经系，其支流分干，密布全体。针刺云者，即对于神经加以刺激兴奋、镇静和缓之一种物理疗法而已，故归纳针之作用约有三种：

　　（一）兴奋作用。凡体内生活机能，衰弱或麻痹时，则激刺其神经，推动血行。例如运动神经系麻痹或知觉有异状态时，又如对于内脏、荣养、吸收、分泌机能衰弱时，皆可激刺某一部之神经，以回复其正规生活。

　　（二）镇静作用。凡肌肉腺器神经机能之过度兴奋，血管壁起

---

① 见《灵枢·九针十二原》。

变化，血流壅遏而至发炎焮肿时，加以适当之针刺，通邕壅滞，缓其急迫，得收镇静缓解收缩之效。

（三）诱导作用。某部患病，针刺他部末梢神经，诱导于针刺之处，而减少病变部分之充血，如中风刺其四末，内脏充血，而刺其浅部，或利用反射之激刺，使下腹部缓和，脉管收缩等。

夫所谓神经系者，即吾国之十二经也。何以见之？曰：如上述所言百病皆系神经，而吾国之医书，凡万病亦由十二经，何则？盖十二经乃气血流行之区，凡气血不足或太过，即受外感六淫之侵袭，亦无不由皮毛而入经络也。医者知其病在于某经，即刺激该经之穴位，利用人体之电质，而作兴奋、镇静或诱导之作用，而去其病。读《伤寒论》之刺期门、风府，及先针足阳明各条，是其明证也。

灸与针之治病，各有所长。古云：针之不宜，灸亦宜之；灸之不能，针亦能之。孟子曰：三年之艾，能治七年之病。夫艾微苦辛性温，通十二经，利气血，可以灸百病。在其成分，则含有苦味之挥发油及元素、酸素、炭素、水素等合成，故其能杀灭病菌，增加白血球之功。孙真人曰：若要安，三里不要干。日本渠等歌俚云：朝朝起身多转动，少食多灸为忠孝。又延命山云：灸后之结果，乃身体之抵抗力强，对于各种病之袭来，能为预防，人生永为无病之健康生涯，实平生最大之幸福也。如上述所云，则艾灸可以免疫，增加血液糖量，新陈代谢之旺盛，对于抵抗微菌之侵入，可以增大抵抗无疑。诚难怪王超能寿命矣！而科学物理疗法之雅号为不虚也。宜乎欧西各国群起探讨，犹如活跃世界，俨如骏马之下斜坡，若德若美若法，皆起研究，东方医学为西人认为最有价值者，针灸术其嚆矢[①]乎？呜呼！回视发明之我国，竟弃如敝履，良深叹惜！嗟乎！乌乎可而忽之。

---

① 嚆矢：响箭，发射时声先于箭而到。比喻事物的先声、开端。

第三章　人神天忌论

吾国针灸书籍，多有"人神天忌"之论，见之《内经》，而《千金》《甲乙》《神应》《明堂》等书和之。夫《内经》一书，至晋永嘉之乱，《经》已亡其二，唐之王冰补之，宋季林亿对于阴阳曾一度辟之，自此以下，无人斥矣！

夫阴阳之说，固为中医之本，且非本文之题，不佞所疑者，惟人神天忌而已。何则？盖人体四肢血气，乃流行之区，并无一时断绝，人之有病，而刺激其某一部之神经，以回复其正规生活，即《经》所云"明于调气①"，并无"人神天忌"在其内。即如天时之违和，冷暖无常，而人体之放温机能，亦可同时收缩，与及散张，有自然之趋势，而随天地之空气而变幻也。左足应立春（人神）而不针，吾尝见立春之日，西医破其左足者；左手应立夏，而西医在是日去其左手，而不见其丧生，何况一针之微耶？虽然国技有点穴之法，而使人立死，此不过当其气血流行亢张时，以指迫其神经，而阻其气血之流行耳。若以针刺其神经，既无阻碍，且反有兴奋之功，两者不同也。吾尝刺卒中之人，于其日"人神天忌"之穴而刺，竟霍然而愈。是故余所疑人神天忌之说，乃后人伪托也。

---

① 明于调气：《灵枢·官能》作"审于调气，明于经隧，左右肢络，尽知其会"。

第四章 实施方法

第一节 预　备

贮针用皮制针包，长五寸宽三寸，里面嵌以数层绒毡，将针排列，插于绒毡内，平时宜常以水煮洗涤，务要其清洁光耀。临诊四诊已毕，认明病症，当思从何治法取何经之穴，何穴为主，何穴为宾，何补何泻，再度病人肥瘦，宜刺浅刺深。然后取针，用棉花擦净，令病人正坐，或平卧或侧卧，俾合手法度，乃取穴焉。取穴之法依尺寸者，头部直寸，取前发际至后发际折作一尺二寸，前发际不明者，取眉心上行三寸，后发际不明者，取大椎上行三寸；头部横寸，取内眦角至外眦角为一寸；胸腹横寸，取两乳间横折作八寸；胸腹直寸，取心蔽骨下至脐折作八寸，人无蔽骨者取歧骨下至脐心折作九寸；脐下至横骨毛际折作五寸；四肢及背部，俱取男左女右中指中节内侧，两横纹头为一寸。量尺寸以布条如量街尺样为便。其不依尺寸者，阳部取筋骨之间，陷下为真；阴部郄䐃之内，动脉相应；背部之穴，务宜认清椎骨，仔细施行，切勿草率为之。其他尚有曲伸取者、张口闭口取者、嚼取者、握取者，不一而足，当各按其穴之取法，以为定则耳。

第二节 进　针

取穴既正，用左手大指爪揉其穴，再以指甲重切，令气血宣散，乃用右手大指次指，持住针柄，中指紧抵针腰，针长者，无名指亦抵之针尖直朝穴中。此时持针之士手要着力,心要气雄,凝神调息,目无他视,悉意专注于针尖。同时,病人亦要紧守方寸,切勿恐怖,勿畏疼痛,勿睹针穴,和缓气息。然后咳嗽一声,随咳进针,轻轻徐入,到达部分,始行补泻,自无疼痛晕针之虞也。

第三节　补　　泻

补泻之法,门类殊多,有在乎呼吸,有在乎手指,阴阳互别,子午互异。《内》《难》《大成》所载,率皆词意深蕴,实施多感困难。即有家传秘授,亦多零乱失传。遂致今之学者,皆畏首畏尾裹足不前,深感无从下手之苦。甚或一味颟顸①孟浪施用,于是反补为泻者有之,反泻为补者有之,错杂离乱,补泻不分者亦有之,实因补泻之法,过于繁杂,漫无头绪,而学者缺乏精确彻底之认识故也。前贤云:随而济之为之补,迎而夺之为之泻。又曰:三进一退为补,三退一进为泻。又曰:提则为泻,插则为补。夫随而济之,迎而夺之,进插提退,实为补泻不易之要法。

今将十二经补泻手法,分别述明之:

手阳明大肠经、手少阳三焦经、手太阳小肠经,俱自手而至头;足太阴脾经、足厥阴肝经、足少阴肾经,俱自足而至腹。斯六经者,皆自下而至上。如针此六经之左边一面而行补法,针刺入穴内相当之分寸,微停,凝神集意,专注于针,以右手拇、食二指持针柄捻动,转向右边,大指向后,食指向前;如针右边一面而用补法,则针转向左边,大指向前,食指向后。是为手三阳、足三阴之补法。如针左边而行泻法,则针转向左边,大指向前,食指向后。如针右边而行泻法,则针转向右边,大指向后,食指向前。是为手三阳、足三阴之泻法。

---

① 颟顸:糊涂而马虎。

手太阴肺经、手少阴心经、手厥阴心包络经,俱自胸而至手;足阳明胃经、足太阳膀胱经、足少阳胆经,俱自头而至足,斯六经者皆自上而至下。若针此六经之右边一面而行补法,则针向右边转,大指向后,食指向前。若针左边而行补法,则针转向左边,大指向前,食指向后。此为足三阳、手三阴之补法。若针泻左边,则针捻向右转,大指向后,食指向前。如针泻右边,则针转左向,大指向前,食指向后。此为足三阳、手三阴之泻法。

任督二经俱属中行,补法悉向左转,大指向前,食指向后;泻法悉向右转,大指向后,食指向前,毋分背阳腹阴而异其法。

十二经之补泻捻法,既如上述,而于进插退提出针诸法,亦须明焉。凡属补针,当捻动时,微深进分许,出针时,渐出针而疾按其孔。凡属泻针,当捻动时,微向上提分许,出针时,疾出针而不按其孔。凡运针补泻,不可不知者也。

艾,味苦辛,气温,能通十二经而利气血,故以之灸治百病,风寒湿痹最宜,惟血热者少用。补者勿吹其火,待其自灭,急按其穴;泻者急吹其火,开其穴也。

第四节 出 针

补泻既毕,静留针六分钟,方行出针。盖每二分脉①行十六丈二尺周于身,取六分以三周于身,则邪气退正气畅也。及时以左手食指,紧按住针穴,右手大食二指,紧持住针柄,补者令病人呼气一口,泻者令病人吸气一口,随呼吸徐徐出针,随以大指爪按住穴孔,缓缓揉之,令气血流通,以免痛阻。其或出针后,针孔出血作痛者,无碍,即以两手大指爪,并力挤尽余血,再用棉花拭净,多多导引揉按,即复好如初也。

---

① 脉:原作"衇",据文意改。

第五节　调养与晕针之救治

施行针灸后宜善自调养。饮食起居，须按时节，勿食生冷之物，以阻滞荣卫，勿沐浴出汗，耗泄真气，勿悲忧忿怒，以乖神志，勿过劳，勿久卧。宜频作徐缓之散步，俾经络气血舒畅。其有下针后，即觉心乱、目眩、头重、呕吐，甚或二便不禁者，是晕针也。勿恐，此由于病者气馁，针力过猛，或心中恐怖之故，其效更速。切莫出针，先令其侧身安卧，如腿部有针，不便安卧者，则扶之倚枕几上，进以热汤，少顷汗出即安。甚或有历时刻许不已者，可更刺十宣穴出血，继补足三里，或再视其刺何经之穴晕，更补此经之合穴，皆可立愈也。往往刺足三里亦有晕者，可着力揉人中、少商二穴或灸百会穴。

第五章 禁针禁灸篇

第一节 禁针穴歌

脑户囟会及神庭，玉枕络却到承灵，颅息角孙承泣穴，神道灵台膻中明，水分神阙会阴上，横骨气冲针莫行，箕门承筋手五里，三阳络穴到青灵，孕妇不宜针合谷，三阴交内亦通论，石门针灸应须忌，女子终身孕不成，外有云门并鸠尾，缺盆主客深晕生，肩穴深时亦晕倒，急补三里人还平，刺中五脏胆皆死，冲阳血出投幽冥，海泉颧髎乳头上，脊间中髓伛偻形，手鱼腹陷阴股内，膝膑筋会及肾经，腋股之下各三寸，目眶关节皆通评。

第二节 禁灸穴歌

哑门风府天柱擎，承光临泣头维平，丝竹攒竹睛明穴，素髎禾髎迎香程，颧髎下关人迎去，天牖天府到周荣，渊液乳中鸠尾下，腹哀臂后寻肩井，阳池中冲少商穴，鱼际经渠一顺行，地五阳关迎中主，隐白漏谷通阴陵，条白犊鼻上阴市，伏兔髀关申脉迎，委中阴门承扶上，白环心俞同一经。灸而勿针针勿灸，针经为此当叮咛，庸医针灸一齐用，徒使患者炮烙刑。

第三节 刺 禁

《灵枢·终始篇》：凡刺之禁，新内勿刺，已刺勿内（内者，性交也）；已醉勿刺，已刺勿醉（醉则气乱）；新怒勿刺，已刺勿怒（怒则气上,怒而血妄动);新劳勿刺,已刺勿劳(烦劳则神气外张,精气内绝);已饱勿刺,已刺勿饱(《脉要精微论》曰:饮食未进,经脉未盛,络脉调匀,血气未乱,故乃可诊有过之脉,是以已饱勿刺也);已饥勿刺,已刺勿饥;已渴勿刺,已刺勿渴(《平脉篇》曰:谷入于胃,脉道乃行,水入于经,其血乃盛,是以已饥勿刺,已渴勿刺也);大惊大恐,必定其气,乃刺之(惊伤神,恐伤精,故必定其气,乃刺之,则存养其精气神矣;乘车来者,卧而休之,如食顷,乃刺之;出行来者,坐而休之,如行十里顷,乃刺之。凡此十二禁者,其脉乱气散,逆其荣卫,经气不次,因而刺之,则阳入于阴,阴病出于阳,则邪气复生。粗工勿察,是谓伐身,形体淫泆,乃消脑髓,津液不化,脱其五味,是谓失气。

《灵枢·五禁篇》刺有"五夺":形肉已夺,是一夺也;大夺血之后,是二夺也;大汗出之后,是三夺也;大泄之后,是四夺也;新产及大血,是五夺也,此皆不可泻。

第六章　制普通针法

用缝衣大钢针一个，长二寸，或一寸五分，三棱针一个，皆以铜丝缠其首，极紧，留下三分已足用矣。钢针即古毫针也，医百病（手法见前）。三棱针刺而即出血，出血无手法曰泻针，医百病。毫针去锋，过筋筋躲，逢骨骨顶，不伤肌肉。三棱针不去锋，使出血也。以金造针更佳。（录《针灸易学》）

文宪按：古人称金针者，非金制也，盖尊称也。试思金性最软，何能刺入。

第七章　煮针法

煮针之法，先用乌头、巴豆肉各一两，麻黄五钱，木鳖子肉十枚，乌梅五枚，与针同置瓦器内，水煮一日。再用麝香五分，穿山甲、当归尾、朱砂、没药、川芎、细辛各三钱，甘草节、沉香各五钱，磁石一两，乳香、花蕊石各半两，再煮数日。复取出，用皂角水洗净，复插于犬肉内，同煮一日，乃用黄土磨光圆尖利，始可应用。

第八章 治折针方法

　　吾人施针术于病者,不幸折针在病者皮肉之间。当斯时,切不可告知患者,使其惊怖。此时施术者,宜态度镇静,使患者无动。可速用大活灵磁石吸出之,因皮上针孔,移过一时,不能吸出,可将该处皮肤沿针孔切开一些,而后吸之。若不能出,则用推车虫、蓖麻子、硫黄、杏仁四味,共研成末,以鲜猪油调敷贴针疮上,针自出。

第九章 穴性括要

第一节 气 类

气海

【部位】 在脐下寸半。

【穴性】 固元气,凡一切气疾俱宜取此。

【摘要】 枢密孙公抃生数日,患脐风,医不救。家人乃盛以盘,将送诸江。道遇老妪,曰:儿可活。即与俱归,以艾炷脐下,遂活。

【手术】 针一寸。灸百壮。

尺泽

【部位】 手屈肘陷中。

【穴性】 调肺气。

【摘要】 以三棱针放血,能消上、中焦之热。

【手术】 针三分。不宜灸。

陷谷

【部位】 在足二三趾歧骨上一寸。

【穴性】 调胃气。

【手术】 针三分至五分。灸三壮。

神门

【部位】 掌后骨偏于小指肉①侧。

【穴性】 除心郁内结之气。

【手术】 针三分。灸三壮。

膻中

【部位】 两乳之中。

【穴性】 升脾气,降胃气。

【手术】 禁针。灸七壮。

中脘

【部位】 脐上四寸。

【穴性】 解郁,升清,降浊,利气。

【手术】 针八分。灸七壮。

上星

【部位】 前发际一寸。

【穴性】 泻诸热气。

【手术】 针三分。不宜多灸。

天枢

【部位】 脐旁二寸。

【穴性】 调肠胃之气。

【摘要】 肠鸣泻痢,腹痛气块,虚损劳弱,可灸之,自二七壮至百壮。

---

① 肉:疑作"内"。

【手术】 针五分。灸五壮至百壮。孕妇禁针。

劳宫

【部位】 在掌心。

【穴性】 清热理气。

【摘要】 俗传癫狂灸此效。

【手术】 针二分。灸三壮。

通谷①

【部位】 足大趾本节后。

【穴性】 理五脏之气。

【手术】 针二分。灸三壮。

大敦

【部位】 足大趾毛中。

【穴性】 泄汗气。

【摘要】 凡疝气、腹胀、足肿，皆宜灸之，以泄肝木之气，以安脾胃。卒心痛、汗出，大敦主之，出血立已。

《肘后》华佗疗中恶短气欲绝方：灸两足大拇指上甲后众毛中，各灸二七壮即愈。

妇人血崩不止：灯心一根，熏香油点燃，烧大敦穴一下即止。倘止复崩，即在原处烧之，若原处起泡，将泡挑破烧之，无不止矣。此治崩证第一神效方也。

【手术】 针一分。灸三壮。

---

① 通谷：足通谷，足太阳膀胱经穴。其部位当在足小趾本节（第五跖趾关节）前方，赤白肉际处。

膏肓

【部位】　四椎下各离开三寸半。

【穴性】　补阳气。

【摘要】　手足不遂，大风癫疾。

膏肓二穴，论者甚多，不知谁是谁非，余以为《千金》最详，今录之如下。论曰：膏肓穴无所不治，至羸瘦虚损，梦中失精，上气咳逆，狂惑忘误。取穴法：令人正坐，曲脊伸两手，以臂着膝前，令正直，手大指与膝齐。以物支肘，勿令臂得动摇。从胛骨上角，摸索至胛骨下头，其间当有四肋三间，灸中间。依胛骨之里肋间空处，胛骨容侧指许，摩䐃肉之表肋间空处，按之自觉牵引胸肩中。灸两胛中各一处，至六百壮至千壮，当觉气下砉砉然如流水状，亦当有所下出。若无停痰宿疾，则无所下也。若病人已困，不能正坐，当令侧卧，挽上臂令前，求取穴，灸之。求穴大较，以右手右肩上住指头表所不及者是也，左亦然，乃以前法灸之。若不能久正坐，当伸两臂者亦可伏衣襆上伸两臂，令人挽两胛骨使相离。不尔，胛骨覆穴，不可得也。所伏衣襆，当令大小常定。不尔，则失其穴也。此灸讫后，令人阳气壮旺，当消息以自补养，取身体平复，其穴近第五椎相准望取之。

按：灸完之后，当兼灸足三里，或针气海，俾火气下行也。昔晋景公疾病求医，医缓未至，公梦疾为二竖子，曰：彼良医也，惧伤我焉？另一竖子曰：逃之在其膏之上肓之下，若我何？医至，曰：疾不可为也，在膏之上，肓之下，针之不可，灸之不及，药不至焉，不可为也。公曰：良医也。厚为之礼而归之。所以晋前无此穴口。

【手术】　针三分。灸三壮至百数十壮。

列缺

【部位】　手腕纹上一寸。

【穴性】 逐水利气。
【手术】 针二分,留三呼。灸三壮。

鱼际
【部位】 在手鱼肉上。
【穴性】 清热利气。
【摘要】 李东垣曰:胃气下流,五脏气乱,皆于肺荥取之。
【手术】 针二分至四分深,留三呼。灸五壮。

大陵
【部位】 腕纹中对中指头。
【穴性】 降心气,降浊气。
【手术】 针三分。灸三壮。

太阳
【部位】 眉角斜上八分许。
【穴性】 理诸阳热气。
【摘要】 眼红肿痛,针此穴放血立效,经验多人。
【手术】 针二分。不可灸。

关元
【部位】 脐下三寸。
【穴性】 驱腹中一切冷气。
【手术】 针八分至一寸二分。灸五壮。

大包
【部位】 屈肘肘尖到处。

【穴性】 行腹中诸气。
【摘要】 此穴脾之大络,四肢百节皆从此补之。
【手术】 针三分。灸三壮。

天柱
【部位】 后发际尽处。
【穴性】 理诸气,治头上气。
【手术】 针二分。灸三壮。

缺盆
【部位】 肩大骨横量入三寸有窝者。
【穴性】 开胸降气。
【手术】 针三分,过深则令人逆息,孕妇禁针。灸三壮。

天突
【部位】 喉核下宛宛中。
【穴性】 降诸气。
【手术】 针五分。灸三壮。

气户
【部位】 乳中直上六寸四分。
【穴性】 利气。
【手术】 不宜针。灸三壮至七壮。

大椎
【部位】 一椎上。
【穴性】 调利胃气。

【摘要】 能泻胸中热，及诸热气。一云治身痛、寒热、风气痛，又能治气短不语。张洁古云：大渴饮水多为滑泄，水入即泄，泄而复饮，此无药治，当灸大椎穴三五壮。文宪常以此穴治疟疾，或针或灸，甚有奇效。

【手术】 针五分。灸三壮。

攒竹
【部位】 眉头陷中。
【穴性】 宣泄头部热气。
【手术】 针一分至三分。禁灸。

肩井
【部位】 举臂有凹者是。
【穴性】 镇肝气，降逆气。
【摘要】 若妇人难产、堕胎后手足厥逆，针此穴立愈，灸更胜。
【手术】 针四五分。灸三壮。孕妇禁针。

巨骨
【部位】 肩之最大骨。
【穴性】 开肺降逆气。
【手术】 针三分半至八分半。灸五壮。

曲池
【部位】 曲肘纹头尽处偏于大指。
【穴性】 行气。
【摘要】 秦承祖治大人小儿偏身遍身风疹痂疥，以此穴灸之，愈。

【手术】 针五分至一寸深。灸三壮至数十壮。

彧中
【部位】 乳中上四寸八分,横开二寸。
【穴性】 开胸降卫气。
【手术】 针四分。灸五壮。

俞府
【部位】 两乳中上六寸四,横二寸。
【穴性】 降逆气,理肾气,清肺顺气。
【手术】 针三分。灸五壮。

合谷
【部位】 虎口歧骨间。
【穴性】 升清降浊,理大肠气,宣诸气。
【摘要】 以为治风火牙痛必效穴。
【手术】 针三分至五分,留六呼。灸三壮。孕妇禁针。

中府[①]
【部位】 第三肋间开中行六寸。
【穴性】 理肺利气。
【手术】 针三分至五分,不可太深,留五呼。灸五壮至五十壮。

云门
【部位】 喉宛中下寸二,横开六寸。

---

① 中府:手太阴肺经穴,平第一肋间隙处,距前正中线六寸。

【穴性】 开胸降气。

【摘要】 此穴能泻四肢热。

【手术】 针三分至四分深,太深令人气短促。灸五壮。

肩髃

【部位】 僧帽筋上尽处。

【穴性】 理肺舒气。

【摘要】 唐臣狄钦患风臂,手不得伸,甄权针此穴立愈(注:灸偏风不遂亦愈,但不得过十四壮,多则使臂细)。

【手术】 灸偏风不遂,自七壮至七七壮,不可过多,多则使臂细。针六分,留六呼。

水道

【部位】 脐横量二寸下三寸。

【穴性】 理三焦、膀胱、肾中热气。

【摘要】 死生亦太冲脉之盛衰,为受孕之关键,又产后出汗不止,针太冲,亟补之。

【手术】 针三分。灸三壮。

隐白

【部位】 足大趾甲内去甲如韭叶。

【穴性】 升阳气。

【摘要】 妇人过时月事不止,针之立愈。

【手术】 针一分,留二呼。禁灸。

复溜

【部位】 内踝上二寸。

【穴性】 固卫气,布阴气,收肾气。

【手术】 针三分。灸五壮。

阳陵泉

【部位】 外踝上尺四,膝下二寸。

【穴性】 行气,导浊气。

【手术】 针六分。灸七壮。

公孙

【部位】 足大趾内侧滑骨下。

【穴性】 运脾气。

【手术】 针四分。灸三壮。

足三里

【部位】 犊鼻下三寸。

【穴性】 能升气,又能降气,调中气。

【摘要】 秦承祖曰:诸病皆治,又治食气水气,蛊毒痃癖,四肢肿满,膝胻酸痛,目不明。华佗疗五劳七伤、羸瘦虚乏、瘀血乳痈。孙真人云:若要安,三里不要干。患风疾人,宜灸三里者,五脏六腑之沟渠也,常欲宣通,即无风疾。华佗云:三里主五劳羸瘦、亡伤虚乏、胸中瘀血乳痈。

治乳痈肿痛,诸药不能止痛者,三里穴针入五分,其痛立止如神。

一传心疼者,灸此穴及承山,立愈。以其中有瘀血,故泻此则愈。

【手术】 针五分,留七呼。灸三壮至百数十壮。

太冲

【部位】 足大次趾歧骨上二寸。

【穴性】 降气。

【摘要】 《经》言：太冲绝，死不治。[①] 又言：女子二七而天癸至，太冲脉盛，月事以时下，故能有子。[②] 是太冲脉之绝续系乎人之寿夭。

三阴交

【部位】 内踝上三寸。

【穴性】 行气降气。

【摘要】 考宋太子出苑，逢妊娠，诊曰：女。徐文伯曰：一男一女。太子性急，欲观之。文伯泻三阴交、补合谷，胎应针而下。果如文伯之诊。

【手术】 针三分，留七呼。灸三壮。

第二节 血 类

三阴交

【部位】 内踝上三寸。

【穴性】 通经行疼，清血生血，凉血固血。

【摘要】 见前注。

【手术】 针三分，留七呼。灸三壮。

太冲

【部位】 足大次趾歧骨间上二寸。

---

① 见《素问·至真要大论篇》。
② 见《素问·上古天真论篇》，与原文略有出入。

【穴性】 同三阴交而无固血之功。

【摘要】 见前注。

【手术】 针三分,灸三壮。

委中

【部位】 膝腘约纹中。

【穴性】 清血。

【摘要】 凡热病,汗不出,小便难,衄血不止,脊强反折,瘈疭癫疾,足热厥逆,不得屈伸,取其经出血,立愈。刘汉卿郎中患牙槽风,久之颔穿,脓血淋漓,丘经历与针委中及女膝穴①,是夕脓血即止。旬日后颔骨脱去,别生新者,完美如昔。又张师道亦患此症,复用此法针之亦愈(女膝穴在足后跟,考诸针经无此穴,惜乎未知其神验也)。崇祯十四年大旱,十五、十六,经年亢旱,通国奇荒,疫疠大作。有疙瘩、羊毛温等病,呼名即亡,不留片刻。八九两月,疫死数百万。十月间有闽人晓解病由,看膝弯后,有筋突起紫者无救,红则刺出血可活。至霜雪渐繁,势亦渐杀。其病由暑燥热毒,蕴酿成菌,深入血分,刺筋出血者,《经》云"实宜决之"②之道也。

文宪曾治一妇人,两足酸痛,行步维艰,历数年医治无效,余放委中血,即能步履如初矣。

又曾治一妇人,午夜两膝之筋缩,日则两足麻木,余亦放委中血,霍然而愈也。

【手术】 针一寸五分。禁灸。

间使

【部位】 腕后上三寸对中指。

---

① 女膝穴:经外奇穴,位于脚后跟上赤白肉际处。
② 《素问·阴阳应象大论篇》:"定其血气,各守其乡,血实宜决之,气虚宜掣引之。"

【穴性】 行血。

【摘要】 干呕不止,粥食汤药皆吐,灸手间使三十壮。若四厥,脉沉绝不至者,灸之使通,此法能起死人。

【手术】 针三分。灸五壮。

隐白

【部位】 足大趾甲内去甲如韭叶。

【穴性】 止经血。

【摘要】 注见前。

【手术】 针一分,留二呼。禁灸。

上星

【部位】 入前发际一寸。

【穴性】 止口鼻出血。

【手术】 针三分。不宜多灸。

承山

【部位】 腨肚分肉间。

【穴性】 清热血。

【摘要】 今时多用此穴治伤寒,立效。亦有初发疟疾者,灸之立已。

【手术】 针七分,灸五壮。

曲泉

【部位】 曲膝纹头内中。

【穴性】 清血凉血,养血活血。

【手术】 针七分。灸三壮。

行间
【部位】 足大次趾歧骨间。
【穴性】 行瘀破血结。
【手术】 针三分。灸二壮。

昆仑
【部位】 外踝旁陷中。
【穴性】 下血。
【摘要】 松杨周汉卿治一人背苦曲,杖而行,人以风治。公曰:非风也,血涩不行也。为针两足昆仑穴,顷之投杖而去。
【手术】 针三分。灸三壮。

曲池
【部位】 曲肘纹头尽处偏于大指。
【穴性】 行血。
【手术】 针五分至一寸深。灸三壮至数十壮。

交信
【部位】 内踝上二寸稍歪。
【穴性】 调经血。
【手术】 针四分。灸五壮。

血海
【部位】 膝膑上二寸半内侧。
【穴性】 调血。
【手术】 针五分。灸五壮。

膈俞

【部位】 七椎下横开寸半。

【穴性】 统理全身之血。

【摘要】 乃血之会,凡血证皆可针灸之。另一说云:膈关亦血之会,亦可治诸血证。陈修园曰:身斑斑如锦纹,血热可灸此穴。

【手术】 针三分至五分。灸三壮。

足三里

【部位】 犊鼻下三寸。

【穴性】 清血养血,行血补血。

【摘要】 见前注。

【手术】 针五分,留七呼。灸三壮至百数十壮。

中极

【部位】 脐下四寸。

【穴性】 调经血,止崩漏。

【摘要】 文宪治一处女,腹痛甚而月经又不调,服市上通经丸不效,病更甚,余针中极兼灸之,立愈。

【手术】 针八分。灸三壮。

大椎

【部位】 第一椎骨。

【穴性】 散瘀血。

【摘要】 见前注。

【手术】 针五分。灸三壮。

阳陵泉

【部位】 外踝上尺四寸。

【穴性】 行血。

【手术】 针六分。灸七壮。

气海

【部位】 脐下寸半。

【穴性】 泻血。

【手术】 针一寸。灸百壮。

承浆

【部位】 下唇下陷中。

【穴性】 宣通血脉。

【摘要】 灸之宣通其风,应时立愈。

【手术】 针三分。可灸七壮。

第三节 虚 类

神阙

【部位】 脐之中央。

【穴性】 补气血,益肾精。

【摘要】 治小腹痛欲死者,灸之即生。

徐平仲患卒中不省,桃源簿为灸脐中百壮始苏,更数月复不起。郑纠云:有一亲卒中风,医者为灸五百壮而苏复,后年逾八十,向使徐平仲灸至三五百壮,安知其不永年耶?

少林拳术点穴致死之一穴,即脐门穴也。

【手术】 可灸。不可针。

关元

【部位】 脐下三寸。

【穴性】 固下元,益肾精。

【摘要】 绍兴间刘武军中步卒王超者,本太原人,后入重湖为盗,曾遇异人授以黄白住世之法,年至九十,精彩腴润,能日淫十女不衰。后被擒临刑,监官问曰:汝有异术,信乎?曰:无也,惟火力耳!每夏秋之交,即灼关元千炷,久久不畏寒暑,累日不饥,至今脐下一块如火之暖。岂不闻土成砖,木成炭,千年不朽,皆火之力也。死后刑官令剖其腹之暖处,得一块,非肉非骨,凝然如石,即艾火之效耳。

【手术】 针八分至一寸二分。灸三壮。

气海

【部位】 脐下寸半。

【穴性】 补气振阳,益肾精。

【手术】 针一寸,灸百壮。

中极

【部位】 脐下四寸。

【穴性】 益精补气血。

【手术】 针八分。灸三壮。

曲骨

【部位】 阴毛有骨处微上。

【穴性】 补真气益精。

【手术】 针八分至一寸二分。灸五壮。

膏肓①

【部位】 四椎下横量三寸半。

【穴性】 益气振阳。

【摘要】 见前注。

【手术】 针三分,灸三壮至百数十壮。

章门

【部位】 脐上二寸,横开六寸。

【穴性】 补五脏,益气血。

【摘要】 魏士珪之妻徐氏病疝,自脐下上至于心皆胀满,呕逆烦闷,不进饮食。滑伯仁曰:此塞在下焦,为灸章门、气海。给事中杨后山公乃郎患痞疾,药日服而人日瘦。予曰:此子形羸,虽是痞症,而腹内有积块,附于脾胃之旁,若徒治其痞,而不治其块,是不求其本而揣其末矣!先取章门灸针,消散积块,后次第理治脾胃,形体渐盛,痞疾俱痊。(录《杨氏医案》)

陈修园曰:不能食而热,可灸此穴。

【手术】 针六分。灸三壮。

中脘

【部位】 脐上四寸。

【穴性】 振阳益胃,补六腑。

【手术】 针八分。灸七壮。

足三里

【部位】 犊鼻下三寸。

---

① 膏肓:第四胸椎棘突下,旁开三寸。

【穴性】 益胃补气血。
【摘要】 见前注。
【手术】 针五分,留七呼。灸三壮至百数十壮。

解溪
【部位】 足背窝处是穴。
【穴性】 益胃。
【摘要】 有一传气发噎将死,灸之效。
【手术】 针三分至五分。灸五壮。

上廉
【部位】 犊鼻下六寸。
【穴性】 益胃。
【摘要】 李东垣曰:脾胃虚弱,湿痿汗泄妨食,三里、气街出血不愈,于上廉出血愈。
【手术】 针三分至五分。灸三壮。

三阴交
【部位】 内踝上三寸。
【穴性】 补三阴,益阳壮精生气血。
【摘要】 注见前。
【手术】 针三分,留七呼。灸三壮。

公孙
【部位】 足内大趾节后一寸。
【穴性】 补中土,运脾阳。
【手术】 针四分。灸三壮。

阳陵泉

【部位】 外踝上尺四。

【穴性】 补脾滋阴,益气血,固精。

【手术】 针六分。灸七壮。

涌泉

【部位】 足心。

【穴性】 补肾,益精,滋阴。

【摘要】《史记》:漠北齐王阿母患足心热、喘满。淳于意曰:此热厥也。刺足心立愈。

【手术】 针三分。灸三壮。

神门

【部位】 腕纹上对小指。

【穴性】 安心神。

【手术】 针三分。灸三壮。

然谷

【部位】 涌泉横开一寸。

【穴性】 益肾,振阳。

【摘要】 初生小儿脐风撮口,灸然谷三壮,或针三分,不见血,立效。

【手术】 针三分。灸三壮。

水泉

【部位】 内踝横一寸下二寸。

【穴性】 益肾阴。

【手术】 针四分,灸四壮。

太溪
【部位】 内踝后五分。
【穴性】 益肾,振阳,滋阴。
【摘要】 尝治一男子喉痹,于太溪穴刺出半盏黑血而愈。
【手术】 针三分。灸三壮。

照海
【部位】 内踝下一寸。
【穴性】 益肾阴。
【手术】 针三分。灸七壮。

复溜
【部位】 内踝上,二寸。
【穴性】 补肾气,滋阴,振阳,固精。
【手术】 针三分。灸五壮。

交信
【部位】 内踝上二寸与复溜并立。
【穴性】 补肾滋阴。
【手术】 针四分,灸五壮。

阴谷
【部位】 委中穴向里之筋骨侧。
【穴性】 益肾阴。
【手术】 针四分。灸三壮。

曲泉

【部位】 曲膝纹头尽偏大趾旁。

【穴性】 养肝补血。

【手术】 针七分。灸三壮。

蠡沟

【部位】 内踝前五寸。

【穴性】 益肝。

【手术】 针三分。灸三壮。

太冲

【部位】 足大次趾歧骨上二寸。

【穴性】 养肝气。

【摘要】 注见前。

【手术】 针三分。灸三壮。

太渊

【部位】 掌后横纹处。

【穴性】 润肺。

【手术】 针二分,留二呼。灸三壮。

大敦

【部位】 大趾毛中。

【穴性】 益肾胃。

【摘要】 见前注。

【手术】 针一分。灸三壮。

第四节 实 类

天枢

【部位】 脐旁二寸。

【手术】 针五分。灸五壮至百壮。孕妇禁针。

章门

【部位】 脐上二寸,横开六寸。

【摘要】 给事中杨后山公乃郎患疳疾,药日服而人日瘦,予曰:此子形羸,虽是疳症,而腹内有积块,附于脾胃之旁,若徒治其疳,而不治其块,是不求其本而揣其末矣!先取章门灸针,消散积块,后次第治理脾胃,形体渐盛,疳疾俱痊。(录《杨氏医案》)

陈修园曰:不能食而热,可灸此穴。

【手术】 针六分。灸三壮。

太溪

【部位】 内踝后五分。

【手术】 针三分。灸三壮。

然谷

【部位】 足心横向内开一寸。

【手术】 针三分。灸三壮。

(上穴俱泻肾)

大敦

【部位】 大趾毛中。

【手术】 针一分。灸三壮。

神门

【部位】 腕纹后对小指。

【手术】 针三分。灸三壮。

少冲

【部位】 小指内侧。

【手术】 针一分。灸二壮。

通里

【部位】 腕后一寸对小指。

【手术】 针三分。灸三壮。

阴陵泉

【部位】 内踝上尺四。

【手术】 针五分,留七呼。灸三壮。

(上穴俱泻心)

大陵

【部位】 手横纹之正中。

【手术】 针三分。灸三壮。

劳宫

【部位】 掌心。

【手术】 针二分。灸三壮。

内关

【部位】 去腕后二寸。

【摘要】《杨氏医案》：蔡都尉女患风痫甚危，予乃针内关而苏。

截疟方用桃仁半片，放在内关穴上，再用独蒜一个捣烂，掩在桃仁上，以布条缚之，男左女右，临发日先一二时行之，即止。

【手术】　针五分。灸五壮。

曲泽

【部位】　曲肘横头尽偏于小指，即尺泽内侧。

【手术】　针三分。灸三壮。屈肘取之。

中冲

【部位】　手中指尽处。

【手术】　针一分。灸一壮。

（上穴俱泻心包络）

俞府[①]

【部位】　二肋下，去中行二寸。

【手术】　针三分。灸五壮。

肺俞[②]

【部位】　三椎骨下，横开二寸。

【摘要】《华佗传》：彭城樊阿，皆从佗学。凡医咸言背及胸脏之间，不可妄针，针之不过四分。而阿针入背一二寸，巨阙胸脏，乃五六寸，而病皆瘳。是知《素问》立言致谨之道，而名医纵横变化，不拘于常法，而卒与法会也。

[①] 俞府：锁骨下缘，前正中线旁开二寸。
[②] 肺俞：在背部，当第三胸椎棘突下，旁开一点五寸。

【手术】 针三分。灸三壮。

列缺
【部位】 腕纹上寸半对大指。
【手术】 针二分,留三呼。灸三壮。

尺泽
【部位】 肘上陷中。
【手术】 针三分。不宜灸。

少商
【部位】 大指甲内侧。
【手术】 针一分,留三呼,泻热宜锋针放血。不可灸。

天突
【部位】 喉下宛宛中。
【手术】 针五分。灸二壮。

太渊
【部位】 腕纹处对大指旁。
【手术】 针二分,留二呼。灸三壮。
(上穴皆泻肺)

公孙
【部位】 大趾节后一寸。
【手术】 针四分。灸三壮。

腕骨
【部位】 手腕之骨。
【手术】 针二分,留三呼。灸三壮。

商丘
【部位】 内踝下微陷。
【手术】 针三分,留七呼。灸三壮。
(上穴皆泻脾)

阳陵泉
【部位】 外踝上尺四,泻胆通大便。
【手术】 针六分。灸七壮。

行间
【部位】 足大次趾歧骨间。
【手术】 针三分。灸二壮。

太冲
【部位】 足大次趾歧骨上二寸。
【手术】 针三分。灸三壮。

蠡沟
【部位】 内踝微前上五寸。
【手术】 针三分。灸三壮。

中封
【部位】 足内踝微前。

【手术】 针四分。灸三壮。
（上穴皆泻肝）

关元
【部位】 脐下三寸，泻膀胱。
【手术】 针八分至一寸二分。灸三壮。

外关
【部位】 腕骨后二寸。
【手术】 针三分。灸三壮。

支沟
【部位】 腕骨后三寸。
【手术】 针三分。灸七壮。

关冲
【部位】 二指甲外侧。
【手术】 针一分，留三呼。灸三壮。
（上穴皆泻三焦）

中脘
【部位】 脐上四寸。
【穴性】 泻六腑导浊。
【手术】 针八分。灸七壮。

太白
【部位】 足大趾内侧下。

【手术】 针二分至四分深,留七呼。灸三壮。

照海
【部位】 内踝下三寸。
【手术】 针三分。灸七壮。

长强
【部位】 尾闾骨。
【手术】 针二分。灸二三十壮。

水泉
【部位】 膝腘内筋侧。
【手术】 针四分。灸四壮。

天枢
【部位】 脐旁二寸。
【手术】 针五分。灸五壮至百壮。孕妇禁针。
（上穴皆通肠逐秽）

太白
【部位】 足大趾内侧下。
【手术】 针四分或二分深,留七呼。灸三壮。

丰隆[①]
【部位】 犊鼻下六寸微后,泻胃除痰通大便。

---

① 丰隆：在小腿外侧,外踝尖上八寸,胫骨前肌的外缘。

【手术】 针三分。灸三壮。

中府
【部位】 三肋下开中行六寸。
【手术】 针三分至五分,不可太深,留五呼。灸五壮至五十壮。

膻中
【部位】 两乳之中。
【手术】 禁针。灸七壮。

巨阙
【部位】 脐上六寸。
【手术】 针六分。灸七壮。

上脘
【部位】 脐上五寸。
【手术】 针八分。灸五壮。

(上穴俱泻胸膈)

第五节 寒 类

中脘
【部位】 脐上四寸。
【穴性】 温中暖胃寒及腹中一切寒冷。
【手术】 针八分。灸七壮。

关元
【部位】 脐下三寸。

【穴性】 温下焦,暖子宫。
【手术】 针八分至一寸二分。灸三壮。

大椎
【部位】 背最大之骨。
【穴性】 发表寒。
【摘要】 注见前。
【手术】 针五分。灸三壮。

气海
【部位】 脐下寸半。
【穴性】 温中下焦,治腹中一切寒冷。
【手术】 针一寸。灸百壮。

肾俞
【部位】 十四椎骨下横开寸半。
【穴性】 温下焦,治足冷如冰。
【手术】 针三分。灸三壮。

后溪
【部位】 小趾①本节后第五掌骨前后端。
【穴性】 发表寒冷。
【手术】 针三分,留二呼。灸一壮。

厉兑
【部位】 足小次趾外侧。

---

① 趾:疑误,当作"指"。

【穴性】 功用与肾俞同。
【手术】 针一分,留一呼。灸一壮。

章门
【部位】 脐上二寸,横开六寸。
【穴性】 脏寒结聚。
【摘要】 见前注。
【手术】 针六分。灸三壮。

归来
【部位】 脐下四寸,横开二寸。
【穴性】 治下元寒冷、寒疝。
【手术】 针五分至八分。灸五壮。

足三里
【部位】 犊鼻下三寸。
【穴性】 治胃寒,腹中寒冷。
【摘要】 注见前。
【手术】 针五分,留七呼。灸三壮至百数十壮。

三阴交
【部位】 内踝上三寸。
【穴性】 温中下焦及血寒,一切寒冷。
【摘要】 注见前。
【手术】 针三分,留七呼。灸三壮。

公孙

【部位】 足大趾节后一寸。

【穴性】 理心腹之寒。

【手术】 针四分。灸三壮。

曲泉

【部位】 曲膝纹头内旁。

【穴性】 理血寒,腹中痛。

【手术】 针七分。灸三壮。

阴陵泉

【部位】 内踝上尺四。

【穴性】 温中焦,理脾气。

【手术】 针五分,留七呼。灸三壮。

隐白

【部位】 足大趾甲内侧去甲如韭叶。

【穴性】 温脾壮阳,理中下焦寒。

【摘要】 注见前。

【手术】 针一分,留二呼。禁灸。按:虚极者,亦可灸三壮。

然谷

【部位】 足心向内横开一寸。

【穴性】 温下元,助肾火。

【手术】 针三分。灸三壮。

列缺
【部位】 腕上一寸半偏于大指旁。
【穴性】 理肺寒。
【手术】 针二分,留三呼。灸三壮。

膻中
【部位】 两乳之中。
【穴性】 理中焦,治胸寒。
【手术】 禁针。灸七壮。

曲池
【部位】 曲手纹头尽处。
【穴性】 行气血,理手臂寒冷。
【摘要】 注见前。
【手术】 针五分至一寸。灸三壮至数十壮。

通里
【部位】 腕后一寸偏于小指。
【手术】 针三分。灸三壮。

少府
【部位】 屈小指大纹处。
【手术】 针三分。灸三壮。
(上穴皆清心热)

大陵
【部位】 手腕正中。

【穴性】 清心胸穴。

【摘要】 令人必吐之法,取烟叶浸湿,扎于两手腕及两足腕,少顷,必大吐。惟此法过凶猛,宜慎用也。

【手术】 针三分。灸三壮。

内关

【部位】 去腕二寸,在尺脉横过二分正中行。

【穴性】 清心包络,利六腑,以及胸中热。

【手术】 针五分。灸五壮。

劳宫

【部位】 掌心之正中。

【穴性】 清心膈热。

【摘要】 灸之能治癫狂。

【手术】 针二分。灸三壮。

曲泽

【部位】 曲肘纹中,尺泽内侧。

【手术】 针三分。灸三壮.

百合

【部位】 即百会穴。

【穴性】 为诸阳之首,理头寒。

【摘要】 高宗苦风眩头重,目不能视。侍医秦鸣鹤曰:风毒上攻,若刺头出少血即愈矣。天后自帘中怒曰:此可斩也!天子头上岂是试出血处耶? 上曰:医之议病理,不加罪,且吾头重闷,殆不能忍,出血未必不佳。命刺之。鸣鹤刺百会及脑户出血。上曰：吾眼明矣！言未毕，后自帘中顶礼拜谢之曰：此天赐我师也，躬负绘宝以遗鸣鹤。

【手术】 针二分。灸宜多壮。

大敦

【部位】 足大趾毛中。

【穴性】 温肝，暖下元，治寒疝。

【摘要】 注见前。

【手术】 针一分。灸三壮。

第六节 热　　类

神门

【部位】 掌后骨偏于小指。

【手术】 针三分，灸三壮。

【摘要】 李东垣曰：吐血多不愈，以三棱针刺此穴出血立愈。又《铜人》云：腰痛不得俯仰，阴痿茎中痛，两丸蹇，足痛不可忍，可灸七壮立愈。

【手术】 针三分。灸七壮。

下廉

【部位】 犊鼻下九寸。

【手术】 针三分。灸三壮。

（上穴俱清胃气）

鱼际

【部位】 大指纹大肉中。

【摘要】 注见前。

【手术】 针二分至四分深,留三呼。灸五壮。

肺俞
【部位】 三椎骨下横开寸半。
【手术】 针三分,灸三壮。
（上穴俱清肺热）

风门
【部位】 二椎骨下横开寸半。
【穴性】 清胸背热。
【手术】 针五分。灸五壮。

气冲[①]
【部位】 曲骨穴横开寸半。
【手术】 针三分,灸七壮。

少商
【部位】 大指去甲如韭叶。
【摘要】 针急喉闭,于大指外旁指甲下根齐针之,不问男女左右,只用人家常使之针,针之,令血出,即效。如大段危急,两手大指都针之,其功甚妙。

文宪常以少商穴主治暑气及喉科诸病,甚效。
【手术】 针一分,留三呼。不可灸。

---

① 气冲:脐中下五寸,距前正中线两寸。

肝俞①

【部位】 九椎骨横开二寸。

【手术】 针三分。灸三壮。

心俞

【部位】 五椎骨下横开寸半。

【手术】 针三分。灸三壮。

关冲

【部位】 二指外侧去甲如韭叶。

【手术】 针一分,留三呼。灸三壮。

支沟

【部位】 手背腕纹正中量上三寸。

【摘要】 三焦相火炽热,及大便不通,胁肋疼痛,泻之。

【手术】 针三分。灸七壮。

(上穴皆清三焦热)

中府

【部位】 乳后横开一寸上三寸许。

【手术】 针三分至五分,不可太深,留五呼。灸五壮至五十壮。

缺盆

【部位】 肩上窝中。

【手术】 针三分,太深则令人逆息,孕妇禁针。灸三壮。

---

① 肝俞:第九胸椎棘突下,旁开一点五寸。

大杼[①]

【部位】 一椎骨横开二寸。

【手术】 针三分。不宜灸。

云门

【部位】 去璇玑六寸。

【手术】 针三分至四分,太深令人气短促,灸五壮。

肩髃

【部位】 举臂凹处中。

【手术】 灸七壮至七七壮,不可过多,多则使臂细。针六分,留六呼。

(上穴俱泻四肢热)

然谷

【部位】 足心横开一寸。

【穴性】 清肾热,此穴出血,能使人立饥。

【手术】 针三分,灸三壮。

尺泽

【部位】 屈肘纹之正中微至筋侧。

【手术】 针三分。不宜灸。

肾俞

【部位】 十四椎骨横开寸半。

---

① 大杼:第一胸椎棘突下,旁开一点五寸。

【摘要】 肾俞二穴,凡一切大病,于此灸二三百壮,盖肾为一身之根蒂,先天之根源,本牢则不死,又治中风失音。

【手术】 针三分。灸三壮。

脾俞

【部位】 十一椎骨下,横开寸半。

【摘要】 水肿鼓胀,气满泄泻,年久不止,久年积块胀痛,久疟不愈,黄瘦无力者,灸脾俞七壮即止。

【手术】 针三分。灸三壮。

魄户

【部位】 三椎骨横开三寸。

【手术】 针三分至五分。灸五壮。

意舍

【部位】 十一椎骨下,横开三寸。

【手术】 针五分。灸七壮。

志室

【部位】 十四椎骨下,横开三寸。

【手术】 针五分。灸三壮。

(上穴皆清五脏之热)

上星

【部位】 入前发际一寸,清头目鼻中之热。

【手术】 针三分。不宜多灸。

百会

【穴性】 清头部热。

【手术】 针二分。灸宜多壮。

丝竹空

【部位】 外眉毛尽处。

【穴性】 清头目热。

【摘要】 治头风宜出血。

【手术】 针三分。禁灸。

曲池

【部位】 曲肘纹头尽处偏于大指旁。

【穴性】 清血气,表里头面及诸窍之热。

【摘要】 注见前。

【手术】 针五分至一寸。灸三壮至数十壮。

解溪[①]

【部位】 外踝向外尽处。

【穴性】 清胃热。

【摘要】 注见前。

【手术】 针三分至五分。灸五壮。

合谷

【部位】 虎口。

【穴性】 清气分及头面诸窍之热。

---

① 解溪:足背与小腿交界处横纹中央,当踇长伸肌腱与趾长伸肌腱之间。

【摘要】 文宪治风火牙痛，不论若何疼苦，一针此穴，莫不应手而止。

【手术】 针三分至五分，留六呼。灸三壮。孕妇禁针。

阳陵泉

【部位】 曲膝向外纹头尽处。

【穴性】 降肝胆热。

【手术】 针六分。灸七壮。

悬钟

【部位】 绝骨穴，在外踝上三寸。

【穴性】 清三阳经及脑热。

【手术】 针五分。灸五壮。

三阴交

【部位】 内踝上三寸。

【穴性】 清血热，平肝热。

【摘要】 注见前。

【手术】 针三分，留七呼。灸三壮。

大椎

【部位】 颈后大骨。

【穴性】 清表热。

【摘要】 见前。

【手术】 针五分。灸三壮。

后溪
【部位】 手小指节后横纹头。
【穴性】 清表热。
【手术】 针三分,留二呼。灸一壮。

足三里
【部位】 犊鼻下三寸。
【穴性】 清胃及六腑热。
【摘要】 见前。
【手术】 针五分,留七呼。灸三壮至百数十壮。

上廉
【部位】 犊鼻下六寸。
【穴性】 清肠胃热。
【手术】 针三分至五分。灸三壮。

丰隆
【部位】 外踝上六寸。
【穴性】 降肠胃热及痰热。
【手术】 针三分。灸三壮。

天枢
【部位】 脐旁二寸。
【穴性】 清大肠热。
【手术】 针五分。灸五壮至百壮。孕妇禁针。

上脘

【部位】 脐上五寸。

【穴性】 清心胃热。

【手术】 针八分。灸五壮。

下穴用三棱针放血：

附　　记

尺泽

【部位】 正肘腘中央，出血，清血、泻心火、治暑热。

【手术】 针三分。不宜灸。

金津、玉液

舌下二边紫脉上，出血，退胃心热、生津止渴。

委中

【部位】 膝腘中，出血，清血热、降大肠、膀胱热。

【手术】 针一针五分。禁灸。

十井

【部位】 手十指头，出血，能治诸穴病。

【手术】 宜三棱针出血。

第七节　风　　类

风府

【部位】 入后发际一寸。

【穴性】 搜周身风，治头风、外感风邪。

【摘要】 文宪曾治一妇人，项强甚不能转侧，但无痛苦，余针风府、灸风池,其病霍然。

【手术】 针三分。禁灸。

风池

【部位】 入后发际一寸,横离风府八分许。

【穴性】 治头风外感风邪。

【摘要】 注见前。

【手术】 针四分。灸三壮。

风门

【部位】 二椎下横开寸半。

【穴性】 肝风动甚。

【摘要】 若频刺泄诸阳热气,背永不发痈疽。

【手术】 针五分。灸五壮。

风市

【部位】 垂手直立,中指尽处。

【穴性】 治腰腿风。

【手术】 针五分。灸五壮。

百会

【部位】 头尖顶。

【穴性】 治卒中风、头风。

【摘要】 《史记》载扁鹊治虢太子尸厥,针取三阳五会,有间,太子苏。又唐秦鸣鹤刺微出血,头痛立愈。

【手术】 针二分。灸宜多壮。

囟会

【部位】入前发二寸。

【穴性】治鼻寒头风。

【摘要】此穴凸出及凹入,乃小儿病危之兆。

【手术】小儿禁针,大人针二分。灸五壮。

大敦

【部位】足大趾毛中。

【穴性】舒筋驱风祛邪。

【摘要】注见前。

【手术】针一分。灸三壮。

鱼际

【部位】手掌天闭处之腿部。

【穴性】理肾清肺,扶正逐邪。

【摘要】见前注。

【手术】针二分至四分深,留三呼。灸五壮。

瘈脉

【部位】耳后青络筋中。

【穴性】去头面邪风。

【手术】针一分,出血如豆汁。禁灸。

水沟

【部位】即人中穴。

【穴性】卒中风,头面风邪。

【摘要】凡小儿病危,不知人事,如以大指用力捏此穴,若哭者生,不哭者死。

【手术】　针三分。禁灸。

颊车
【部位】　耳珠直下五分许。
【穴性】　口噤,㖞斜,风邪。
【手术】　针三分。灸三壮至七七壮,炷如小麦大。

承浆
【部位】　下唇下陷凹中。
【穴性】　口㖞偏风。
【摘要】　见前注。
【手术】　针三分。灸七壮。

肩髃
【部位】　举肩有窝处。
【穴性】　搜周身四肢百骸之风。
【手术】　灸七壮至七七壮,不可过多,多则使臂细。针六分,留六呼。

曲池
【部位】　屈肘纹头尽处偏大指。
【穴性】　搜周身风邪。
【摘要】　见前注。
【手术】　针五分至一寸。灸三壮至数十壮。

八风
【部位】足五趾歧骨间。
【穴性】治腿膝风邪。

八邪
【部位】手五指歧骨间。
【穴性】手臂风邪。

少商
【部位】大指内侧去甲如韭叶。
【穴性】治小儿惊风、喉风,并一切风邪。
【摘要】此穴乃喉科要穴。
【手术】针一分。留三呼。

足三里
【部位】犊鼻下三寸。
【穴性】搜四肢风。
【摘要】注见前。
【手术】针五分,留七呼。灸三壮至百数十壮。

昆仑
【部位】外踝后五分陷中央。
【穴性】治挛急风邪。
【手术】针三分。灸三壮。

地仓
【部位】去口角四分。

【穴性】 治口噤喎斜。

【摘要】 本可灸之,能治口喎,然其艾炷宜小,过大则口反喎,但再灸承浆则愈。

【手术】 针三分。灸七壮至七七壮,病左治右,病右治左,艾炷宜小,过大则口反喎,然灸承浆即愈。

环跳

【部位】 臀部旋窝中。

【穴性】 搜经络及四肢之风。

【摘要】 昔者华元化治一躄足,与针环跳、绝骨立愈。

【手术】 针一寸二分。灸十壮。

膝关

【部位】 犊鼻下二寸,向横开寸半。

【穴性】 治腿膝诸风。

【手术】 针四分。灸五壮。

三阴交

【部位】 内踝上三寸。

【穴性】 治中风,主周身四肢风。

【摘要】 见前注。

【手术】 针三分,留七呼。灸三壮。

委中

【部位】 膝腘纹中。

【穴性】 腰腿风。

【摘要】 见前。

【手术】 针一寸五分。禁灸。

太冲
【部位】 足大趾本节后二寸。
【穴性】 治惊痫、筋痹、风邪。
【摘要】 见前。
【手术】 针三分。灸三壮。

然谷
【部位】 足心横开一寸。
【穴性】 治婴儿撮口脐风。
【手术】 针三分。灸三壮。

第八节 湿 类

委中
【部位】 膝腘里。
【手术】 针一寸五分。禁灸。

然谷
【部位】 足心横开一寸。
【手术】 针三分。灸三壮。

内关
【部位】 腕后二寸。
【手术】 针五分。灸五壮。

阳陵泉

【部位】 曲膝纹头尽处外侧。

【手术】 针六分。灸七壮。

伏兔

【部位】 膝上六寸内侧。

【手术】 针五分。禁灸。

（上穴俱利湿之穴）

下廉

【部位】 犊鼻下九寸。

【手术】 针二分。灸三壮。

悬钟

【部位】 外踝上三寸。

【手术】 针五分。灸五壮。

阴市

【部位】 内膝上三寸。

【手术】 针三分。一说不可灸。

（上穴俱祛湿之穴）

太溪

【部位】 正内踝后五分。

【手术】 针三分。灸三壮。

风市

【部位】 直立垂手中指尽处。

【手术】 针五分。灸五壮。

（上穴利湿）

昆仑

【部位】 外踝后陷中。

【手术】 针三分。灸三壮。

曲池

【部位】 曲手肘纹尽处。

【手术】 针五分至一寸。灸三壮至数十壮。

（上穴行湿）

复溜

【部位】 内踝后二寸。

【穴性】 化湿。

【手术】 针三分，灸五壮。

足三里

【部位】 犊鼻下三寸。

【手术】 针五分，留七呼。灸三壮至百数十壮。

上廉

【部位】 犊鼻下六寸。

【手术】 针三分至五分。灸三壮至百数十壮。

（上穴俱祛湿行湿）

三阴交
【部位】 内踝上三寸,化湿行湿。
【手术】 针三分,留七呼。灸三壮。

中脘
【部位】 在脐上四寸。
【穴性】 祛湿化湿。
【手术】 针八分。灸七壮。

附　记

期门
昔者,许叔微先生治一妇人,热入血室,处以小柴胡汤,不应。慨然叹曰:苟善针者,刺期门必愈。后请一针师刺之,果霍然而痊。

会阴
惟卒死者,针一寸补之,溺死者令倒拖出水,用针补之,尿屎出则活,余不多针。

通关
中脘旁各五分,许氏曰:此穴一针四效。凡下针良久,脾脏磨食,觉针动为一效,次针破病根,腹中作声为二效,次觉流入膀胱为三效,然后觉气流行入腰后肾中为四效。

长强
《类经脉图考》谓此穴为五痔之本。

中枢

位于第十椎骨,俗传此穴能退热、进饮食,可灸三壮,常用常效。

灵台

气喘不能卧,及风冷久嗽,火到便愈,此俗法也。

神庭

张戴人曰:目肿目翳,针神庭、上星、囟会、前顶,翳者可使立退,肿者可使立消。

大杼

袁氏曰:肩能负重,以骨会大杼也。

胃俞

李东垣曰:中湿者,治在胃俞。

至阴

张文仲治妇人横产,首①先出,诸药不效,乃灸右足小趾尖三壮,炷如小麦,立产。

脑空

昔魏武帝苦患头风,发即心乱、头目眩,元化针此穴,立愈。

绝骨

袁氏曰:足能挺步,以髓会绝骨也。

---

① 首:当作"手",疑音近误。

天牖
误灸此穴即令人面肿眼合,先取噫嘻针之,后取天容、天池即瘥。若不针噫嘻,其病难愈。

承泣
(首部)此穴灸后,能治目冷泪出,屡收奇效,此乃今日盛行者也。

内庭
主疗久疟不愈并腹胀。

大都
凡妇人孕后及新产,未及三月,不宜灸。

灵道
主治心痛。

前谷
主治热病,无汗补之。

厥阴俞
(四椎横量寸半)主治胸膈气积聚,好吐。

膈关
亦血之会,亦可治诸血症。

中渚

手臂红肿,泻之出血愈。

翳风

耳红肿泻之,耳泻①鸣,补之。

至阳

一说灸三壮,喘气立已。

---

① 泻:疑作"虚"。

第十章　配穴精义

配穴　配穴云者,乃某穴之特性与某穴之特性,相互佐使,而成特效之功用。犹之用药,某药为君,某药为臣,相得益彰也。故研究针灸学者,不知穴之配合,犹之癫马乱跑,不独不能治病,且有使病机变生他种危险之状态。不观市医乎?往往使病者得无穷之危机,此未得师传也。爰特编述,以与诸君研讨焉。

第一节　大椎　曲池　合谷

大椎,手足三阳督脉之会,纯阳主表,故凡外感六淫之在表者,皆能疏解也。佐以曲池、合谷者,以阳从阳,助大椎而斡旋营卫,清里以达表也。审其身热自汗,则泻大椎以解肌;无汗恶寒,则补大椎以发表。或先补而后泻,或先泻而后补,神而明之,存乎其人矣。至于外感变症,至繁且杂,兼他症者,尤必兼而治之。是以邪在于经,头项强痛者,则加风池透风府;热甚而心烦溺赤者,则加内关;谵语便燥胃家实者,则加丰隆、三里;胁痛呕吐见少阳症者,则加支沟、阳陵泉;气逆喘嗽,则加鱼际;伤风鼻塞,则加上星。又若疟疾之病,虽有阴阳表里之别,而其寒往热来,无不关乎营卫,故是法亦能兼治。再如骨蒸潮热盗汗等症,虽系阴虚劳损之候,余采用此法,亦大有养阴清热之功,谁谓个中无活泼泼天机也耶。

第二节 合谷 复溜

二穴止汗发汗,书有明文,针家皆知之,而其所以能止汗发汗之理则多未知也,试申言之。夫止汗补复溜者,以复溜属肾,能温肾中之阳,升膀胱之气,使达于周身而卫外自实也;泻合谷者,即所以清气分之热,热解则汗自止矣;发汗补合谷者,则以合谷属阳清轻走表,故能发表托邪,随汗出而解也;佐以泻复溜者,疏外卫之阳,而成其开皮毛之作用也。至若阳虚之自汗,阴虚之盗汗,固与外邪有别而合谷、复溜亦能止之者,盖亦以复溜匪特能温肾中之阳,亦且以滋肾中之阴也。尤有进者,寒饮喘逆水肿等症,余推详其理,借用复溜以振阳行水,合谷以利气降逆,颇有奇效。可见此中变化无穷,学者当隅反之。

第三节 曲池 合谷

二穴属手阳明经,主气,曲池走而不守,合谷升而能散,二穴相合清热散风为清理上焦之妙法,以轻清之气上浮故也。头者,诸阳之会也,耳目口鼻咽喉者,清窍也,故禀清阳之气者,皆能上走头面诸窍也。以合谷之轻,载曲池之走,上升于头面诸窍,而实行其清散作用,故能扫荡其一切邪秽,消弭一切障碍也。虽然二穴之上行也,漫无定所,苟欲其专达某处,势必再取某穴,以为向导,则其径捷,其力专,其收效也亦速。故头痛头昏,取风府头维;目赤目翳,加丝竹、睛明;鼻痔鼻渊,配迎香、禾髎;耳鸣耳聋,选听会、翳风;口臭舌裂,水沟、劳宫;咽肿喉痹,鱼际、颊车;龈肿齿痛,则有下关;口眼㖞斜,则参地仓。君臣合力,标本兼施,何患疾之不瘳也乎。

第四节 水沟 风府

风者百病之长也,善行而数变。《金匮》曰:邪入于脏,舌即难言,口吐涎。盖肾脉挟舌本,脾脉络舌本散舌下,心之别络,亦系舌本,故风邪中于此三脏,则令人舌强难言,口吐涎而神昏不省也。又三阳之经并络入颔颊,挟于口,今诸阳为风寒所客,故经急而口噤不开也。是法补水沟以开关解噤、通阳安神,泻风府搜舌本之风,舒三阳之经。凡一切卒中急症,牙关不开,不省人事,施之关窍立开,随即苏醒,语言自和,转危为安,诚针科之首选,起死回生之宝筏也。他如口眼㖞斜,偏枯不遂等症,虽有中经中络之别,然异流同源亦其所宜矣。

第五节 肩髃 曲池

二穴皆属手阳明大肠经,大肠为肺之腑,故是法有调理肺气之特效,尤妙在肩髃卧针有舒通之象,而曲池更走而不守,擅能宣气行血,搜风遂邪。二者相配,真可谓之珠联璧合,举凡一切经络客邪气血阻滞之病,无不能舒畅调和之,而尤以中风偏枯诸痹七气等症为对工,所谓一通百通也。昔仲景有云:"客气邪风中人多死。"预料此法风行后,其或能减少客气邪风中人之卒死率欤?

第六节 环跳 阳陵泉

二穴皆属足少阳胆经,厥性舒通宣散,善能理气调血、驱风祛湿,且阳陵泉又为筋之所会,尤有舒筋利节之功。故凡中风偏枯不遂,诸痹不仁,以及瘘疭筋挛,腰痛痿废等症,皆其杰奏。余尝以环跳拟肩髃,阳陵泉拟曲池,以彼此上下相应,形性相仿而功效尤当同者也。

第七节 曲池 委中 下廉

痹者,风、寒、湿三邪合而为病也。风气胜者为行痹,以风性游走也;寒气胜者为痛痹,以寒性凝结也;湿气胜者为着痹,以湿性重着也。主以是法者,曲池搜风以行湿,委中疏风以利湿,下廉通阳以渗湿。其寒气胜者,则补泻兼行,散寒祛风而渗湿,并兼以各舒其经,各通其络,邪去而经亦通,何痹之有哉?

第八节　曲池　阳陵泉

曲池居于肘内,阳陵泉位于膝下,同为大关节要,曲池行气血、通经络,阳陵泉舒筋利节,皆俱有宣通下降之功,以之配合,相得益彰,百症赋列。其治半身不遂,是举其要,余如瘰疬、历节、诸痹等症,可一望而知矣。且也二穴又有降浊泻火之功,曲池清肺走表,阳陵泉泻肝胆平里。余因推广其用,凡肝肺郁抑,胸胁作痛,或热结肠胃,腹胀便浊等症,借其清利疏泄之力,靡不获效。由是可见穴法之妙,全在善用者之配合也。

第九节　曲池　三阴交

一阴一阳,恰相配偶。曲池性游走通导,擅能清热搜风,三阴交乃三阴之会,为肝、脾、肾三经之枢纽,亦即血科之主穴,二者相合,曲池入三阴之分,故能清血中之热,搜肝木之风,而瘀自行、血自通矣。是以诸般肿痛,得之而肿消痛止,花柳毒疮,得之而毒消疮平。余如风温诸痹、腰痛、脚气、瘰疬,以及妇女崩带、瘕聚、经闭等症,尤能着手成春也。

第十节　三里　三阴交

三里升阳益胃,三阴交滋阴健脾,阴阳相配,为脾胃虚寒、气血亏薄之主法,虚损门所不可少者也。亦有胃浊脾弱,阳亢阴亏者,则补阴之中,势必兼行清导,补三阴交、泻三里是也。更有阳虚气乏、风温客邪成痹,腿胻麻木疼痛者,则一以振阳、一以和阴血,合而舒经理痹,其功效尤卓著者也。

第十一节　阳陵泉　三里

阳陵泉为胆经之关键,三里为胃腑之枢纽,二穴相合,泻阳陵泉以肃清净之府,平肝火之横,降上逆之势,输胆汁入胃,从木疏土而完成其"中精之府"之吏能也。再泻三里以导胃中之浊,通胃之阳,于是清阳得升,浊阴得降。凡木土不和之病,如中消停痰、吞酸口苦、泄泻呕吐等症,得之自然烟消瓦解,而饮食亦因之畅和矣。且阳陵泉为筋之所会,大有舒筋利节、搜风祛湿之特力,三里亦有通阳活血、渗湿散寒之功能,而进而治诸痹膝痛、筋挛历节、痿躄脚气等症,亦未始非针法之妙用也。

第十二节　四　关

四关者,合谷、太冲四穴也。经外奇穴,以之名关,盖有精义存焉。夫合谷,原穴也,太冲亦原穴也。以形势言,合谷位于两歧之间,而太冲亦位于两歧之间,是二者相同之处也。再以性质言,合谷属阳主气,而太冲则属阴主血,是又二者同中之异也。然二者之同正所以成其虎口冲要之名;二者之异,亦正所以竟其斩关破巢之功。观其开关节以搜风理痹,行气血以通经行瘀,及乎配丰隆、阳陵泉以坠痰泻火而治癫狂,配百会、神门以镇顶安神而疗五痫,是明证矣。

第十三节　丰隆　阳陵泉

二穴为通大便之主法。何以言之?夫丰隆为足阳明胃经之脉络别走太阴,其性通降从阳明以下行也,得太阴湿土以润下也。阳陵泉性亦沉降,斜针向下透三里,从木以疏土也。余尝以此法拟承气,有承气之功,而不若承气之猛峻。其治癫狂等症,非但泻其实,亦且折其痰也。

第十四节　气海　天枢

气海者,气血之会,呼吸之根,藏精之府,生气之海,下焦至要之穴也。补之益脏真,回生气,益下元,振肾阳,有如釜底添薪,故能蒸发膀胱之水,使化气上腾,而布于周身也。天枢乃大肠之募,胃经之穴,其分理水谷糟粕,清导一切浊滞,实有特效。以之与气海相配,取气海振下焦之阳,以散群阴,取天枢调肠胃之气,以利运行。故擅治腹寒疝瘕,奔豚脱阳,失精阴缩,厥逆胀满,疠痛气喘,小便不利,妇女转胞,崩带月事不调等症。为虚痨羸瘦、积寒痼冷之首法,较之天雄散、肾气丸等方,犹且过之,无不及也。

第十五节　中脘　三里

《经》云:阳明之上,燥气治之①。燥者,阳明之本气也。胃府禀此燥气,故能消腐水谷。若此燥气不足,则水谷停矣,太过则又为中消、噎隔等症。燥气之关乎胃者如此,是法专理胃府,兼治腹中一切疾病。君以中脘者,以中脘为六腑之会,胃之募也,臣以三里者,正所以应中脘而安胃也。审其胃中虚寒,饮食不下,胀痛积聚,或停痰蓄饮者,则补中脘,即所以壮胃气、散寒邪也。泻三里者,引胃气下行,降浊导滞,而襄助中脘,以利运行也。其或胃腑燥化太过、消谷引饮、呕吐反胃者,则中脘亦可酌泻也。至于霍乱为病,总由忧愁之时,饮食不节,暑湿污秽,扰乱中宫,以致清浊不分,阴阳混淆,上吐下泻,腹中疠②痛,而挥霍变乱。治之先刺出恶血,以去暑秽,然后补中脘以升清,泻三里以降浊,中气调畅,阴阳接续,斯愈矣。再者,胃病而兼有其他症候者,兼治必须加减。如下元虚寒,补气海;上焦郁热,泻通谷;脏气微,补章门;肠中滞,泻天

---

① 见《素问·天元纪大论篇》。
② 疠(xū):病。

枢,或取上脘,或去三里等是也。

第十六节 合谷 三里

二穴皆属阳明,一手一足上下相应。合谷为大肠经原穴,能升能降,能宣能通,三里为土中真土,补之益气升清,泻之通阳降浊,二穴相合,肠胃并调。若清阳下陷,胃气虚弱,纳谷不畅者,则补三里、应合谷以升下陷之阳,俾胃气升而食自进。若湿热壅塞,浊滞中宫,或畜食停饭,而腹胀噫哕者,则泻三里,引合谷下行,以导浊降逆,斯中宫利而气自畅矣。昔贤调理中宫,以宣通为胃腑之法,信不诬也。

第十七节 三里(二穴)

五脏六腑,皆赖卫气以为营养。有胃气则生,无胃气则死。盖以胃气为后天之本,水谷之海,主消纳者也。胃气盛则纳谷自畅,营养自周,否则脏腑失养,而生气绝矣。夫胃者,戊土也。三里者,合土也。是三里为土中真土,胃之枢纽,后天精华之所根也。秦承祖云"诸病皆治",盖又以胃为五脏六腑之海也。余取之以壮人身之元阳,补脏腑之亏损。凡寒气积聚之癥痕,皆得而温之化之,湿浊迷漫之肿胀,亦得而燥之消之。至其升清降浊之功,导痰行滞之力,补中升阳等方,不能擅美于前也。

第十八节 劳宫 三里

劳宫属心包络,性清善降,功能理劳役气滞,开七情郁结,尤擅清胸膈之热,导火腑下行之路,与三里相合,大泻心胃之火,挫上逆之势。凡结胸痞满、呕吐干哕、噫气吞酸、烦倦嗜卧等症,无不效若桴鼓,用针者其勿忽诸。

第十九节　三阴交(二穴)

李东垣治病以脾胃为主,宗之者颇不乏人,惟立方皆升提辛燥,与阴虚体质,大相违背。自唐容川氏滋脾阴说倡兴以来,深得医林多数人之信仰。盖脾阳虚陷,运化失司,诚宜益气升阳,若脾阴枯槁,津液不行者,则温渗之法,断断乎不可尝试,而当滋润渗者也。考三阴交为肝、脾、肾三经之交会,故其补脾之中,间接可补肝阴、肾阳,是三阴交独有气血两补之功,可为女科之主穴,亦且为内伤虚劳杂病门中之要法也。其治腹痛、泻痢、疝瘕、转胞、崩带、经闭、绝嗣等症,较之理中、建中、八珍、肾气等方,实不可同日而语也。

第二十节　隐白(二穴)

脾主运化,全赖阳气为之旋转,苟脾阳不运,则腹胀泄泻,倦怠少气、崩带等症作矣。东垣立补中、调中、升阳等方,即本此意。余取隐白,亦复如是。缘隐白为太阴之根,补之大益脾气、升举下陷之阳,温散沉痼之寒,直如统驭中州之主帅,内伤虚劳门中之良相,所谓扶中央即可固四维也。

第二十一节　大敦(二穴)

肝主筋,前阴为宗筋所聚,而足厥阴之经,又环阴器抵小腹,故诸疝皆属于肝。大敦为肝经井穴,余取其直接舒经调肝。祛邪,寒则补之;热则泻之。兼风湿者,加曲池、委中;寒甚卵缩引小腹痛者,加隐白。见效后再取三阴交、太冲、行间、中封、蠡沟、曲泉,诸穴继之,即可痊愈。又若妇女寒瘕下坠,痛引小腹、阴挺、肿痛等症,与男子诸疝无异,故此法亦为对症,学者其细参可也。

第二十二节　大椎　内关

夫饮,水邪也,水停于胸膈之间,气道壅塞,则作喘咳、胸满、吐逆等症,然水何以能停也,是又当责之于三焦。《经》云:三焦者,决渎之官,水道出焉。① 盖三焦即人身之油膜。水之道路,全在油膜之中,人饮之水,由三焦而下膀胱,则决渎通畅,水自无停留之患。如三焦之油膜不利,于是水道闭塞,气不化行而饮证作矣。此法,大椎为督脉手三阳之会,余取之以调太阳之气,气行则水自利也;内关为手厥阴心主之络,别走少阳三焦,余取之宣心阳以退群阴,利油膜以通其瘀塞,则决渎畅而饮证自蠲矣。是说本自《内经》,参之唐氏,又与仲景青龙、苓桂诸方吻合,其亦愚者之千虑一得欤?

第二十三节　内关　三阴交

内关,手厥阴心主之络,别走足少阳三焦,能清心胸闷热,使从水道下行。配以三阴交滋阴养血,交济坎离,为阴虚劳损之要法。盖下焦之阴精一亏,则上焦之阳独亢,而骨蒸、盗汗、咳嗽、失血、梦遗、经闭等症作矣。内关清上,三阴交清下,一以和阳,一以固阴,阴阳和合,斯可滋生化育矣。

第二十四节　鱼际　太溪

虚劳之病,现咳嗽、吐血、骨蒸潮热者十居八九。皆缘近世之人,溺于酒色,沉于思欲,脾肾两亏,阴液枯槁,不能上滋心肺,以致火炎肺萎,柔金遭克,遂现损症。施治大法,宜仿喻嘉言氏清燥救肺汤之意,清火势以减金刑,滋阴液以润肺燥。水火交济,子母相生,庶几有一线生机也。是法君太溪,补水中之土,润渗而生金,臣鱼际,泻金中之火,逐邪而扶正。理肾者兼理色欲,清肺者亦清酒伤,丝丝入扣,宜其累奏奇功也。

---

① 见《素问·灵兰秘典论篇》。

第二十五节　天柱　大杼

东垣曰：五脏气乱于头者，取之天柱、大杼，不补不泻，以导气而已。旨哉斯言！夫膀胱者，州都之官，气化所出，故统周身之阳气而名太阳经也。且五脏之俞穴皆在于背，是五脏之气，又皆通于太阳也。若夫气乱于头者，则头昏目眩者有之，头冒者有之，耳中鸣者亦有之，治者当然以导气下行为定律。今考天柱、大杼二穴皆属足太阳经，而大杼更为督脉别络手足太阳、少阳之会，其能调理气道可知矣！至云不补不泻者，盖又以气既乱矣，补之泻之皆足以益其乱，故不必操之过急。但觅得其头绪，徐徐导之，使循太阳经而下，则无紊乱之弊矣，再如风寒客于太阳之经，头项脊背强痛，是法亦所当用。惟邪之所在，势不得不行泻性，以杼经散邪也。

第二十六节　巨骨（二穴）

巨骨，属于手阳明大肠经，穴在肩端两叉骨罅中，刺之居高临下，宛如左右各树一镇压物然，且其性沉降，大能开胸镇逆，宣肺利气。举凡胸中瘀滞，及一切上逆之邪，均能推之使下，故为定喘之无上妙法。他如咳逆上气，肝火上冲，呕血吐血等症，亦能挫其上逆之势急切收效也。

第二十七节　俞府　云门

咳嗽喘息，本至普通之症，而施治每多不效，何也？一言以蔽之，要皆未彻底认识其标本原因也。夫咳嗽喘息，因是肺病，然而近因也，标病也，其根本原因，固不在肺，而在肾也。肾主收纳，冲脉又交乎肾经，至胸中而散。若下元空虚，收纳失司，则浊阴之气随冲脉上逆入胸，鼓动肺叶，故咳嗽而喘息也。今人不问来源，只知治肺，一味宣散清利，轻者或可取效一时，重则不啻隔靴搔痒，毫无所觉。良以肺部未遑廓清，而冲气已复上逆，前仆后继，尚梦想咳止嗽宁喘定也。余取此法,君俞府以降冲气之逆,理肾气之源,佐云门以开胸顺气,导痰理肺,标本兼施,则诸症悉愈矣。亦有阴火随冲脉上逆,以致胸中结闷,烦热呛咳者,此法亦有奇效,是又在学者之遴选耳。

第二十八节 气海 关元 中极 子宫

方书求嗣之方,不胜枚举,而有应不应者,何也?盖未得其症结所在故耳。《经》云:女子二七天癸至,任脉通,太冲脉盛,月事以时下。男子二八肾气盛,天癸至,精气溢泻。又云:阴阳和,故有子。[①] 惟其阴阳和始能有子,惟其男子精气溢泻,女子月事以时下,阴阳斯之谓和,否则阴阳既不和,则子嗣又乌从而得哉!是以求嗣之道,男子首在调精,女子首在经行。在男子有淫欲过度,阴精亏损稀薄散淡者,亦有先天不足,肾气不充,精不注射者。在女子月经不调之外,更有子宫寒冷,胞门闭塞者。凡此等等,皆无成孕之可能。求嗣之士,可知着眼所在矣!余于男子之阳不和者,取气海以振阳气,取关元以滋阴精,盖以气海为男子生气之海,关元为三阴、任脉之会,藏精之所也。其于女子之阴不和者,则取中极以调经,取子宫以开胞,盖又以中极亦为三阴、任脉之会,胞宫之门户也。子宫二穴,在中极旁三寸,位居小腹,正当胞宫之处,胞宫今亦名子宫,此穴此名其义可知。补之者,正所以暖胞开胞,俾其直接受孕也。育嗣之穴固不止此,然苟能于此法此理融会贯通之,则求嗣之道思过半矣。

第二十九节 合谷 三阴交

二穴安胎、坠胎之理,已详于《针灸大成》中,故不再赘。兹所

[①] 见《素问·上古天真论篇》。

欲言者，不过引申其义而已。夫三阴交补脾养血，固为妊娠要穴，然其安胎之力，尤赖乎合谷之清热也。何以言之？观乎徐灵胎先生之言曰：妇人怀孕中一点真阳，日吸母血以养，故阳日旺而阴日衰。凡半产滑胎，皆火盛阴衰不能全其形体故也。又读叶天士先生"胎得凉而安"一语，益信其真。故昔贤安胎，皆主黄芩以清热也，脾主后天生化，故又佐白术以补脾而养胎也。再参之是法，合谷亦犹黄芩也，三阴交亦犹白术也。白术虑其燥而黄芩适以平之，三阴交虑其温，而合谷适以和之，是法与是方吻合者如此。且三阴交为三阴之会，中寓肝阴肾阳，能温补而又能滋润者也。余常借用是法取合谷以清上中之热，取三阴交以滋中下之阴，故凡阳亢阴亏、上热下寒者，皆其宜也。

第三十节　少商　商阳　合谷（刺出血）

此三穴医家多取以为喉科之主法，以其清肺热也。余因推广其用，以为儿科之主。以小儿禀质纯阳，内热最盛，肺为娇脏，首当其冲，且小儿卫气未充，感邪尤易，肺合皮毛，故见症辄多咳嗽、喘逆发热。由是观之，余主此法，不无相当理由也。惟加减之法，他书未详，兹特分别述之。夫咽喉见症，固由内热蟠结，然热有脏腑之殊，轻重之别，取之必丝丝入扣，方能有效。今是法竟泻太阴、阳明之热为力有限，故必再取关冲、少冲、中冲、少泽等穴配之，以完全功。至于小儿外感时邪，兼停食积滞，以致吐泻者，加四缝四穴；腹痛者，加隐白、厉兑、大敦；热甚喘逆烦燥①者，酌加少冲、中冲、少泽；热极生风，惊痫瘛疭，目直色青，或角弓反张者，必再取手足诸井、十宣穴应之；若邪炽病危，险象丛生，诸治不效者，则必及水沟、风府、百会、前顶、素髎、瘈脉、涌泉、昆仑、身柱、命门等穴尽取

---

① 燥：当作"躁"。

之,庶几能挽回一二也。尤有进者,此法不特为儿科之主,即成人内热外感,见症先刺之出血,重者亦可见效,轻者能使立愈。余经此有素,裨益殊多也。

第三十一节　曲泽　委中

二穴皆大经动脉所在,故能出血,为霍乱吐泻之妙法。其出血之能力,非只放出暑湿风热毒秽即已,他如暴绝厥逆、阴阳气不相接续等闭症,亦有起死回生之功。盖邪之卒中丁人也,内外为之闭绝,犹如河道为淤泥阻塞,则水无去路,上下断隔,苟决以出口,则河流通行,瘀塞自去也。且曲泽通于心,有清烦热、涤邪秽之力,故凡心乱神昏,皆其所宜。委中住于下,有祛风湿、解暑秽、清血毒之功,故善治泻痢,而花柳恶疮之未溃者,刺之血出即消,尤具特效也。惟《金鉴》针科,以曲泽误为尺泽,未免差之毫厘,谬以千里。以尺泽既无大筋可以出血,亦无清心安神之可能也。甚有更误为曲池者,尤属风马牛之不相及,宜其传为笑柄也。至于加减之法,亦当审慎,如霍乱呕吐不止者,可加金津、玉液、少商、商阳、合谷;心烦乱者,再加中冲、少冲、百会;不泻痢者,去委中;如刺之后,腹痛吐痢仍不止者,可再取中脘、天枢,三里留针以继之,始克奏其全功也。

第十一章 证治

第一节 中 风

风之中于人也,有由于痰热内盛,外卫偶疏,邪乘虚而入者;有由于体肥湿溢,腠理致密,气道壅塞,为邪所中者;有由于气虚风渐,肢体麻木,蔓延日久,忽焉暴发者。其内因虽各有不同,然其由于卫阳失固,邪从虚入者则一。轻则中于经络,偏废弛重,半身为之不遂,或口眼㖞斜,肌肤为之不仁。重则入于脏腑,神为之昏,舌为之强,口吐涎沫,语言难出而不识人矣。治此惟针灸最捷,可度其轻重缓急以施治焉。

风中脏腑,不省人事,口噤不开,舌强难言,口吐涎沫。此时急宜开其关窍,通其闭塞,否则危殆立至。先刺百会、十宣、十井(俱出血),再取水沟(补)、风府(泻)。

喑哑或言语蹇①涩,再取哑门、承浆(灸亦良)、天突(俱泻)。

风中于经,肢体弛重,半身不遂。先针无病手足,后针有病手足,取肩髃、曲池(俱泻),再取环跳、阳陵泉(俱泻),再取手足三里、悬钟(俱泻)。

风中于络,口眼㖞斜,面颊不仁。先针未㖞之面,取颊车(灸亦良)、地仓(灸亦良)、曲池、合谷(俱泻),再取水沟、承浆、听会、翳风、下关、迎香、颧髎、丝竹空、足三里(俱泻),诸穴应之。

---

① 蹇:通"謇",口吃,指言语不利。

张洁古治真定府临济寺赵僧中风愈后半身不遂症,刺十二经之井,以连接经络得愈。

朱丹溪治一人中风,口眼㖞斜,语言不正,口角流涎,半身不遂。此元气虚弱而受外邪,又兼酒色之过也。以人参、防风、麻黄、羌活、天麻、赤芍、白术等加葱姜水煎,入竹沥半盏,随灸风市、百会、曲池、合谷、绝骨、环跳、肩髃、三里等,以凿窍疏,得微汗而愈。

徐平中风,不省人事,得桃源主簿为灸脐中百壮始苏,更数月乃不起。郑纠云:有一中亲表中风,医者灸五百壮而苏,后年八十余,使徐平灸三五百壮,安知其不永年耶?

范子默自壬午五月,口眼㖞斜,灸听会之穴即正。右手足麻无力,灸百会、发际等穴而愈。次年八月间,气塞涎上,不能语,金虎丹腻粉服至四丸半,气不通,涎不下,药从口鼻出,魂魄飞扬,顷刻濒绝,灸百会、风池、左右颊车等穴,气遂通,吐涎几一碗许,继又十余行,伏枕半月余遂平。再后又觉意思稍异于常,心中溃乱,即便灸百会、风池二穴立效。

韩贻丰治司空徐元正风气,满面浮虚,口角流涎不已,言语含糊不能出喉,两腿沉重,足趑趄不克出户,曰:此症非针不可。遂呼燃烛为针百会、神庭、肾俞、命门、环跳、风市、三里、涌泉诸穴,方针之初下也,以为不知当作如何痛楚,须臾热气氤氲不可名状,连声绝以为美效,积久周身之病,一时顿去。

杨继周[①]云:曾治某中贵患瘫痪,不能动履。有医者何鹤松久治未愈,召余视之,曰:此疾一针可愈。鹤松求去,某中贵许之。遂针环跳穴,果即能履。

【中风医案】

民国二十二年八月中旬,因事道经铁柱码头宝善善堂门口。

---

① 杨继周:当作"杨继洲",见《针灸大成》。下同。

有一男孩年约六七岁,倒卧一中年妇人怀中。该男孩二目上视,面色如纸,牙关紧闭,四肢冰冷,微丝之气,若断若绝,旁立数医,手忙脚乱,不知所措。余出针仅中脘一穴,病孩已呱然出声而哭,次针肝俞,汗流如雨,四肢之温度,骤然亢进,面部反转红色,时已自能换衣服。神哉!

第二节 伤寒 温病

寒为阴邪,其得也首当恶寒,寒束卫气,故脉紧而体痛;温为伏邪,其发也必先发热,热耗精液,故脉数而口渴,此伤寒温病之分别也。伤寒初起,宜发汗透衣,汗出则寒邪自解;温病初起,宜清热解肌,热清则温症自除。此其大法也,若其余传变诸症则又在临时变通耳。

伤寒无汗恶寒发热体痛,取大椎(补)、曲池、合谷(俱泻)、后溪(补)。

伤寒久不得汗解,或心下有水气喘逆者,取合谷(补)、复溜(泻)。

伤寒温病汗出不止者,取合谷(泻)、复溜(补)。

温病身热自汗口渴,取大椎、曲池、合谷(俱泻)。

伤寒温病,胃家实热,大便燥结,取阳陵泉、丰隆、三里(俱泻)。

伤寒温病,头项强痛眩晕,取风池(泻)。

心中懊憹,小便黄赤,取风池(泻)。

谵语烦渴,取神门、三里(俱泻)。

热入血室,取期门(泻)。

咽痛,取颊车(泻)。

【伤寒温病医案】

成楚耀君年三十,患项强,腰痛,四肢困倦,头痛。医者投以宣散之药,未效。余试刺大椎,略愈,翌日针风池,病遂霍然。

蛋户陈牛年四十,夜午骤觉腹痛大热,渴而不饮,欲更衣又无。医者投以大剂散凉剂,病更甚。请治于余,诊其脉两手洪数而有力,立放十宣血,针五脏之俞,病渐减。投以大承气汤,病乃愈。

附少阴证参考

少阴病,下利便脓血者,可刺。常器之云:可刺幽门二穴,在腹第二行,离巨阙两旁各五分;交信二穴,在内踝上二寸。柯韵伯曰:便脓血者,亦是热入血室所致,刺期门以泻之,病在少阴而刺厥阴,实则刺其子也。

附【厥阴证医案】

窦材治一人伤寒头痛,发热恶寒咳嗽,肢节疼,脉沉紧,服华盖散略解。至五日昏肿谵语,四肢微厥,乃肾气虚也,灸关元百壮,服姜附汤得汗而愈。

又一人伤寒至六日,微发黄,一医与茵陈汤,次日更淡黄,遍身如栀子。此太阴证误服凉药而致肝木侮脾,为灸命门五十壮,服金液丹而愈。

《资生经》施某患伤寒咳甚,医技穷,试检《针经》,于结喉下,灸三壮即瘥,盖天突穴也。神哉!

第三节 温 疫

温疫为时行病之一种,最易传染,由邪秽从口鼻深入心肺,壅遏伏热,不得外出所致。其症发热恶寒,口渴心烦,头晕咽痛面赤,舌上隐起红点,脘闷身倦,周身俱红若云霞,一二日内即起痧疹,甚则神昏谵语,舌黑唇焦,咽喉肿烂,转瞬即形危殆矣。此症由内发外,治宜先去毒热,然后清解,使达于外,方可无虞。亦有毒热郁结于内,大便秘结,数日不通者。亦可相机下之,惟当审证明澈,然后施行,慎勿妄下而致毒热内陷也。

先刺少商、商阳、合谷、少冲、中冲、关冲、少泽、十宣(俱出血),

以去毒热,则无内陷谵妄、咽喉肿烂之虞,复刺后穴:大椎、曲池、合谷、神门、内关(俱泻)。

若热入血分,发为班疹,诸症仍不见减,可急用三棱针刺曲泽出血,甚则更刺委中出血即解。

其有受病人传染者,可刺曲池、委中(俱出血)。

热下泄下痢不止,刺委中(出血)。

此病总以毒热外出为顺,故得痧疹透发,是良好现象。若诸症悉瘥,而痧疹犹未褪减,可刺后穴以清血热:曲池、三阴交(俱泻)。

此病见咽痛咽肿咽烂,皆为逆候,最宜注意。除刺手指诸井穴出血外,再刺后穴为应:颊车、天容、阳溪、三里、丰隆、通里、尺泽(俱泻)。

热结于内,大便闭结,下之。取支沟、阳陵泉、丰隆(俱泻)。

【温疫医案】

王虾业司舵,体甚肥硕,旧历年初,连食煎炒之物,夜则咽干,日则喉痛而咳逆,且有满身红点。余曰:妙哉!病毒已外出,可无奈?乃针合谷,第三日邀余看戏矣。

第四节　内伤虚劳

内伤由于饮食失节,劳役过度,伤损脾胃,运化失司,以致清阳不升,浊阴不降,湿滞中宫,纳谷不畅,消化力薄,肌肉消瘦,正气遂日渐亏损矣。虚劳则由于五脏亏损日久,始而气血不足,津液枯槁,继而神为之疲,精为之乏,生气乃绝矣。

内伤虚劳,症象不一,兹分别条陈论治。

【内伤】

脾胃俱虚,食少难化,饱胀,面色痿[①]黄,肌肉消瘦,倦怠无力,

---

① 痿:通"萎"。

取三里、三阴交(俱补)。

清阳下陷,浊滞中宫,腹胀泄泻,气息短促,困倦乏力,取隐白(二穴补)。

脾阳失运,寒邪侮中,腹痛泄泻,肠鸣,面青黄,取三阴交(补)。

寒湿弥漫,腹胀溏泻,多溺,胻酸,膻腰痛,取三阴交、上廉(俱补)。

脾阴不足,燥热太过,四肢发热,倦怠形消,取商丘(泻)、阴陵(补)。

胃强脾弱,能食难化,饱满噫气,取阳陵(泻针)透三里、太白(补)。

劳伤形气,湿热壅滞,腹胀便秘,口疮,取劳宫(泻)、下廉(泻)、隐白(补)。

伤食痞胀,呕哕吞酸,噫气,取中脘(补)、阳陵、三里(俱泻)。

【虚劳】

阴虚火动,骨蒸潮热,咳嗽吐痰,汗出烦躁,不寐少气,取大椎、曲池、合谷、内关(俱泻)、复溜(补)。

肾虚,午后发热,咳嗽痰多,盗汗失精,淋浊,消渴,取然谷(补)、复溜(补)、阴郄(泻)。

阳虚自汗,气促倦怠,取三里、复溜(俱补)。

肺虚叶萎,咳嗽吐涎沫,取肺俞、太渊(俱补)。

火炎肺燥,咳嗽吐血,取鱼际(泻)、太溪(补)。

思虑伤心,惊悸怔忡,健忘,火扰心神不安,多梦失眠,取神门(泻)、通里(补)、内关(泻)。

脾虚饮食不化,腹痛泄泻,取隐白、三阴交(俱补)。

肝虚目眈眈不明,血亏,取曲泉、太冲(俱补)。

肾虚水道不利,阳气虚弱,遗精失溺,取气海、关元(俱补)。

肾气不足,元气虚弱,取中极、曲骨(俱补)。

气血俱虚,取三里、三阴交、曲泉(俱补)。

【内伤医案】

梧州书院码头黄华，轮船工会之工友也。于民十六年时，因劳力过度，而至咳嗽非常，且时有血出，痰臭而腰胀，历经数年。后闻余名，踵门求治，即针天突、气海，久留其针。翌日，乃云：咳略顺痰亦少。余令其每日灸肺俞、膏肓、四花穴、足三里，月余乃愈。

第五节　痿　痹

痿病，因湿热伤筋，致腿脚痿软无力，足不任地，步履维艰，惟不疼不痛，是其特征耳。治宜清湿热、舒筋节，故取阳明经为主。痹则由风、寒、湿三邪杂合为病，其风气胜者为行痹，遍身走注，痛无定处；寒气胜者为痛痹，发有定处，其痛特甚；湿气胜者为着痹，肿痛沉着，举动难移。此外尚有皮、脉、肌、筋、骨五痹之分。周痹者，痹无歇止，上下流行而左右不移也。诸痹治法，首宜宣通经络、舒调气血，然后风胜者搜逐之，寒胜者温散之，湿胜者清利之，自可应手而起矣。

诸痹通治：肩髃（泻）、曲池（泻）、环跳（泻）、阳陵泉（泻）、委中（泻）、下廉（泻）、合谷（泻）、太冲（泻）。

行痹：曲池、三阴交（俱泻），或曲池、阳陵泉（俱泻），或风市、三阴交（俱泻）。

痛痹：三里、三阴交（俱补）、复溜、悬钟（俱补）。

着痹：下廉（寒湿补，温热泻）、委中（泻）、三里（寒补，热泻）、阳陵泉（泻）。

诸痹随患处再取下穴应之：

肩背：肩井、肩贞、巨骨、肩外俞、肩中俞。

腰脊：风门、大抒、合阳、白环俞、中髎。

胁肋：支沟、阳陵泉。

腿股：曲泉、阴市、中渎。

足胻：昆仑、阳交、飞扬、上廉、中都、太溪、解溪、丘墟。
膝膑：阳关、犊鼻、委中、阴陵、三里。
肘臂：手三里、支正、外关、天井。
手腕：阳谷、列缺、阳池、大陵。
手指：合谷、后溪、八邪、五虎。

文安公守姑苏，其地卑湿，旋感足痹，痛掣不堪，服药不效。乃用所闻灼风市、肩髃、曲池三穴，终身不复作。

第六节 脚　　气

脚气得之于湿气下注，然有湿热、湿寒之别。其见症腿脚红肿，痛且热者，是湿而热盛也。若不肿不热而痛者，是湿而寒盛也。热盛者宜清热利湿，寒盛者宜散寒渗湿。亦有脚气日久转成鹤膝风者，两膝肿大，举步痛楚，膝下至胫足枯细异常，但存皮骨，有如鹤膝，故名。此由于湿兼风邪聚于关节使然，当以舒筋利节，搜风祛湿为治。

湿热脚气取曲池、三阴交（俱泻）。

寒湿脚气取三里、三阴交（俱补）。

脚气再取下穴继之：上廉、下廉、风市、阴市、委中、悬钟、太溪、阳陵泉、昆仑、八风、丘墟、解溪、阳辅、太冲。

鹤膝风先宜舒通关节，取肩髃、曲池（俱泻），或取曲池、阳陵（俱泻）。继取下穴应之：三里、犊鼻、膝关、阳关、委中、梁丘、阴陵、阴谷。

蔡元长知开府，正据案治事，忽如有虫自足行至腰间，即坠笔晕绝，久之方苏。据属云：此病非余山人[①]不能疗，趣使召之。余曰：此真脚气也，法当灸风市各一壮。蔡霍然复常，明日病如初。

---

① 余山人：《普济方·针灸》作"俞山人"。

再召,余曰:除病根非干艾不可。从其言,灸五百壮,自此遂愈。

【脚气医案】

梧区医药研究所廖所长,患脚气,每年必发一次,虽无碍,然苦之。余试灸足三里、踝眼,仅烧二次,遂不复发。梧州火柴厂股东朗伯(已忘其姓名),亦患此症,依上穴灸之亦愈。

第七节 失 血

失血有吐、衄、便、溲之异,而吐出又分吐、呕、唾、咯、咳五种,衄则包括脑、鼻、耳、目诸窍之衄也。论吐血以心胃为主,以心火上炎,逼血妄行,从胃气上逆而吐出也。呕血以肝为主,以肝主藏血,中挟胆火,肝气横逆,则暴肆侮胃,气血杂乱,故逆而呕血也。咯血是痰中带血丝,由心经火旺,血脉不得静,而血随痰带出也。唾血责之肾与脾,肾主唾,脾统血,有火郁于脾,阴液亏损而唾血者,有思虑伤损而唾血者,是皆热灼津液,脾肾失于统摄之过也。咳血属肺,得之火化太过,肺中津液不润,节制不行,气逆而咳,震动血管,遂随咳而出矣。诸衄皆由阳热过盛,逼血妄行,而上走清窍也。便血先为远血,血后便为近血,有肠风、脏毒之别。肠风由风热内陷所致,脏毒则由湿热结毒而成。先便后血为远血,此血自胃中来,去肛门较远,故名。多因脾胃气虚,中州不固,血失统摄而下陷也。尿血有虚实二证,实证由热结膀胱,或心经遗热于小肠所致,虚证则由于血室不固,鲜血如尿之长流而出也。治血症先当调气舒经,以血之妄行,实缘气之先乱,气乱而后血始离经。如呕血、吐血必先肝胃气逆,便血必先中气虚陷是。治吐血、呕血、衄血,又当以降火为主,以其阳热太过,气火交实,而后始逼血妄行也。余如咯唾咳血、尿血等均宜清热,方能宁血。惟虚损者别当兼治耳。

吐血、呕血,先宜降火下气,挫其上逆之势,取巨骨(泻)、神门、郄门、曲池、合谷、三里(俱泻)。

咯血,取肩髃、曲池、合谷、内关(俱泻)。再取下穴应之:神门、鱼际(俱泻),太溪(补)。

唾血,取内关、鱼际(俱泻),三阴交、太溪(俱补)。

咳血,取鱼际(泻),太溪(补),内关、列缺(俱泻),三阴交(补),肺俞、太渊、大陵、曲池、合谷、尺泽(俱泻)。

脑衄、鼻衄,取上星、风府、曲池、合谷(俱泻),迎香、二间(俱泻)。

目衄,取曲池、合谷、丝竹空、攒竹(俱泻)。

耳衄,取曲池、合谷、听会、翳风(俱泻)。

齿衄,取曲池、合谷、颊车、下关(俱泻)。

舌衄,刺中冲、少冲、关冲、金津、玉液(俱出血)。

肠风下血,取曲池、委中、内关、太溪(俱泻)。

脏毒下血,取曲池、太冲、三阴交、下廉(俱泻)。

粪后下血,取隐白、三里(俱补),三阴交(亦补)。

小便尿血,淋沥不通,取肩髃、曲池、合谷、内关(俱泻)。又劳宫、三阴交、复溜(俱泻)。

虚证小便尿血,鲜血长流,取关元、三阴交(俱补),又中极、复溜(俱补)。

【失血医案】

犹忆余昔在广州求学时,有同学张晓春于上体育课时,两鼻骤然出血不止。余针肝俞乃止,以肝藏血也。

第八节 神 病

心为一身之主宰,凡言语举动,意志思虑,无不受心之支配。或云脑髓司知觉运动,不知脑髓亦同受心之策动也。心之所以如此灵敏者,以其为君主之官,主藏神者也。神即心中之一团阴精,此阴精乃肾之精气上合于心者,正如盏中之膏油,故心火得以光明朗润烛照事物也。神藏于心,心病即是神病,若心血不足,则虚烦不眠;心火太过,则心悸懊恼;心中气郁,则忧愁不乐;失志伤神,则呆痴健忘;心火不足,则神怯恐怖;风痰入心,则神昏不省。凡此种种皆神病也,治此取神门为主,以其为心经之原穴。虚则补之,实则泻之,随证施治可也。

虚烦不眠,宜调气养血安神,取肩髃、曲池、神门(俱泻)、三阴交(补)。

心悸懊恼怔忡,宜清心安神,取神门、内关、曲池、合谷(俱泻)。

心乱无主,宜镇心定神之法,百会、神门、巨骨(俱泻)。

悒悒不乐,宜理气解郁,取神门、曲池(俱泻)、合谷、肩髃、内关(俱泻)。

呆痴健忘,宜调神益智,取神门、百会(俱泻)、涌泉(补)。

恐怖怵惕,宜壮火安神,取神门(补)、涌泉(泻)、又少商(泻)、然谷(补)。

神昏不省人事,急用开关通窍调神之法,刺十宣、少冲、中冲、百会(俱出血),再取后穴:水沟(补)、神门、四关(俱泻)。

第九节 癫狂痫

癫、狂、痫虽为三证,其实皆不外痰、火风、气惊,实邪为病也。狂则邪入于阳,故凶狂暴跳,日夜骂詈,不识亲疏,狂歌狂笑,多怒不卧,甚欲操刀杀人也。癫则邪入于阴,故精神痴呆,语无伦次,意志不乐,悲哀欲哭,而多酣睡也。痫则风痰结于胸膈,发则上袭心包,闭塞关窍,故神昏口噤、卒倒、吐涎沫而抽搐也。治癫狂以坠痰利气,降火安神为主;治痫则以破痰开关,搜风镇心为主也。

癫狂,取丰隆、阳陵(俱泻),又百会、神门、后溪(俱泻)。再取下穴继之:神庭、阳谷、阳溪、仆参、少海、水沟、攒竹。

发痫,取水沟、百会、神门、四关(俱泻)。再取下穴:后溪、丰隆、阳陵泉、神庭、身柱(俱泻),又巨阙、上脘、天井、眉冲(俱泻)。

痫症发时,灸鬼眼四穴最效。

朱丹溪治一妇人积怒与酒病痫,目上视,扬手掷足,筋牵喉响,流涎,定则昏昧,腹胀疼,冲心头至胸大汗,痛与痫间作,昼夜不息。此肝有怒邪,因血少而气独行,脾受刑,肺胃间久有酒痰为肝气所侮,郁而不为痛,酒性喜动,出入升降,入内则痛,出外则痫。乘其入内之时,用竹沥、姜汁、参术膏等药甚多,痫痛间作无度,承痛时灸大敦、行间、中脘,间以陈皮、芍药、甘草、川芎汤调膏与竹沥服之,无效。又灸太冲、然谷、巨阙,且言大指半甲肉[①],且言鬼怪,怒骂巫者。朱曰:邪乘虚而入,理或有之,与前药佐以荆沥除痰,又用秦承祖灸鬼法调理而安。

第十节 痰 饮

痰饮之生,责之于胃。胃渗气浊,稠质胶结,则热痰聚;胃肠虚冷,水饮不化,则寒饮生。然此又关乎脾与三焦也,脾主运化,三焦司决渎,运化不化,则湿聚,决渎失畅,则水停,水湿交泛,痰饮乃成矣。治法当先理脾以祛湿,通三焦以利水,然后再行化痰。寒则温之,热则清之,其痰实者,则折之下之,饮逆者,则攻之降之,是又在临证之随机应变也。

诸般痰饮,取中脘(寒补热泻)、三里(泻),又上脘(寒补热泻)、通谷(泻)。

实痰结滞取丰隆、阳陵泉(补再泻)。

痰饮成癖取巨阙、不容(俱泻)。

---

① 大指半甲肉:鬼哭穴。

水停不化取复溜、阴陵（俱补）。

导痰涤饮取肩髃、曲池、内关、合谷（俱泻）。

第十一节 咳　嗽

有声曰咳，有痰曰嗽。咳由气逆，责之于肺；嗽因痰壅，责之在胃。关于肺者，或风寒外束，或痰热内干，或水饮上凌，或卫气上冒，以致失其清肃下降之令，气因上逆而咳也。关于胃者，胃浊湿聚而生痰，脾阳失司，遂起咳声而咯出也。倘若风寒外来者，取大椎、曲池、合谷（俱泻）以解邪，加鱼际（泻）以清肺利气；痰热内干者，取肩髃、曲池（俱泻）以顺气导痰，取内关、鱼际（俱泻）以清热；水饮凌肺者，取大椎、内关（俱泻）通决渎之路以行水，泻列缺逐肺水而利气；冲气上逆者，泻俞府、云门，以平冲理肺，泻巨骨以降气挫热。若痰胜咳嗽者，则泻阳陵泉、三里以降浊化痰，泻尺泽以清肺利气，痰清气顺，咳自止而嗽自宁矣。其有咳嗽日久，以致肺气虚损者，则取肺俞、太渊以补之。更有火热熏蒸，津液干枯而成虚劳咳嗽者，则泻鱼际以降火，补太溪以养阴，是又当从虚劳兼治也。总之咳嗽是标证，其致咳嗽之由是本病，治肺即是治痹，故于清肺利气之外，尤当究其来源，兼治其本也。

【咳嗽医案】

隔邻老翁，午夜咳甚，余刺肺俞未愈，改灸肺俞、命门、足三里，遂愈。

第十二节 哮　喘

喘为呼吸急促；哮则喘急而喉中作响，故又谓之哮吼。喘有虚实之别，哮则兼痰涎壅塞。虚喘气乏息微，呼吸不能接续，由下元空虚，真气不足，肾失收纳，肺失统摄所致。治以益气固下元为主，调肺理气为佐。实喘气粗胸满硬，或由寒邪外来，或由痰火内郁，或由冲气挟水饮上犯，以致肺失清肃，壅遏气道，不能布息而上逆也。治以散风寒、泻痰火、利水饮为主,降气、清肺、利膈为佐。亦有上盛下虚而喘者,则又当虚实兼治也。

喘哮虚证,取气海、复溜、太渊(俱补)。

外寒侵肺作喘,取大椎、曲池、合谷、鱼际(俱泻)。

痰火郁结作喘,取内关、鱼际、尺泽、肩髃、曲池、合谷(俱泻)。

冲逆水饮作喘,取中脘(补)、承满、俞府(俱泻)。

上盛下虚喘逆,取复溜(补)、列缺、内关(俱泻),又三阴交(补)、俞府、云门(俱泻)。

降逆定喘,取巨骨(泻)。

喘哮,宜灸膻中、俞府。

哮吼取天突、扶突(俱泻)。

王叔权治一贵人久患喘,夜卧不得而起行,夏月亦衣夹背心,知是膏肓病也,乃灸膏肓而愈。

又舍弟登山为雨所搏,一夕气闷,几不救,见昆季必泣,有欲别之意。疑其心悲,为刺百会穴不效,按其肺俞,云疼如锥刺,以火针微刺之即愈。因此与人治哮喘,只专刺肺俞,不刺他穴,惟按肺俞,不酸疼者,然后点穴,其他穴非是。

按:若不因痰而喘者,当刺肺俞。若因痰喘则灸肺俞,又令刺而愈。亦有专刺不灸而愈者,此病有浅深也。

【哮喘医案】

陈颖初君有遗传哮喘一疾,每在谈笑语乐之间,或天时变迁之时,便已两肩高耸,气喘如牛,声如水鸡,痰亦甚多,背亦觉胀满。夫肺主气,而下交于肾,肾与膀胱相表里,是故肾纳气,而胞室之阳,蒸动膀胱之水,化气四布于全身,清者上升而为津液,浊者下降而为尿,此肾气之力也。今肺气不能下交于肾,而肾气助膀胱之水而上奔,浊者反上升而为痰,肾气上冲,肺部起剧烈之亢进,一伸一缩,不能自主,耸动两肩,声若水鸡,气喘如牛,背部胀满,是其明证也。是以灸肾俞、命门，以资收引其气，回复原位；针旋机①、俞府、气海，以缓和其气，而抑其气之上窜；灸肺俞、膏肓、乳根，以助肺部自主之力，而增白血球，以补赤血球之不足；复灸灵台、神阙，以与奋而助神经系之力；处金匮肾气丸以固其肾，使气不能上越；更投《医门》黑锡丹，以降痰去湿，引肺气下行，连治数次，病乃霍然。查哮喘有虚实之分，学者不可不注意之。

第十三节　胀满　水肿

胀满初起，多因湿热壅滞中焦，结于膈膜之中，阻碍运化而生，久则脾气虚损，运化溺职，遂益形胀大，甚则波及三焦，油膜不利，决渎不行，泛流周身，而成水肿矣。治之初起以消导为主，补脾为佐。宜清热利湿、升清降浊之法，勿令其胀大成患，其脾气渐败。腹若胀大者，则以补脾为主，消导为佐，得以脾气日旺，运化复职，可望胀减满消。若水肿已成，四肢面目俱肿，则惟有利水化气，益肾补脾。诸法兼行，苟施治期早，尚有转机，以此病最难于根本肃清也。

胀满初起，取劳宫（泻）、隐白（补），又内关、三里、阳陵泉（俱泻）。

已成胀满，取公孙、上廉（俱补），又复溜或气海（补）、天枢（泻），又中脘、章门（俱补）、天枢（泻）、三里、三阴交（俱补）。

水肿利水道，取肩髃、曲池、合谷、内关（俱泻），又大椎、内关、偏历（俱泻）。

水肿利小便，取关元（先泻后补）、水道（泻）。

水肿化气行水，取气海、复溜（俱补），又三阴交、上廉（俱补）。

面目浮肿，取水沟、颊车（俱泻）。

---

① 旋机：即璇玑穴。

水肿,最宜灸水分(不宜针)。

【胀满水肿医案】

船家夏五泊在洋关之侧,初患四肢重倦,不嗜饮食,因家贫如洗,不理。后腹大如牛,呼吸频促,不得已请治于余。乃灸中脘、水分,放水沟血,并泻三阴交,历治数次乃愈。

第十四节 疟 疾

疟由风暑合邪为病,以夏伤于暑,秋复感冒风邪,舍于营卫之间,一旦为外邪所束,不得汗解,遂发为疟疾也。凡疟昼发者轻,以邪在三阳也;夜发者重,以邪在三阴也。日作者,卫行未失常度,邪犹浅也;间日作者,病久邪深,卫行渐迟,已失常度也。治疟疾,以调和营卫为主,营卫通利,则邪气自解。其寒多无汗者,当发汗以解表热;多汗出者,当清热以和里。若病人脾胃气虚者,则又以益气扶脾为主也。

疟疾当其未发前,取大椎(寒无汗者补,热多寒少泻)、曲池(泻)、合谷(泻,寒甚者补)。

寒甚加后溪(补),热甚加神门(泻)。

疟不已,刺委中出血。

久疟气虚,取三里、三阴交(俱补之)。

诸疟再取下穴应之:神门、间使、前谷、公孙、经渠、中封、解溪、太溪、金门、侠溪。

张子和治一人病疟,三年不愈,止服温热之剂,渐至衰羸,求张治。张见其羸,亦不敢投寒凉之剂。乃取《内经·刺疟论》详之曰:诸疟不已,刺十指出血。正当发时,令刺其十指出血而寒热立止,咸骇其神。

有一人患久疟,诸药不效,或教以灸脾俞,即效。更一人亦久患疟,闻之亦灸此穴而愈。盖疟多因欲食得之,故灸脾俞即效。

【疟疾医案】

舍弟文蔚患疟，二月有余，求治中西医士，不效。召余回家，与灸大椎，出汗淋漓，应手而效。

第十五节 霍　　乱

霍乱有干湿之分，腹痛兼吐泻者为湿霍乱，但腹中绞痛不吐不泻者，为干霍乱。皆由风寒暑湿水食杂邪滞于中焦，混于肠胃，清浊相干，气血错杂以乱，挥霍变乱，仓猝危急也。大抵干霍乱最重，湿霍乱较轻，以邪气秽物，得由吐泻而出也。治此先宜刺出恶血，以解邪秽而通血。轻者即愈，重者更以调理肠胃，升清降浊之法治之，则吐泻痛楚自止矣。

霍乱心腹大痛、心乱，取曲泽、百会、十宣、中冲、少商、商阳、合谷、少冲、少泽、关冲（俱刺出血，甚则更刺），至阴、隐白、厉兑、大敦、窍阴（俱出血）。

兼恶心呕吐者，更刺金津、玉液（俱出血）。

兼泻痢者，更刺委中出血。

出血后不愈，再取中脘（补）、天枢、三里（俱泻）。

霍乱中寒甚，腹痛不止，取气海、三阴交、阴陵泉（俱补）。

霍乱转筋，于腨上紫筋刺出血。不愈，再取下穴继之：阳陵泉、承山、金门（俱泻）。

江应宿治一人病霍乱，欲泻不下，心腹咬痛，脉沉伏，是干霍乱也。急令饮盐汤吐宿食痰涎碗许，并刺手足眉心出血，与六和汤而愈。

【霍乱医案】

同街王树荣之妾，午夜腹中骤痛，呼啼振动，全街邻人以为发生意外，群相往视。余亦在内，见属霍乱，与刺五脏俞，泻尺泽、委中（出血）、中脘、关元，痛乃止。

第十六节 噎膈 翻胃

《经》曰：三阳结谓之膈。① 三阳者指胃、小肠、大肠而言也，三者皆人身之主要消化器官。胃之上口曰贲门，小肠之上口曰幽门，大肠之下口曰魄门。若三腑热结不散，灼伤津液，则三门枯干，水谷出入之道路，不得通畅，而消化阻滞矣。贲门干枯，则纳入水谷之道路狭隘，故食不能下，为噎膈也。幽门干枯，则放出腐化之道路狭隘，故食入反出，为翻胃②也。二症日久失治，则魄门干枯，大肠传导之路，亦因之狭隘，于是大便更燥涩难行矣。治之先清结热，以养津液，然后再以利膈、理肠胃、开关门之法继之。此症少壮可愈，若年高气弱，则难于奏功也。

噎膈反胃，取中脘（补）、上脘、下脘、天枢，又天突、中魁（俱泻），又劳宫、膈俞（俱泻）。

第十七节 呕吐哕

呕吐哕虽属胃病，然推究其因，则有自动、被动之不同：属于自动发生者，则有胃寒、胃热与胃中停痰蓄食之殊；属于被动而发者，或肝胆贼邪犯胃，或冲气上逆入胃，或水饮凌胃，是皆此症之间接原因也。总之无论其为自动、被动或直接、间接，要皆不外胃气上逆可知，故治之以降逆顺气为主。逆降则邪势挫，气顺则痰水行，然后再依其寒热虚实，或攻或清或温或化痰饮，或降冲逆，因证施治可也。

胃膈热甚，呕吐哕逆，先刺金津、玉液、少商、商阳、合谷、中冲（俱出血），继取劳宫、三里（俱泻）。

积寒痰饮结滞中宫，呕吐哕逆，取中脘（补）、三里（泻）。

---

① 三阳结谓之膈：见《素问·阴阳别论篇》。原作"三阳结谓之隔"。隔：杨上善曰："隔，便溲不通。""膈"通"隔"。
② 翻胃：即反胃。见《肘后备急方》卷四。

肝胆邪火犯胃,呕吐哕逆,出苦汁者,取阳陵、三里、太冲(俱泻)。

蓄食停水,呕吐哕逆,取中脘(补)、天枢、三里(俱泻)。

冲气上逆,胃阳不宣,呕吐哕逆,取中脘(补)、通谷(泻)。

【呕吐哕医案】

余昔日在香港时,友人杨达功者,素患吐痰之症,但痰甚稀,每食生凉之物更甚。余灸脾俞、补隐白,连医三次,病告消失。

第十八节 泄 泻

泄泻有水泻、寒泻、飧泻、脾泻、肾泻、食泻、火泻、暑泻之别。水泻亦名漂泻,即水湿作泻,其泻多稀水而肠鸣。寒泻,亦名洞泻,以其直倾而下也,由中焦寒湿过盛而作,故泻如鸭溏,清冷异常,而肠鸣腹痛也。飧泻,由脾虚肝旺,郁遏清阳之气不能上升化物所致,故泻而完谷不化也。脾泻,纯由脾气虚损,运化失职,故食后即泻,而腹满也。肾泻,早晨作泻,由肾气不足,下元虚寒,收摄失司所致。食泻,得之伤食,泻多稠黏臭秽而腹痛噫哕也。火泻,得之心移热于小肠,故泻时阵阵作痛而思冷饮也。暑泻,得之暑热下陷,其症面垢烦浊而汗出也。治法,水泻宜利水行湿,寒泻宜温中燥湿,飧泻宜升清补脾,脾泻宜益脾利气,肾泻宜固肾暖下,食泻宜降浊行滞,火泻宜清火利小便,暑泻宜解秽清热祛湿,此其纲要也。

水泻,取下脘(补)、天枢、内关、下廉(俱泻)。

寒泻,取三阴交(补)、三里(补)。

飧泻,取隐白、阴陵泉(俱补)。

脾泻,取三阴交(补)。

肾泻,取气海、复溜(俱泻)。

食泻,取中脘(补)、天枢、三里(俱泻)。

火泻,取内关、委中、曲池(俱泻)。

暑泻,先刺委中出血,继取大椎、曲池、合谷、内关、上廉(俱泻)。

第十九节 痢　　疾

昔贤论痢,议论纷纭,莫衷一是。彭县唐容川先生从《内经》《金匮》悟出,力主痢属于肝热气滞,以肝主疏泄,其疏泄太过,则里急暴注,魄门为肺之司,肺气不利,则大肠收涩,彼往此涩,不获直泻而卜,遂发为里急后重也。治宜清肝热,开肺气,肝清则不里急暴注,气利则大肠通快而不复重矣! 此说诚足以发前人所未发,为后世开一大法门。然仅为局部之贡献,不足以例治全部,缘痢疾不仅一肝热为病也,其他尚有感受风、暑、湿、热而发者,或内伤饮食而发者,是又不可一概抹杀也。且此症初起,多属热属实,久则属寒属虚,更当甄别论治也。

下痢里急后重,取曲池、阳陵、太冲(俱泻)。

暑湿下痢,赤白污秽,刺委中(出血)。

湿热下痢,取内关、委中、太溪、上廉(俱泻)。

噤口痢、水谷痢,取中脘(补)、天枢、三里(俱泻)。

下痢脓血,取下廉、曲泉(俱泻),太白(补)。

久痢虚寒,当温补升固,取三阴交(补),又三里、隐白(俱补)。

黄子厚治一富翁病泄泻弥年,礼子厚诊疗,尽旬不效。子厚曰:予未得其理,求归。一日读《易》至乾卦"天行健"句,及朱子之注,因悟富翁之病,乃气不能举为下脱也。又作字,持水滴①吸水,初以大指按滴上窍,则水下溜无余,乃豁然悟曰:吾能治翁症矣! 即往。至则为治艾灸百会穴,未三四十壮而泄泻止矣。

---

① 水滴:又称"水注""砚滴"。为磨墨用水之器,能适量滴水,故名。

虞恒德治一人泄泻,三日垂死,为泻天枢、气海二穴愈。

【痢疾医案】

本市马王街陈铭者,自羊城归,云其弟陈坚患痢疾甚重,故召予(陈铭自言)返。君能治否?余曰:试治之,或有报君之命也。乃与灸脾俞、足三里,连治三日,病遂失。盖取脾俞以去湿,取足三里以固中土,助旋转之力也。

第二十节 黄 疸

病黄疸者,周身面目俱黄,小便亦呈黄色,俱欲安卧。有谷疸、酒疸、女劳疸之分。谷疸即胃疸,以食谷入胃,脾气不输,谷气不消,胃中苦浊,湿热相并,遂蒸发成黄,其初起寒热不食,食即头眩,心胸不安,是其候也。酒疸,因过饮之人湿热相蒸而成,湿热上熏心包,故心中懊憹,湿热蓄积足心热而小便不利也。女劳疸,由色欲过度,瘀热结于胞宫所致,其候额上黑,薄暮手足中热,膀胱急小便自利也。治法,谷疸、酒疸以利小便为主,女劳疸以次结热、降浊滞为主,且黄疸之发,乃湿热郁于肌肤,故又可从清热解表之法以发之。诸疸里实者,亦可下之,所谓釜底抽薪,即不熏蒸而发黄也。

谷疸,取中脘(补),上脘、三里(俱泻)。

酒疸,取鱼际、内关、阴陵泉(俱泻)。

女劳疸,取涌泉、劳宫(俱泻),又曲池、三阴交、太冲(俱泻)。

诸黄,取大椎、曲池、合谷、内关(俱泻),又水沟、商丘(俱泻)。

诸黄里实者,取丰隆、阳陵、三里(俱泻)。

【黄疸医案】

孀妇莫梁氏,蛋户也,少年丧偶,抑郁之情,时向人伸怨。初则发热,只是微恙,不理。然素甚嗜酸物,生果之类,尤为最好,久而久之,遂致四肢渐黄,继则头腹皆然。病体缠绵,巫医不效,问治于余。审其目黄便结,初则投以二陈调胃方,放委中血。翌日加重二陈汤,兼略用大承气汤,针中脘、脾俞、肝俞、血海、三阴交。连治数日,病乃渐愈,今已再嫁矣。

第二十一节 消 症

消,分上、中、下三消。上消属肺,饮水多而小便如常;中消属脾,或消谷善饥,或饮水多而小便短赤;下消属肾,饮水多而小便浑浊。三消皆由燥热太过,津液粘固,有以致之。惟下消,间有由于肾阳虚寒者,则饮一溲二、小便清白者是。治法,上消宜清热润肺;中消宜泻胃中燥火;下消属于热者,以通利小便为主,属于虚寒者,以补肾化气为主,是当分别施治也。饮一溲二,取三阴交,又关元、复溜(俱泻)。

上消,取曲池、合谷、内关、鱼际(俱泻)。

谷消善饥,取三里、阳陵、大陵(俱泻)。

中消饮水多,小便短赤取内关、三里、委中(俱泻)。

下消饮水多,小便浑浊,取内关、太溪、阳陵、委中(俱泻)。

第二十二节 积 聚

积聚,即癥瘕痃癖之类。皆由寒邪凝结而成,有形体可捉摸,阻滞运化,常令人腹痛,饮食不下,甚则腹满、呕吐、逆乱、悸动。其寒与脂膜血汁结成者,谓之积,其体中坚,发有定处,毫不移动,故难治。寒与水气结成者,谓之聚,其体柔软,发无定处,时上时下,忽聚忽散,较为易治。大法以温化为治疗之主治,惟年深日久,块坚腹胀大者,则难于痊愈矣。

积聚,取中脘(补)、三里(泻),又气海(补)、天枢(泻),又章门(补)、府舍(泻),又上脘(补)、不容(泻),又中极(补)、水道、四满(俱泻),又关元(补)、商曲(泻),又三里、三阴交(俱补)。

肝积肥气泻行间,心积伏梁泻神门。

脾积痞气泻商丘,肺积息贲泻缺盆。

肾积贲豚泻涌泉,此为五脏之实精也。

【积聚医案】

余去年供职邕垣,友人欧旦帆,偶然谈及其婶产后,胁下有一坚物,时常作痛,今日更甚,不知针灸能治否? 余曰:试之。先泻中脘、期门、血海,痛顿止,再以温补化血剂,病遂痊。

【瘕症医案】

张子和治一童子,入门,状如鞠躬而行,张曰:此痃气也。令解衣揣之,二道如臂,其家求疗。先刺其左,如刺重纸,剥然有声,而令按摩之,立软,其右亦然,观者嗟异! 或问之,曰:石关穴也。

第二十三节 疝

诸疝皆肾、肝二经为病。以任脉起于会阴,循阴器而上毛际,肝之经亦过腹里而环阴器也。主于任脉者,下元寒冷,气血凝滞,故内结为疝也。至于肝经者,肝主筋,前阴为宗筋所聚,伤于寒则卵缩滞痛,伤于热,则挺纵下坠是也。治法,寒者,以温下元结滞为主;热者,以清热舒筋为主;兼湿肿大者,更以利湿之法佐之,自可收效也。寒疝痛引少腹或卵上入腹,取三阴交(补),又关元、归来(俱补)。

热疝,红肿作痛,取曲池、三阴交、太冲(俱泻)。

㿉①疝,横骨两端,约文中筋聚如瓜,取曲泉、中都(俱泻)。

湿热疝,肿大坠重,取内关、委中(俱泻),隐白(补)。

偏坠灸法,量患者口之两角,依折作三段,如三角形,以一角安脐心,其下垂两角尖处是穴,左坠灸右,右坠灸左,右左俱患俱灸。

---

① 㿉:疑作"㿉"。见《灵枢·经筋》"㿉疝"。

诸疝,取大敦(热泻寒补)。

【疝症医案】

本市又通筏船家梁狗,年四十许,外肾胀大,形如沙煲。与灸气海、足三里,针泻关元,略愈。乃于上述灸穴灸之,外加灸大敦,针泻肝俞、血海,共医五日,病乃得痊。

第二十四节 遗 精

遗精有梦遗、滑精之别。梦遗多系青年性欲发达期间思想有感于中,心肝火旺,前阴挺纵,寐中肝魂不宁,因发为梦,因梦境而欲动阳举而精泄矣。滑精则由过欲之人,日惯精滑,肾失收摄,关门不固所致。故梦遗多为实症,多阳举而射出。滑精多为虚症,多不自觉而泄漏出也。治法,梦遗以清心火,减思虑,平肝为主,固关门为佐;滑精则纯以补肾,固关门为主,肾气足,关门固,则精自藏矣。再者肝火旺盛之人,阴茎挺纵,睡眠之时,务以侧卧为妙,盖仰睡俯卧,阴头有所抵触,最易发生梦遗故也。

梦遗,取神门、曲泉、太冲(俱泻)、三阴交(先泻后补),又内关、蠡沟(俱泻)、关元(补),又然谷(先补后泻)、中封(泻)。

滑精,取中极、三阴交(俱补),又关元、大赫(俱补),又气海、复溜、阴陵泉(俱补)。

梦遗、滑精,灸精宫、肾俞。

【遗精医案】

梁泽昌,博白人,现任富川中学教员,素患遗精,由有梦而至无梦,行将十易寒暑矣。时感头眩目花腰痛,记忆衰弱,每有一夕数次者,隔二三夕而泄者,终无法治疗。今春同学陈仁济君介绍,而得研讨该病焉。余以久病之体必虚,况属泄精乎?是以先补关元、三阴交,以固其丹田,加灸肾俞,以强兴奋神经之力,而固肾精,针命门以泻君火,刺心俞、志室、足三里,以平其血脉而暖下焦。前二星期陈仁济君得其来函云已愈大半，余乃着即灸精宫一穴，想近日必定痊愈矣。

第二十五节 淋 浊

淋是小便淋沥不利，茎中涩痛，甚则癃闭，点滴俱无；浊是小便前后出浊物白如米汤。二症皆由湿热毒秽，深结膀胱，壅滞水道所致。治以清热祛湿，利水解毒之法，浊滞通行，则水道自畅流矣。

淋浊通治，取内关、委中、太溪、阳陵泉（俱泻），又曲池、然谷、三阴交（俱泻），又关元、复溜（先泻后补）。

诸淋取肩髃、曲池、内关、合谷（俱泻），又复溜、阴陵泉（俱先泻后补）。

第二十六节 遗 尿

遗尿一症，以小儿最多，老人肾气虚弱，亦常有之，皆由于肾气不足，下元虚寒，收纳失司，不能统摄之故。观小儿至十五六岁后，肾气日盛，关门渐固，遂自能收持而不复遗矣。然亦有肾气过于薄弱，迄壮年乃遗尿如故，或壮年肾气乍寒而遗者，甚或有关门收纳全失，尿出不禁，毫无知觉者，皆是肾虚不能纳束膀胱而为病也。治此以振肾阳、温下元为主，釜底添薪，气化行而州都和，关门自守矣。

遗尿不禁，取三阴交（补），又中极、阴陵（俱补），又气海、复溜（俱补），又关元、水道（俱补）。

【遗尿医案】

老妇夏韦氏，近年来每星期必患遗尿一次，甚苦之，然终无法治愈。余灸气海、隐白，遂痊。

第二十七节 心腹胸胁诸痛

心为君主之官，神明所出。外有包络围护，邪气绝难干犯，故作痛时极鲜。间有他脏之经气厥逆，上薄于心之分而作痛者，是厥心痛也。引其气，导其逆，再清其心，即可痊愈。若邪气直干心脏，伤其脏真，而作痛者，是真心痛也。其痛甚，手足清冷至节，旦发夕死，夕发旦死。歧骨以下作痛者，是胃脘痛也。胃脘痛有由于胃寒气滞者，有由于痰热蓄结者，有由于水饮泛逆者，有由于蛔虫上干者，有由于食停浊壅者。虽各不一，然皆当先以升清降浊、通阳利气之法，以止其痛，痛止后，再探源施治可也。大腹痛属之于脾，多由脾阳不运，寒气积聚而作，治以温中化滞利气为主。小腹痛多由下元阳虚，寒气结于肠膜之中，以振阳温下之法治之。胸为肺之部，肺下有膈，肺气不宣，膈中阻滞，则胸中痛，治宜利膈而宣散肺气。胁肋痛属之肝胆，肝胆气郁则胁中痛，瘀血留饮亦痛，当随症斟酌治之。

心痛，取肩髃、曲池、内关（俱泻），又巨阙（补）、神门（泻）。

胃脘痛，取中脘（补）、三里（泻），又上脘（补）、通谷（泻），又下脘（补）、天枢（泻）。

大腹痛，取三阴交（补），又阴陵泉、隐白（俱补）。

小腹痛，取气海（补）、天枢（泻），又关元（补）、四满（泻）。

侠脐腹引两胁痛，取上廉（补）。

胸痛，取肩髃、曲池、大陵、鱼际（俱泻），又云门、风府（俱泻）。

气郁胁肋作痛，取支沟、阳陵、太冲（俱泻）。

寒气积聚胁痛，取章门、气海（俱补）。

瘀血作痛，取曲池、三阴交、阳陵（俱泻）。

留饮作痛，取中脘（补）、不容（泻）。

【心腹胸胁诸痛医案】

藤县雅瑶村秦炳章者，因患气痛病，已患六七年之久，痛时在乳下直至天枢穴右边，疼痛甚苦，每痛必数小时方可，日夜皆痛。后知余精针灸，不惜千里而求治。余即针大敦，翌日针期门、针曲池,第三日全无痛苦矣。

第二十八节　头痛　眩晕

　　头痛有虚实之分,大抵暂痛多为实邪,久痛则兼正虚。然亦有久痛为邪所缠,新痛因虚而发者,是又不可一概而论也。实邪痛者,风热痰火是也,正头痛多是风热,偏头痛多是痰火,治以清热散风,降痰泻火为主,邪去则痛自蠲也。兼虚而痛者,当视其气虚或血虚,随以养血之法益气之法兼治之,自可收桴鼓之效也。眩晕亦分虚实两端。《经》云"上虚则眩",又云"肾虚则晕摇"[①],髓海不足,则脑转耳鸣,是皆指虚而言。所谓上虚者,即脑虚也。脑为髓海,髓生于精,精藏于肾。是所谓上虚者,髓海不足也,皆肾虚之故也。因其上虚而髓海空也,故五脏厥逆之气,得以上冒而眩晕也。由于实邪者,如肝脏火旺、痰饮内盛之人,肝阳鼓动,或偶感风邪,于是风火交煽,挟痰饮上窜于头,故作眩晕。此即《内经》"诸风掉眩,皆属于肝"之谓,所以张仲景以痰饮立论,刘河间以风火立论也。然而此虚实两端,又每有连带之关系,因其肾虚也,故水不涵木而木愈横,因其髓海空也,故肝风胆火得以上窜,此又叶天士滋阴平肝之主张也。由是吾于眩晕之治法,得一结论矣,审其阴虚而眩晕者,则滋肾益精,补髓以培其本,导逆引气以抚其标;其纯由实邪作祟者,则泻肝胆,搜风火,涤痰饮,除暴安良,刻不容缓也;若陈久眩晕,时作时止,因虚而又兼实者,则平肝泻实以治其标,滋肾益精以理其本,是又活法中之定法也。

　　正头痛,取曲池、合谷、丝竹空、百会(俱泻),又风府、曲差(俱泻)。

　　偏头痛,取风府、头维、率谷(俱泻),又丰隆、本神、解溪

---

① 见《灵枢·卫气》。原作:"凡候此者,下虚则厥,下盛则热;上虚则眩,上盛则热痛。"

(俱泻)。

头府眩晕,取百会、风池、曲池、合谷(俱泻)。

痰火眩晕,取丝竹空、阳陵、丰隆(俱泻),又上星、正营、五处(俱泻)。

厥气乱于头,眩晕,取天柱、大杼(俱不补不泻)。

眩晕,滋髓补肾,取复溜、悬钟(俱补)。

东垣治参政,年近七十,春间病颜面郁赤,若饮酒状,痰稠黏,眩晕,如在风云中,又加目视不明。李诊两寸洪大,尺弦细无力,此上热下寒明矣。欲药之,为高年气弱,不任寒凉,记先师所论上焦譬犹鸟集高巅,射而取之。以三棱针于巅前眉际,疾刺二十余,出紫黑血,约二合许,时觉头目清利,诸苦皆去,自后不复作。

【头痛眩晕医案】

本市兴记筏容石君,年四十余,业司舵。于民国十年秋,感冒风寒,时流鼻水,以无痛苦,乃置之不理,越数月渐感左边眉棱骨直至发际处,微觉疼痛。时值霍乱盛行,容石君亦偶染该病,医愈之后,连头痛之疾,亦告失踪。民国十八年头痛之症复发矣,其痛不患于左而患于右,疼痛之状,较前万倍,已数易寒暑。余本与容君为世好,屡访余未遇,去年夏杪,得遇在天兴铁铺,邂逅之顷,道达来意。膏肓之疾,本非不佞所胜任,但奈于世谊,姑且试之。窃以病初起即感冒,显属诸风困在风府,且风府一穴有大后头神经可以直通眉稜[1]。是以先刺风府、风池,以去其风,刺百会出血,以泄诸阳之热,隔二日一治,不三次而愈,至今不见复发。

长洲陈存之妻,年约三十许,患头眩,欲起床不能,求余治,先泻潜竹[2]、丝竹,病愈其半,再针天柱,乃告无恙。

---

[1] 稜:当作"棱"。
[2] 潜竹:当作"攒竹"。

第二十九节 眼　目

目病分内、外二障。内障多因肾虚水精不能上注,故瞳神晦暗无光,视物眈眈不明,治以补肾聚精养神为主。外障则因风火上攻,或赤肿痛烂,或生翳膜,或胬肉挛拳毛,或泪出痒涩,症象至多,治此以清火散风化翳膜为主。惟眼病,其瞳子为障膜,完全遮尽,毫无所见,或瞳光过散,不能分清物件者,则难于有效也。

暴发赤肿一切外障,取曲池、合谷、丝竹空、内关(俱泻),又上星、内迎香(俱刺出血)。

泪出,取风池、头维、临泣(俱泻)。

眼毛倒睫,取瞳子髎、攒竹(俱泻)。

眼生翳膜,取后溪、睛明、阳白(俱泻),又耳尖、鱼腰(俱泻)。

内外障通治,取大骨空、小骨空(俱泻)。

目视眈眈,取目窗、光明(俱泻)。

精光不足,取水泉(补)、百会(泻),又复溜、肝俞(俱泻)。

目青肓[①],取商阳、巨髎(俱泻)。

第三十节 鼻

鼻通于脑,又为肺之窍,故胆移热于脑,则发为鼻渊,外寒束肺,则鼻塞流涕。又督脉循脊上脑过鼻下入齿,若诸阳热甚,则血上溢而为鼻衄。是以鼻科诸症,以治脑清肺降热为主也。

肺热为外寒所束,鼻塞流涕,或热甚衄血不止,取风府、曲池、合谷、鱼际、二间、承光、迎香(俱泻),又上星(刺出血)。

鼻渊鼻窒,取悬钟、禾髎、素髎(俱泻),又神庭、通天(俱泻)。

王执中母氏久病鼻干、有冷气,问诸医者,医者亦不晓,但云病去自愈,既而病去亦不愈,后因灸绝骨而渐愈。执中亦尝患此,偶

---

① 青肓:当作"青盲"。

绝骨微痛而着艾,鼻干亦失,初不知是灸绝骨之力,后阅《千金方》,始有此证,始知鼻干之去,因灸绝骨也。若鼻涕多,宜灸囟会、前顶,大人小儿之病无异焉。

第三十一节 牙 齿

牙为骨之余,属于肾,牙龈为阳明经所过之地。上牙龈,属足阳明胃经;下牙龈,属手阳明大肠经。平常牙痛,多由阳明经风火上攻,乃牙龈作痛,非齿痛也。惟客寒犯脑,多头连齿痛,是即寒牙痛也。若牙齿不痛,但觉齿长松动者,是为肾衰之象,治以补肾为主。治风火牙痛,则又当泻阳明积火兼疏散风邪也。

风火牙痛,取曲池、合谷、颊车(俱泻),又二间、大迎、三里(俱泻)。

牙车急口噤,取翳风、大迎、颊车(俱泻)。

牙车脱落,取听会、下关(俱泻)。

寒牙痛,取三里、少海、太溪(俱补)。

肾虚齿摇动,取太溪(补)。

第三十二节 咽 喉

咽喉肿痛,多由上中焦积热,与风邪结于咽喉所致。此症最是险急,初起但觉肿痛不利,即宜以清热散风之法施治。若失治邪盛,则咽喉肿闭,语言难出,是名喉痹,或于会厌两旁生单双乳鹅[①],甚或有热与痰涎结于喉间,内外肿闭,汤水不下,而成缠喉风者,是皆危急之候也。当速以泻热破结之法,挫其邪势,或用针于肿处刺破出其恶血,庶有挽救之希望。若溃后脓血不出,肿闭如故,汤水仍不下咽,则不起矣。

---

① 乳鹅:即"乳蛾",又名"蛾子""喉蛾"。

咽喉肿痛、喉痹、乳鹅等症,先刺少商、商阳、合谷、中冲(俱出血),甚则更刺关冲、少冲、少泽(俱出血),再取合谷、曲池、鱼际、内关、颊车(俱泻),又尺泽、三里、二间、天容、然谷、翳风(俱泻)。

咽喉内外肿闭,汤水不可下,前穴不效,再刺金津、玉液(俱出血),再取丰隆、阳陵、天突、照海、神门、气舍(俱泻)。

薛立斋治于县尹喉痹,肿痛寒热,此手少阴心火及足少阴相火为病。其证最恶,惟刺患处出血为上。彼因畏针,先以凉膈散服之,药从鼻出,急乃愿刺,则牙关已紧不可刺,遂刺少商二穴,以手勒去黑血,口即开,乃刺喉间,治以前药,及金锁匙吹之顿退,又以人参败毒散加芩、连、元参、牛蒡四剂而平。

编者按:近日南北各省,有所谓白喉症者,服药往往不效,然针之放血,甚为神效云云。

唐刺史成君绰,忽腮颔肿大如升,喉中闭塞,水粒不下三日,甄权针少商立愈。

第三十三节　口　舌

口为脾之窍,舌为心之苗。心胃火炽,则口出臭味;脾经风热盛,则唇肿痛;胃热络脉驰,则唇不收;心火上炎,则发为舌肿重舌;心气虚,则暴瘖不能言;风痰客于舌本,则舌强急不语,当分别述之。

口臭,取水沟、劳宫、三里(俱泻)。

唇肿痛,取巨髎、迎香、曲池、合谷(俱泻)。

唇缓不收,取地仓、兑端、承浆(俱泻)。

舌肿重舌,先刺手之井穴出血及金津、玉液出血,再取曲池、合谷、神门、内关、哑门(俱泻)。

暴瘖不能言,取风府、天突(俱泻),通里(补)。

舌强急不能言,取哑门、肩髃、曲池、中冲(俱补)。

一老人舌根肿起,渐至满口,且热甚凶,张戴人曰:血实者,宜决之。以铍针日砭八九次,出血约二三盏,渐觉肿消痛减。夫舌者,心之外候,心主血,故放血而愈。

【口舌医案】

余昔日在广州,有一妇人因其子死而哭甚哀,是夜无睡,忽打懒腰,口一开而不合,余与针哑门,遂闭。

第三十四节 耳

耳为肾窍,内通于脑,故肾虚精气不足,阴气厥逆,上乱于头,则耳聋而嘈嘈苦鸣也。亦有少壮之人,卒然耳聋蝉鸣者,又为少阳风火上煽之故,以手足少阳之脉,皆环绕于耳前后也。治法,前者以补肾导逆气为主,后者则以泻少阳开关窍为主也。

肾虚耳鸣耳聋,取复溜、天柱、大杼(俱不补不泻)。

风火上煽耳鸣耳聋,取曲池、合谷、外关、听会、翳风(俱泻),又天井、耳门、风柱、天容(俱泻)。

吴宇先治张司马素有大[①]症,两耳肿痛,系少阳热,劝延针灸科刺听会、临泣,寻愈。

第三十五节 妇　　人

妇人之病,除月经、胎产、崩带诸门异于男子外,其余未尝有别,兹特将月经、崩带、胎产之病,一申言之。

妇人因生育之关系,故以血为主,所谓人之生也,禀父精母血而成形是也。此血由中焦化气取汁而生,与男子无异。惟女子二七之年,肾中癸水至于胞中,此血即循冲任二脉,亦下入胞中,与癸水会合,则为经血,每月一行,以作胎孕之用,是谓月经。故女子月经调畅,乃为常态,乃可取孕,反之月经失调则为经病,则不能受孕

---

① 大:疑误,当作"火"。

矣，故求嗣必先调经。而月经之所以不调者，则有寒、热、虚、实四大原因。寒证者，腹中积冷结气，积聚成块，致经血凝滞，始则后期色暗，久则经闭，治以温散化滞为主。热症者，心肝火盛，血液熬煎而沸腾，而干枯，故多先期而来，其色紫黑，甚则经闭，身形枯槁，治当清心平肝，滋阴凉血。虚证者，或因失血过多，或因脾胃虚损化生者少，或因内热阳亢，灼伤津液，肾阴亏竭，以致癸水不足，经血枯涸，其经来色淡而少，渐至闭绝，是为劳病之历阶，当速以养阴生血之法治之。实证者，或瘀血留结不去，或水与血结于血室，或湿邪阻滞，或经血过多，频频下行，皆当以去瘀逐邪之法为治。凡此种种，皆月经不调之重要原因，失治则经血闭绝，他病丛生矣！崩是血崩，非经期而下血之谓。多者为崩，少者为漏，行经而下血过多不止者，亦是血崩，古又名崩中，谓脾虚中州不能统血，而崩溃也。此证总因脾经虚陷而成，治以升脾气固中州为主。亦有由于肝胆火肆，横逆侮中，血不宁静而崩溃者，是又当清肝泻火也。

　　带是任脉为病，任脉起于胞中。胞中者，子宫也。《灵枢》云：任脉为经络之海。① 《素问》曰：任脉为病，男子内结七疝，女子带下瘕聚。② 然则带下之为病，关于任脉无疑，但亦有脾气下陷，牵及经络之海，湿热下注，与胞中之血水混杂而成，治此以祛湿利水，升脾气、固任脉为主。崩带虽有关于脾，然一是血病，一是水浊，不无分别也。

　　妇人胎前以清热养血为主，以胎儿在腹，日吸母血，于是阴每不足，阳常有余。其胎动、胎漏、烦热、恶阻、堕胎等症，无一非阳亢阴亏，胎无以养之象，苟得热清血足，则诸症自宁而胎亦安稳矣。及期难产者，多由于胎前失于调摄，气血阻滞，或交骨不开，或坐草③太

---

① 见《灵枢·五音五味》。原文作："冲脉、任脉，皆起于胞中，上循脊里，为经脉之海。"
② 见《素问·骨空论》。
③ 坐草：临产的别名，出《经效产宝》。古代产妇临产时，有的是坐在草蓐上分娩，故名。

早,用力颠倒所致,此时急宜以催气活血之法施治。若产后晕绝不省人事者,姑无论其为气血虚脱,或恶血冲心,总以先开其关窍,通其闭塞,为当务之急。然后再随其虚实,或行瘀,或补虚,或舒调气血,以善其后也。大法产后属虚,固宜补益,然每多恶露未行,瘀留不去,通利之不遑,而竟误施补涩,以致水与血结,转变为水肿、鼓胀者,是又不可以不慎重将事也。胎产杂症尚多,不胜枚举,可参考各门施治,兹不赘及矣。

血寒,月经不调,色黯,腹痛,后期,取三阴交(补)。

癥瘕经阻,取气海(补)、天枢(泻),又中极、地机(俱补)、水道(泻)。

血热,经血色紫黑,瘀结成块,先期而来,取曲池、内关、三阴交(俱泻),又通里、太冲、阳陵泉(俱泻)。

热盛阴液枯涸,月经色淡血少,取内关(泻)、三阴交(补),又阴陵、曲泉、水泉(俱补)。

脾胃虚弱,饮食不畅,血虚经少,取隐白、三里(俱补)。

瘀血留结,水湿杂邪阻滞,经闭不调,取四关(泻),又曲池、三阴交(俱泻),又内关、阳陵泉、昆仑(俱泻)。

经血过多不止,取通里、肩髃、曲池(俱泻)。

思虑郁结经闭,取肩髃、曲池、间使(俱泻)。

经闭,取关元、交信(俱补)。

脾虚带下,取隐白(补),又三里、三阴交(俱补)。

湿热壅滞,下秽物,取蠡沟、太溪、合阳(俱泻)。

带下,取关元、带脉(俱补)。

崩漏,取三阴交(补),又气海、交信(俱补),又大敦(补)。

肝胆火旺,血不归经,崩漏,取通里、中都(俱先泻后补)。

妇人无子,取关元、三阴交(俱补),又中极、子宫(俱补),又商丘、四满(俱补)。

安胎，取合谷（泻）、三阴交（补）。

恶阻呕逆，取劳宫、三里（俱泻）。

妊娠烦热，取曲池、合谷、内关（俱泻）。

子上冲心，昏闷，取巨阙、三里、支沟（俱泻）。

难产，取合谷（补）、三阴交（泻），又灸至阴。

交骨不开，难产，取肩井（泻）。

胎死腹中，取昆仑、曲池（俱泻），又灸独阴。

胎衣不下，取中极、昆仑。

前阴下脱，取隐白、三阴交、曲骨（俱补）。

恶露不行，取曲池、三阴交、太冲（俱泻），又中极、四满（俱泻）。

恶露不止，取关元、三阴交（俱补）。

无乳，取前谷、内关（俱泻），又乳根、三阴交（俱补）。

【妇人医案】

本市牛骨巷文妹，年二十四岁，据云：在十四岁通经，十六岁即止，自后腹中疼痛，四肢厥冷，饮食不思，苟强食之，必呕，服通经剂，则上述见症更甚，外兼觉头晕，补之背寒恶风。余即针天柱、肺俞、风市、血海、足三里、三阴交，灸涌泉、隐白，翌日针曲池、关元、中极、交信、合谷，循环反复，或针或灸，共医四日，病乃痊。

博爱路何三才之母，年逾半百，不见月事，已有十余年矣。某夕偕戚友数人往南华戏院观剧，将完场时，微觉下部潮湿，回家察视，赫然月信再来也。辗转求医，反形漏下。余年底由邕回梧，途遇何君，被其力请至家，诊治其母。望其面色，衰弱之像，难以形容，诊其脉则微丝无力，问其症则患重听，即补关元、足三里、三阴交，灸隐白，隔日治疗，仍依前穴施术八次，乃得痊好。

第三十六节　小　　儿

小儿发育未全，正生长之期，内无七情之扰，外惟风寒之侵，或饮食生冷不节,或积乳停痰,故其为病也。实证多而虚证少,治之之法,清解通利而已。且小儿不能留针,仅可出血。凡寒热咳嗽、惊痫吐泻、蓄食停积诸症,自可应手而起。若脾胃生气,过于戕贼,阻其发育之机,以致尪羸瘦弱、腹大食减,日趋危殆者,则恐施补之无术也。

小儿一切内热外感,均取下穴为主,少商、商阳、合谷(俱刺出血)。再取下穴应之,如热甚、咽喉肿痛、痧疹,取少冲、中冲、关冲、少泽(俱刺出血)。

惊痫瘈疭,角弓反张,更取诸井穴及十宣(俱刺出血)。甚则再取素髎、水沟、百会、印堂、风府、神门、身柱、命门、昆仑、瘈脉(俱刺出血),大哭,效。

脾虚慢惊风,取隐白、印堂(俱补)。

停食畜乳,久成疳积,取四缝(有积出黏液,无则出血,左右共八穴)。

吐泻,更刺中指两侧出血(男孩外侧止吐,内侧止泻,女孩反是)。

脱肛,灸百会,再刺长强出血。

口疮蚀烂,灸劳宫。

【小儿医案】

昔日,本市北山自来水厂建造,有工头某(已忘其姓名),其儿患腹胀大,面黄,得病已九年,望之如七八岁小孩,问之则十六岁已,踵门求治于余,令其每日灸上、中、下脘,足三里,未匝月,霍然而愈。

【急惊风医案】

文宪按:余治此疾,谨针人中、大椎、曲池、中脘、承山等穴,结果甚佳。

冯颙川治许淮江之女二岁,患慢脾风,众皆以为不可救矣。冯曰:脾胃亏损,元气虚弱而舌短,头不甚低,或有可治。急用附子理中汤,三四服而少安,仍灸百会、三里穴,二七壮而愈。

第三十七节 急　救

救急唯针灸最捷，以卒死、溺死、霍乱、中风等危急之候，气血隔绝，关窍壅闭，命在须臾，瞬息不救，若求临时备药饵以施治，实感不便，抑恐不能，独针灸有开通关窍、调和气血之速效特功，且便于携带，利于施行，故立可起死回生，转危为安也。

一切闭证不省人事，皆宜急刺手足十井穴、百会、合谷（俱出血）。

风中于脏，牙关不开，不省人事，痰涎壅塞，刺上穴后，再取水沟（补）、风府（泻）。

尸厥、卒死、溺死，再取会阴（补）。

霍乱腹绞，痛不可忍，吐泻不止，取曲泽、委中、百会、十宣、少商、商阳、合谷、中冲、金津、玉液（俱出血）。

喉痹肿闭，舌肿水饮不下，急刺少商、商阳、合谷、少泽、关冲、中冲、少冲、金津、玉液（俱出血）。

痧毒偏身红点，刺曲泽、委中（俱出血）。

阳绝欲亡，急取气海（补），灸神阙。

陈斗岩治一妇人病厥逆，脉伏，一日夜不醒，药不进。陈视之曰：可活也。针取手足阳明（合谷、历兑），气少回，灸百会穴乃醒。

窦材治一妇人，是时死去已二日矣，凡医作风治之不效，窦与灸中脘五十壮而愈。

第三十八节　痔

峡州王及郎中六兄西路安抚司判官，乘驴入骆谷，以素有痔疾，因此大作，其状如胡瓜，贯于肠头热如灰火，至驿僵卜①。主驿者曰：此病某曾患之，须灸即瘥。用柳枝浓煎汤，先洗痔，便以艾

---

① 僵卜：当作"僵仆"。

炷灸其上,连灸三五壮忽觉热气一道入肠中,因大转泻,鲜血秽物,一时尽出,泻后失胡瓜所在,乘驴而驰。

第三十九节 手　　足

王执中云:有贵人手中指挛,既而无名指亦然,医者为灸肩髃、曲池、支沟而愈,支沟在腕后三寸,或灸风池,多有不灸支沟或灸合谷云。

杨继周治工部许鸿宁两腿风,日夜痛不止,卧床月余,命杨治之,而名医诸公坚执不从。许公疑而言曰:两腿及足无处不痛,岂一二针所能愈。杨曰:治病必求其本,得其本穴会归之处,痛可立止,痛止即步履,旬日之内,必能进部。许公从之。为针环跳、绝骨,随针而愈,不过旬日而进部矣。

文宪常取肾俞、环跳、绝骨、三里,以治腰足诸病,甚效。

第十二章 附十二经脉起止穴名及各经之主病

第一节 手太阴肺经

该经起于云门、中府、天府、侠白、尺泽(合)、孔最、列缺、经渠(经)、太渊(俞)、鱼际(荥),而终于少商(井),共计左右廿二穴。

滑氏曰:是动则病肺胀满,膨膨而喘咳,缺盆中痛,甚则交两手而瞀,此为臂厥。是主肺所生病者,咳嗽上气,喘喝烦心胸满,臑臂内前廉痛,掌中热,气盛有余则肩背痛,风寒汗出中风,小便数而欠,虚则肩背痛寒,少气不足以息,溺色变,卒遗失无度,盛者寸口大三倍于人迎,虚者寸口反小于人迎也。

第二节 手阳明大肠经

该经起于商阳(井)、二间(荥)、三间(俞)、合谷(原)、阳溪(经)、偏历、温溜、下廉、上廉、三里、曲池(合)、肘髎、五里、臂臑、臑会、肩髃、肩髎、巨骨、天鼎、扶突、兑端,而终于禾髎,合计左右只四十四穴。

滑氏曰:是动则病齿痛颊肿。是主津液所生病者,目黄口干鼽衄喉痹,肩前臑痛,大指次指痛不用,气有余则当脉所过者热肿,虚则寒栗不复,盛者人迎大三倍于寸口,虚者人迎反小于寸口也。

第三节 足阳明胃经

该经起于迎香、承泣、四白、地仓、承浆、大迎、颊车、下关、人迎、水突、气舍、缺盆、气户、库房、屋翳、膺窗、乳中、乳根、不容、承满、梁门、关门、太乙、滑肉门、天枢、外陵、大巨、水道、归来、气冲、髀关、伏兔、阴市、梁丘、犊鼻、三里（合）、上巨虚、条口、下巨虚、丰隆、解溪（经）、冲阳（原）、陷谷（俞）、内庭（荥），而终于厉兑（井），该经除承浆系一穴外，余皆二穴故合计左右共九十一穴。

滑氏曰：是动则洒洒然振寒，善伸数欠颜黑，病则恶人与火，闻木音则惕然而惊，心欲动，独闭户牖而处，甚则欲上高而歌，弃衣而走，贲向腹胀，是为骭厥。是主血所生病者，狂疟温淫，汗出鼽衄，口㖞唇胗，颈肿喉痹，大腹水肿，膝膑肿痛，循膺乳，气街，股伏兔，骭外廉，足跗上皆痛，中指不用，气盛则身以前皆热，其有余于胃，则消谷善饥，溺色黄，气不足，则身以前皆寒栗，胃中寒，则胀满，盛者人迎大三倍于寸口，虚者，反小于寸口也。

第四节　足太阴脾经

该经起于隐白（井）、大都（荥）、太白（俞）、公孙、商丘（经）、三阴交、漏谷、地机、阴陵泉（合）、血海、箕门、冲门、府舍、腹结、大横、腹哀、食窦、天溪、胸乡、周营，而终于大包，合计左右共四十二穴。

滑氏曰：是动则病舌本强，食则呕，胃腕[①]痛，腹胀善噫，得后与气，则快然如衰，身体皆重，是主所生病者，舌本痛，体不能动摇，食不下，烦心，心下急痛，寒疟溏瘕，泄水下黄疸不能卧，强立，股膝内痓[②]厥，足大指不用，盛者，寸口大三倍于人迎，虚者寸口反小于人迎也。

第五节　手少阴心经

该经起于极泉、青灵、少海（合）、灵道（经）、通里、阴郄、神门

[①] 腕：疑误，当作"脘"。
[②] 痓：通"肿"。《灵枢·经脉》作"肿"。

（俞）、少府（荥），而终于少冲（井），左右合计十八穴。

滑氏曰：是动则病嗌干心痛，渴而欲饮，是为臂厥，掌中热痛，盛者，寸口大再倍于人迎，虚者，寸口反小于人迎也。

第六节　手太阳小肠经

该经起于少泽（井）、前谷（荥）、后溪（俞）、腕骨（原）、阳谷（经）、养老、支正、小海（合）、肩贞、臑俞、天宗、秉风、天窗、颧髎，而终于听宫，左右合计三十穴。

滑氏曰：是动则病嗌痛颔肿，不可回顾，肩似拔，臑似折，是主液所生病者，耳聋目黄，颊肿、颈、颔、肩、臑、肘、臂外后廉痛，盛者人迎大再倍于寸口，虚者人迎反小于寸口也。

第七节　足太阳膀胱经

该经起于睛明、攒竹、眉冲、丝竹空、曲差、五处、承光、通天、络却、玉枕、天柱、大杼、风门、肺俞、厥阴俞、心俞、督俞、膈俞、肝俞、脾俞、胃俞、三焦俞、肾俞、气海俞、大肠俞、关元俞、小肠俞、膀胱俞、中膂俞、白环俞、上髎、次、中、下髎、附分、魄户、膏肓、神堂、譩嘻、膈关、魂门、阳纲、意舍、胃仓、肓门、志室、胞肓、秩边、承扶、殷门、浮郄、委阳、委中（合）、合阳、承筋、承山、飞阳、附阳、昆仑（经）、仆参、申脉、金斗、京骨（原）、束骨（俞）、通谷（荥），而终于至阴（井），左右共计一百三十二穴。

滑氏曰：是动则病冲头痛，目似脱，项似拔，脊痛，腰似折，髀不可以曲，腘如结，腨如裂，是为踝厥，是主筋所生病者，痔、疟、狂癫疾，头囟顶痛，目黄泪出，鼽衄，项背、腰尻、腘腨脚皆痛，小指不用，盛者人迎大再倍于寸口，虚者人迎反小于寸口也。

第八节　足少阴肾经

该经起于涌泉（井）、然谷（荥）、照海、太溪（俞）、水泉、大钟、复溜(经)、交信、筑宾、阴谷(合)、横骨、大赫、气穴、四满、中注、肓俞、商曲、石关、阴都、通谷、幽门、步廊、神封、灵墟、神藏、彧中、俞府,而终于廉泉,左右合计五十六穴。

滑氏曰:是动则饥不欲食,面黑如地色,咳唾则有血,喝喝而喘,坐而欲起,目䀮䀮似无所见,心如悬,若饥状,气不足,则善恐,心惕惕如人将捕之,是谓骨厥,是主肾所生病者,口热,舌干,咽肿,上气,嗌干及痛,烦心,心痛,黄疸,肠澼,脊、臀、股内后廉痛,痿厥嗜卧,足心热而痛,盛者寸口大再倍于人迎,虚者寸口反小于人迎也。

第九节　手厥阴心包络经

该经起于天池、天泉、曲泽(合)、郄门、间使(经)、内关、大陵(俞)、劳宫(荥),而终于中冲(井),左右共计十八穴。

滑氏曰:是动则病手心热,臂肘挛急,腋肿,甚则胸胁支满,心中澹澹大动,面赤目黄,喜笑不休。是脉所生病者,烦心,心痛,掌中热,盛者寸口大十倍于人迎,虚者反小于人迎也。

第十节　手少阳三焦经

该经起于关冲、液门、中渚、阳池、外关、支沟、会宗、三阳络、四渎、天井、清冷渊、消泺、曲垣、肩外俞、肩中俞、肩井、天髎、天牖、天容、翳风、瘈脉、角孙、上关、听会、耳门、和髎,而终于瞳子髎,左右合计五十四穴。

滑氏曰:是动则病耳聋,浑浑焞焞,嗌肿喉痹。是主气所生病者,汗出,目锐眦,颊痛,耳后肩臑肘臂皆痛,小指次指不用,盛者人迎大一倍于寸口,虚者人迎反小于寸口也。

第十一节　足少阳胆经

该经起于丝竹空、头维、颔厌、悬颅、悬厘、曲鬓、率谷、天冲、浮白、窍阴、完骨、颅息、本神、阳白、临泣、当阳、目窗、正营、承灵、脑空、风池、渊液、辄筋、日月、京门、带脉、五枢、维道、居髎、环跳、风市、中渎、阳关、阳陵泉(合)、阳交、外丘、光明、阳辅(经)、悬钟、丘墟(原)、临泣(俞)、地五会、侠溪(荣)，而终于窍阴(井)，左右共计四十四穴。

滑氏曰：是动则病口苦，善太息，心胁痛，不能转侧，甚则面有微尘，体无膏泽，足外反热，是为阳厥。是主骨所生病者，头角颔痛，目锐眦痛，缺盆中肿痛，腋下瘇，马刀挟瘿，汗出，振寒疟，胸胁肋髀膝外至胫绝骨外踝前，及诸节皆痛，小指次指不用，盛者人迎大一倍于寸口，虚者人迎反小于寸口也。

第十二节 足厥阴肝经

该经起于大敦(井)、行间(荣)、太冲(俞)、中封(经)、蠡沟、中都、膝关、曲泉(合)、阴包、五里、阴廉、急脉、章门，而终于期门，左右合计二十八穴。

滑氏曰：是动则病腰痛，不可俯仰，丈夫㿉疝，妇人小腹肿，甚则嗌干，面尘脱色，是主肝所生病者，胸满呕逆，洞泄，狐疝，遗溺，癃闭，盛者寸口大一倍于人迎，虚者寸口反小于人迎也。

凡此十二经之病，盛则泻之，虚则补之，热则疾之，寒则留之，陷下则灸之，不盛不虚，以经取之。

文宪按：所谓补者，如肺金虚，则补本经之俞土太渊穴，以土生金也；又如肺金实，则泻本经合水，以金生水也；又如脾土虚则补本经荣火之大都穴，以火生土也；若脾土实则泻本经经金之商丘穴，以土生金也。总之，生我者谓母，我生者谓子，虚则补其母，实则泻其子。兹列其表如下：

阴脏

井—木　荣—火　俞—土　经—金　合—水

阳腑

井—金　荥—水　俞—木　经原—火　合—土

《学古诊则》[①]曰：五脏六腑之脉气，所出为井，所溜为荥，所注为俞，所行为经，所入为合。井者脉气由此而出，如井泉之发，其气正深，故曰井。溜，急流也，荥，小水也，脉出于井而流于此，其气尚微者，故曰荥。注，灌注也，俞，输运也，脉注于此而输于彼，其气渐盛者，故曰俞。经者脉气大行经营于此，为正盛之处，故曰经。合者脉气至此渐为收藏，入合于内，故曰合。

马元台曰：不言原穴者，以阴经有俞而无原，而阳经之原以俞并之也。

---

① 《学古诊则》：脉学著作，四卷。明代医学家卢之颐撰，撰年不详。

第十三章　附奇经八脉穴名

第一节　任　脉

该经起于会阴、曲骨、中极、关元、石门、气海、阴交、神阙、水分、下脘、建里、中脘、上脘、巨阙、鸠尾、中庭、膻中、玉堂、紫宫、华盖、璇玑、天突、廉泉，下①颐而终于断交，计二十四穴。

任脉之病，男子内结七疝，女子带下瘕聚。

第二节　督　脉

起于泉门、会阴、会阳、长强、腰俞、阳关、命门、悬枢、脊中、中枢、筋缩、至阳、灵台、神道、身柱、陶道、大椎、瘖门②、风府、脑户、强间、后顶、百会、前顶、囟会、上星、神庭、素髎、水沟而终，计二十九穴。

督脉之为病，令人脊强反折。

第三节　冲　脉

会阴、横骨、大赫、气穴、四满、阴交、中注、肓俞、商曲、石关、阴都、通谷、幽门，共计左右二十二穴，另中有会阴、阴交二穴，在于中行不计。

---

① 下：当作"上"。
② 瘖门：即哑门。出《素问·气穴论》。

冲脉之为病,逆气里急。

第四节 带　　脉

带脉、五枢、维道,合计左右共六穴。

其病,腰腹纵容,如囊水之状。

第五节 阳 跷 脉

申脉、仆参、跗阳、居髎、臑俞、巨骨、肩髃、地仓、巨髎、承泣、睛明、风池,左右共计二十四穴。

其为病也,令人阴缓而阳急。

第六节 阴 跷 脉

照海、交信、睛明,左右共计六穴。

其病也,令人阳缓而阴急。

第七节 阳 维 脉

金门、分肉、阳交、天髎、肩井、臑俞、风池、喑门[①]、风府、脑空、承灵、正营、目窗、临泣、阳白、本神、头维,左右共三十穴,中有二穴。

其为病也,令人苦寒热。

第八节 阴 维 脉

筑宾、冲门、府舍、大横、腹哀、期门、天突、廉泉,左右共十二穴,中有二穴。

阴维为病,苦心痛。

---

① 喑门:喑:失音。"喑门"当作"哑门"。

说明奇经八脉,脉有奇常。十二经者,常脉也,奇经八脉,则不拘于常,故谓之奇经。盖以人之气血常行于十二经脉,其诸经满溢,则流入奇经焉。奇经有八脉,督脉督于后,以司管诸阳,任脉任于前,以司管责诸阴。冲脉为诸脉之海,阳维则维络诸阳,阴维则维络诸阴,阴阳自相维持,则诸经常调。维脉之外,有带脉者,束之犹带也。至于两足跷脉,有阴有阳,阳跷行诸太阳之外,阴跷本诸少阴之别。譬犹圣人图设沟渠,以备水潦,斯无滥溢之患,人有奇经,亦若是也。

凡各奇经之本病,则刺各该奇经之穴。

第十四章 十五络穴

手太阴肺络列缺,手阳明大肠络偏历,足阳明胃络丰隆,足太阴脾络公孙及大包,手少阴心络通里,手太阳小肠络支正,足太阳膀胱络委阳,足少阴肾络大钟,手厥阴心包络之络穴内关,手少阳三焦络外关,足少阳胆络光明,足厥阴肝络蠡沟,任脉之络尾翳,督脉之络长强。

针灸秘授全书

周复初 著
纪 军 王夏菲 校注

校注说明

1. 本书以上海中医药大学图书馆藏民国二十三年(1934)版为底本,以民国十九年(1930)版为对校本。点校过程中尽量保存底本原貌。凡底本与校本互异,若显系底本脱衍倒者,予以勘正,并出注说明。其他对底本改动或存疑之处必加以注释说明。

2. 原书为繁体竖排,本次点校改为简体横排,原竖排本表示"上述"之义的"右",一律径改作"上"。

3. 采用现代标点方法,对原书进行重新句读,并对部分字词加以注释。

4. 凡原书中的繁体字,均改为规范简化字。俗写字、异体字、古今字等均以简化字、正体字律齐,不出注。如"谿"改为"溪","臟"改为"脏","目生内瘴"改为"目生内障"。

5. 对底本中明显的刊印错误,如"髑"误作"颥","肓"误作"盲","腕"误作"脘","足膀胱之募"误作"手膀胱之募","手少阴心经"误作"足少阴心经"等予以径改。

6. 对于底本中目录与正文标题不能前后对应处,相互参照予以律齐。其中"序一""序二""自序"在底本目录中列于"卷一"之下,现据底本内容顺序移至"卷一"之前。另外,底本中"小儿慢惊"症下之"眼闭"条后至"肿胀"症,书页倒错,其内容顺序及目录顺序均据1930年版改正。

7. 对于底本中所载穴位的定位描述,以保持原作旧式语言风貌为原则。有以下几种情况需要说明：

对其中定位与现代通行标准不同者，如鸠尾穴定位描述为"脐上六寸"，而现代通行标准为"脐上七寸"，在首见时出注予以说明，不做改动。

对于底本中同一穴位定位有多种不同描述者，如无明显错讹，则保持原貌，不予改动。如底本中合谷穴的定位主要有以下几种描述，原貌呈现，不做修改：① 大指次指歧骨间；② 大指次指歧骨陷中；③ 大指次指间；④ 大指次指交骨间；⑤ 十指交叉，食指尖尽处；⑥ 虎口。

对于底本中同一穴位定位有多种不同描述者，若有明显错讹，则参照正确者予以律齐，不出校记。如手三里穴的定位描述多为"曲池斜外二寸"等，但有个别描述为"曲池斜上二寸"，参照前者予以径改。

8. 对于底本中所载穴位归经的描述，以保持原貌为原则。若与现代通行标准不同，则于首见时出注说明，如"外丘"穴之归经，描述为"足少阴肾经"，出注说明现代通行标准之归经为足少阳胆经。若同一穴位的归经有不同描述时，择善律齐。如天枢穴之归经，多描述为"足阳明胃经"，少数描述为"足太阴脾经"，则以"足阳明胃经"律齐。

9. 对于底本中所载穴位的特性描述，以保持原貌为原则。如气海穴之特性，分别有任脉之募、膀胱之募、小腹之募、小肠之募等，中极穴之特性，分别有任脉之募、足膀胱之募的表述，均原貌呈现，不作改动。

10. 对于底本中王氏眉批之内容以【 】框出，排入相应标题处。

《针灸秘授全书》目录

序一 ……… 737
序二 ……… 738
自序 ……… 739

卷一 ……… 741
  手足十二经 ……… 741
  五脏所藏 ……… 741
  六腑所司 ……… 741
  针灸忌日 ……… 741
  禁针歌 ……… 742
  禁灸歌 ……… 742
  督脉图穴 ……… 743
  任脉图穴 ……… 744
  八会诗 ……… 745
  的穴 ……… 745
  的穴 ……… 745
  八脉交会歌 ……… 746
  十三鬼穴 ……… 746
  针灸要言 ……… 746
  覆手图穴 ……… 747
  仰手图穴 ……… 748
  右足图穴 ……… 749
  左足图穴 ……… 750
  临针辨明虚实 ……… 751
  下针导气要法 ……… 751
    扣循手术 ……… 751
    爪切手术 ……… 751
    推按手术 ……… 751
    弹努手术 ……… 751
    爪下手术 ……… 751
    通取手术 ……… 751
    摇伸手术 ……… 751
  虚实寒热针法总诀
    ……… 751
  病之补泻法 ……… 752
  针气能达到病处法
    ……… 752
  用针指头法 ……… 752
  出针入针要论 ……… 752
  口传要诀 ……… 752

论针上补泻徐疾手法
　　与病人呼吸口法之
　　效验二端 ………… 752
子午交经换气手法
　　歌诀 ……………… 753
男女补泻寒热不同
　　手法 ……………… 753
寒热纯用补泻法 …… 753
男女腹背行针须知
　　阴阳 ……………… 753
回阳九针穴歌 ……… 754
中指寸量图 ………… 754
胸寸图 ……………… 754
口寸图 ……………… 755
应用针图 …………… 755
八脉所属穴图 ……… 756
证明八脉针病总要
　　……………………… 756
十三穴治病歌诀
　　总要 ……………… 757
口诀 ………………… 759
捻针寒热口诀 ……… 759
内外阴阳之别 ……… 759
辨补泻分子午 ……… 759
口授诀法歌 ………… 760
奇灵经验要穴 ……… 760
捻针总诀 …………… 761

制针法用药 ………… 762
制艾法 ……………… 762
灸法 ………………… 762
儿科指关 …………… 763
青黑悬针纹 ………… 763
青黑鱼刺纹 ………… 764
青黑乙字纹 ………… 764

卷二 ………………… 765
中风症 ……………… 765
中暑中风 …………… 766
中风噤口不开 ……… 768
偏正头风 …………… 768
头风目眩 …………… 769
头风眼花 …………… 769
头目昏沉 …………… 770
头风　头痛　脑痛 … 770
醉头风 ……………… 771
伤寒发热头痛 ……… 771
身热骨痛 …………… 772
痨热骨痛 …………… 772
热极妄语 …………… 772
劳伤症 ……………… 773
半身不遂 …………… 773
口眼㖞斜 …………… 774
张口摇头角弓反张
　　……………………… 775

五痫症	775	两膝疼痛	794
猪腮风	778	膝不能屈	794
癫狂	778	风痛举步难	794
心邪癫狂	779	膝肿如斗	795
失志痴呆	779	穿眼草鞋风	795
霍乱吐泻	780	足外踝红肿	796
百痧症	781	足内踝红肿	796
绞肠痧	782	足背红肿	796
疟疾	782	踝跟骨痛	796
寒热	783	鼻血不止	797
汗出如雨	784	锁喉风	797
传尸痨	785	单蛾	797
骨蒸痨热	785	双蛾	798
腰痛	786	喉痛	798
伤风	786	喉肿痛	799
呵欠开口不合	787	喉肿闭	799
噤口不开	787	喉闭不开	799
口舌生疮	789	心胸疼痛	800
口臭症	790	九种心痛	801
手臂麻木	790	胃寒痛	801
手臂麻木红肿	790	五噎症	801
手拘不伸	791	翻胃吐食	802
手臂拘挛	791	三消症	803
四指麻木	791	瘰疬	803
五指拘挛	792	蟠蛇疬	804
两足麻木	792	惠袋疬	805
寒湿脚气	793	瓜藤疬	805

蜂窝疬 ………… 805	遗精白浊 ………… 820
黄疸 …………… 806	肾肿如升 ………… 820
黄疸四肢肿 ……… 806	阴卵偏坠 ………… 821
鼻渊鼻痔 ………… 807	疝气痛 …………… 821
大肠痈 …………… 807	小便滑数 ………… 822
大便秘结 ………… 808	小便不利 ………… 822
腹痛 ……………… 810	肾虚肿痛 ………… 823
小腹胀满 ………… 811	迎风流泪 ………… 823
腹胀身肿 ………… 811	目泪羞明 ………… 824
肠鸣泄泻 ………… 812	目生翳膜 ………… 824
久咳 ……………… 812	目生内障 ………… 825
肺痈咳嗽 ………… 813	青盲内障 ………… 826
咳红痰 …………… 813	眼红肿痛 ………… 826
失音不语 ………… 814	眼赤暴痛 ………… 827
气喘难卧 ………… 814	胬肉侵睛 ………… 828
痰火 ……………… 814	风眼沿红烂 ……… 829
吐肺血 …………… 815	耳鸣 ……………… 829
吐肝血 …………… 815	牙痛 ……………… 830
呕血 ……………… 816	牙关脱臼 ………… 831
咳血 ……………… 816	妇女杂症 ………… 831
吐血 ……………… 816	月水断绝 ………… 831
吐血昏晕 ………… 817	月水不调 ………… 832
单蛊胀 …………… 817	月经不止 ………… 832
双蛊胀 …………… 817	经期无定 ………… 832
胁肋疼痛 ………… 818	妇人少乳 ………… 833
五淋 ……………… 819	虚损带下 ………… 833
阴茎虚痛 ………… 819	赤白带下 ………… 833

妇女痨疸 …………… 834	小儿牙疳 …………… 840
多产 ………………… 834	痈疽 ………………… 840
难产 ………………… 834	肿胀 ………………… 841
胎衣不下 …………… 835	心寒冷 ……………… 842
产后血块痛 ………… 835	心虚胆寒 …………… 842
产后脐腹痛恶露不已 …………… 836	乳痈 ………………… 842
	疔疮 ………………… 843
血崩血漏 …………… 836	浑身生疮 …………… 843
血迷血晕 …………… 837	大脚风 ……………… 844
小儿急惊风 ………… 837	脚气生疮 …………… 844
小儿慢惊风 ………… 838	肩背红肿疼痛 ……… 845
小儿龟背 …………… 839	鹅掌疯 ……………… 845
小儿龟胸 …………… 839	浑身红丹 …………… 846
小儿吐乳 …………… 839	
小儿黄瘦 …………… 839	跋 …………………… 847
脐风 ………………… 839	

序 一

迩来国人对于针灸科研究者,发扬光大。虽不失轩辕折^①病机做针灸治疗之本旨,而抱残守缺之士守其神秘传授之恶习者,犹不乏人。是诚我国学术公开之故障也。我夫子复初先生,以世传针灸,不欲终秘其术,著书立说,朝夕不遑^②。诚彭刚直^③所谓:备具书生本色,英雄肝胆,仙佛心肠者欤!岁辛未(1931),有剡溪^④周氏《针灸秘授全书》之刊,一纸风行,洛阳为之纸贵。我夫子犹虑微言奥语,未能尽其所欲言也,爰取前书,缺者补之,晦者显之,未载者尽量而补入之。俾国人咸蒙其福利,其用心可谓苦矣。良因忝列门墙^⑤,备受德教,兹当重版,缘敬叙其缘起,俾示世人,并以寿我夫子焉。是为序。

民国癸酉(1933)端阳日
湖北江陵受业李良因拜撰

---

① 折:裁决。
② 遑:闲暇。
③ 彭刚直:即清代重臣彭玉麟,谥"刚直",钟爱画梅。
④ 剡溪:位于浙江省绍兴市嵊州南,为嵊州境内主要河流。
⑤ 忝列门墙:谦辞,表示自己愧在师门。忝,有愧。

序 二

噫！针灸一术难矣。得其决者头头是道，失其决者处处皆非。所谓用针难、用艾非易是也。学斯术者，务先明其经、知其穴，尤得补泻之法、秘奥之传，方可言针言灸。非然者，破人皮肉，焦人肌体，微特无益于人，而反有害于人，忍心乎哉！止安游览山川，探访医师，研究经穴，终鲜确切，抱憾奚如。岁壬申（1932），购得宁波针灸学社出版周复初夫子著书，通行海内。遂将其所载病症、经穴、寸量，随症试验，果属非虚。不过用针之法及用艾之法，茫然不觉，仍未能救济于人，以故立起问津之志。不畏远道，亲赴周氏门墙叩教。承周老夫子不弃樗才①，有问必答，无问即指。内有许多秘语微言，前刊之书，并无一字显露，真秘传也。哀叩再三，即蒙慈悲，何不将所授与止安之囊宝逐一志本，付社再刊。我夫子果然将所有心得及秘传针法露布，外特编一册，以与前刊之验症，分作上下两本，俾阅者细查不倦，庶几不愧为周氏"秘授全书"云尔。是为叙。

受业江西兴国迟步山人刘止安拜撰

---

① 樗才：谦辞，无用之才。

自 序

古之针法,岐伯已叹失其传矣,夫何待乎今世哉?盖世所传者,沿讹承谬,徒具虚名。微特无学术之可言,抑且无研究之必要。自误误人,识者憾焉。复初少承家学,得先王母钱太夫人之薪传。悬壶应世,治病辄多奇验。爰①于临症之暇,就治疗之经过,录其病象,志其经穴,门分类别,辑为一书,颜曰《针灸秘授全书》,弁诸宁波东方针灸学社,俾付梓人。是书分上、下二卷,上卷述针术手法之秘奥,下卷述临床治验之心得,言简意赅,学粹法明。虽不敢谓为著作,学者得此,或足备渔猎而资荃蹄②乎?黄帝云:病之生皆有虚实,而补泻行焉。然则针灸补泻,皆出于手术明矣。满则泻之,虚则实之。治针术者固已类能道之,然有宜针不宜灸者,宜灸不宜针者,经穴繁多,不能备述。爰另刊歌诀,俾便诵习,并附任督图说、手足图穴、寸量图法,暨哑科指法、经验症状等,以资参考。谚云:欲学好医生,须带三年粮。学者手此一编,纵穷乡僻壤之处,荜门圭窦之家,水陆行旅之际,夜静更深之候,病起仓猝,命悬须臾,延医所不能,疏方所不及,救之生则不得其法,听之死则不忍于心。设有一针一灸,何忧不起死

---

① 爰:于是。
② 荃蹄:原意为鱼筌和兔网,比喻为达到某种目的而使用的手段。语本《庄子·外物》:"荃者所以在鱼,得鱼而忘荃;蹄者所以在兔,得兔而忘蹄。"

回生耶？世有具利物济人之志，而欲谋社会之安宁，保家庭之健康者，幸一览焉。是为序。

中华民国二十二年岁次癸酉嘉平月①

浙江嵊县颂爻氏周复初甫识

---

① 嘉平月：农历十二月的别称。

针灸秘授全书卷一

手足十二经①

手

太阴肺经,太阳小肠经,阳明大肠经,少阳三焦经,少阴心经,厥阴心包经。

足

太阴脾经,太阳膀胱经,阳明胃经,少阳胆经,少阴肾经,厥阴肝经。

五脏所藏

心藏神,肝藏魂,脾藏意与智,肺藏魄,肾藏精与志,此乃五脏所藏也。

六腑所司

胆,胃,大、小肠,三焦,膀胱,此乃六腑所司也。

针灸忌日②

甲头　乙喉　丙肩　丁胸　戊腹　己脾　庚腰

---

① 手足十二经:原文无此标题,据目录增。
② 针灸忌日:原文为"神在日时宜避针灸",据目录改。

辛膝　　壬背　　癸足
　子踝　　丑腰　　寅时目　　卯面　　辰头　　巳忌足　　午胸　　未腹　　申刻心　　酉背　　戌项　　亥股熟

辛未日扁鹊先师忌辰，宜停针灸一天。

禁针歌

【此等之穴，亦无须禁忌，虽不能深刺，亦可浅刺。至如小儿囟会、神庭等穴，宜禁。若其石门犯禁，女子终身不孕，余治调经曾用此穴，亦未见有损。至云"若针深时晕倒后，急补三里人转平"，其言不尽可信。至如禁灸，阳症宜禁，阴症则否。】

　　脑户囟会及神庭，玉枕承泣膻中明。
　　水分神道并神阙，灵台会阴气冲行。
　　妇女不宜针合谷，三阴交内亦通论。
　　石门针灸终须忌，女子终身孕不成。
　　云门鸠尾缺盆穴，肩上当宜要避清。
　　若针深时晕倒后，急补三里人转平。
　　刺中五脏胆皆死，冲阳出血投阴冥。

禁灸歌

　　哑门风府天柱擎，承光临泣头维平。
　　丝竹攒竹睛明穴，素髎禾髎迎香程。
　　颧髎下关人迎去，天牖天府到周荣。
　　渊液乳中鸠尾下，阳池中冲少商行。
　　鱼际经渠阳关主，隐白漏谷通阴陵。

条白①犊鼻与阴市,伏兔申脉两相迎。
委中阴门②承扶上,白环心俞同一经。

督 脉 图 穴③

【督任二经在人身为总纲,所具之穴能治万病,亦可代表全身诸经之穴也。学者只熟记此二经之穴以治全身之病,裕余如矣,何他求哉?】

长强　脊底骨端上二分

腰俞　二十一椎下

阳关　十六椎下

命门　十四椎下

悬枢　十三椎下

脊中　十一椎下

筋缩　九椎下

至阳　七椎下

灵台　六椎下

神道　五椎下

身柱　三椎下

陶道　一椎下

大椎　一椎上

哑门　头后发际中

风府　头后骨陷中

脑户　头后骨前脑相对

强间　头后顶一寸五分

后顶　百会后一寸五分

---

① 条白:据后文"两足麻木"条白之定位,当为下巨虚穴。
② 阴门:当作"殷门"。
③ 督脉图穴:原文为"督脉图",据目录改。

百会　眉中量上八寸
前顶　百会前一寸五分
囟会　上星上一寸五分
上星　印堂上四寸
神庭　印堂上三寸五分
素髎　即鼻尖
水沟　即人中
兑端　上唇尖
龈交　上门牙中缝

任脉图穴[①]

【人之为病，内伤外感而已。内伤之病，求之任脉；外感之病，求之督脉可耳。】

会阴　任冲督三脉所起
曲骨　中极下一寸
中极　关元下一寸
关元　脐下三寸
石门　脐下两寸
气海　脐下一寸五分
阴交　脐下一寸
神阙　脐中
水分　脐上一寸
下脘　脐上二寸
建里　脐上三寸
中脘　脐上四寸

---

① 任脉图穴：原文为"任脉图"，据目录改。

上脘　脐上五寸
巨阙　脐上六寸
鸠尾　人字骨中
中庭　膻中下一寸六分
膻中　乳中
玉堂　乳中上一寸六分
紫宫　乳中上三寸二分
华盖　乳中上八寸
璇玑　乳中上六寸四分
天突　结喉下二寸
廉泉　结喉上陷中
承浆　下唇下开口取穴

八 会 诗

脉向太渊会，膻中气要明。腑从中脘里，脏到章门停。
绝骨由髓聚，陵泉筋上行。膈俞绕血地，大杼骨全论。

的　穴

带脉[①]　脐上二分开七寸五分（用指寸）。
章门　脐上二寸开六寸（用胸寸）。

的　穴

期门　乳旁一寸五分，直下一寸五分。
乳根　乳下一寸五分，陷中，仰卧取穴。

---

① 带脉：在侧腹部，当第十一肋骨游离端下方垂线与脐水平线的交点上，肝经章门穴下1.8寸处。

八脉交会歌

公孙冲脉胃心胸,内关阴维下总同。临泣胆经连带脉,阳维目锐外关逢。

后溪督脉内眦颈,申脉阳经络亦通。列缺任脉行肺系,阴跷照海膈喉咙。

十三鬼穴

宫人中,信少商,叠隐白,心大陵,

路申脉,枕风府,床颊车,市承浆,

窟劳宫,堂上星,藏阴会,腿曲池,

封舌下中缝。

男先针左,女先针右,加后溪、间使二穴更妙。

针灸要言

百劳膏肓兮①,痨门之正宗。百会风池兮,风家之要键。气海惟完气疾,水分则瘳②水病。肚腹须认三里,头项要求合谷;腰腿直向环跳,风市宜陪;手臂但寻肩髃,曲池莫失。支沟能通闭结,泄泻务询天枢。赤白崩漏,先灸关元针中极;孕胎迟下,急针三阴灸独阴。胃病中脘可试,昏晕神庭堪愈;腿足胻酸推髓骨,遗精白浊问精宫③。血淋血痔复溜补,喉风喉痛人迎行。后溪绝骨,独治寒热;鸠尾少商,最好痴癫。欲瘳病之轻重,须装艾之多寡。先明穴之部位,善用针之深浅,补泻得法,患莫不愈。

民国癸酉年花朝日书于避尘居周复初撰。

---

① 兮:底本作"分",据1930年版改。下文"百会风池兮"同。
② 瘳(chōu):病愈。
③ 精宫:志室的别名。

覆 手 图 穴[1]

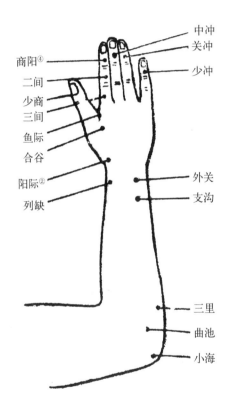

---

[1] "覆手图穴"及下文"仰手图穴""右足图穴""左足图穴"均以保持底本原貌为原则，不作改动。
[2] 阳际：据图示位置，当为"阳溪"之误。

仰手图穴

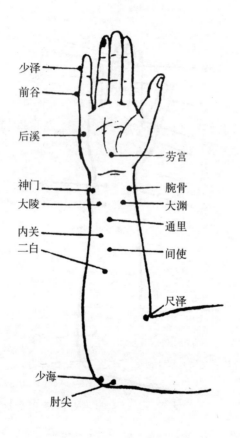

右足图穴

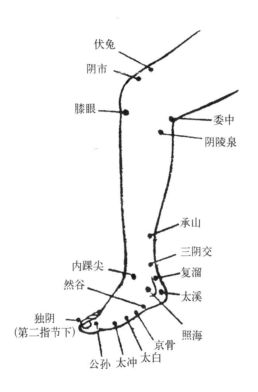

左足图穴

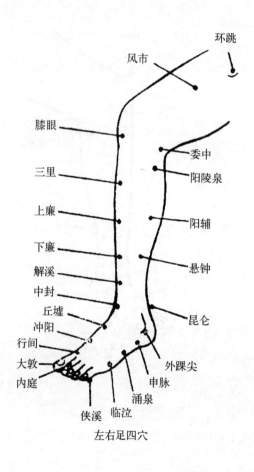

左右足四穴

临针辨明虚实

气虚者何？下针时无滞无胀。气实者何？下针于内，裹针不下，欲进不能，欲退不易。扁鹊先师所谓"拔针如虎尾"是也。法宜用食指向针处四围皱纹摩三下，后退一下，针自然出也。

倘病人晕针，即饮其热茶，或口散其冷水，或补其三里，立即苏也。切勿将晕针拔起，先补三里为要。须知"进针若饿马，退针如握虎"，此二句千古不传之秘，极须关心之手术也。

下针导气要法

扪循①手术：法宜于所针之穴，连搓三下，如手颤之状，令气血舒缓，容易往来。为求补法。

爪切手术：用大指爪甲左右将穴切之，腠理自舒，令气血营卫调和。用针稳当法。

推按手术：推者，转也。按者，插也。右指捻针，按住近气，自能远气来也。用针规定法。

弹努手术：用大指食指努握针尾。如病在上部，用大指轻弹针尾；病在下部，用食指轻弹针尾。此谓令气捷行法。

爪下手术：用左手指爪连甲，按定所针之穴，能达到气血四散。此谓插针有准法。

通取手术：持针进退，或转或停，使气血往来。远近相通法。

摇伸手术：摇者，退也；伸者，提也。必先摇动针头，先深后浅。能散诸风法。

虚实寒热针法总诀

虚则疾进而徐出，实则徐进而疾出。寒则留针，出针宜疾扪。

---

① 扪循：原为"楯扪"，当误，据目录改。

热则疾出针而徐扪。若不虚不实者,应以不疾不徐手法用之。不热不寒者,当用补泻兼施,不伤营卫可也。

病之补泻法

宜先诊病人之六脉动静。假使脉急者,针可深而久留穴中;脉缓者,针宜浅而疾出。此即补泻一定之理也。

针气能达到病处法

针头作据,将已插之针头方向为目的。假使病在下,针头微向下;病在左右,针头微向左右。此一定之秘也。

用针指头法

指头向外捻,令针之气向上;指头向内捻,令针之气向下。此乃顾全病人之通身法。

出针入针要论

针有天、地、人三部,出针方在皮肤之内,必须三部方出。入针亦须根据此法。每部约三呼吸,不致伤其营卫。

岐伯曰:下针贵迟,太急伤血;出针贵缓,太急伤气。斯言也,有明证矣。

口传要诀

补则宜弹针,爪甲当宜轻;泻时法宜忌,休再疾来侵。针法玄机口诀多,手法虽多亦不过,指捻泻气须留豆,摇令穴大拔如梭。

论针上补泻徐疾手法与病人
呼吸口法之效验二端

复初自经过以来,徐疾之法,胜于呼吸,若以针上补泻,必须顿起精神,插针时心定气足,自得针头之效力。而世之用呼吸者,徒取其便耳。虽有时生效,终防不及,还不若针头补泻为稳当。

亦有补泻用呼吸,假使穴在三阴之经(少阴、太阴、厥阴),用先吸后呼;穴在三阳之经(少阳、太阳、阳明),先呼后吸。此无讹也。

子午交经换气手法歌诀

子刻一阳生,午时一阴生。要知寒与热,左转为补右为泻,提针为热插针寒。女人反此要分明,法是匪人①不相传。

男女补泻寒热不同手法

急提慢插冷如冰,泻也。慢提急插热如火,补也。寒症针补宜留穴,出针宜缓,宜疾扪。热症针泻宜疾出,又宜徐扪。

男子上午提针为热,插针为寒,下午提针为寒,插针为热;女人反是。此秘言也。

寒热纯用补泻法

假使除寒症,针必用三进一退法,此即名"烧山火"也。除热症,针必用三退一进法,此即名"透天凉"也。此法世间少知,匪人不说,今乃救济之存心泄漏也。

男女腹背行针须知阴阳

男子背上左转为补,右转为泻。女子背上右转为补,左转为泻。腹上左转为补,右转为泻,男子也。腹上右转为补,左转为泻,

---

① 匪人:指不亲近的人。

女子也。是以有男子背阳腹阴，女子背阴腹阳之别。

回阳九针穴歌

哑门劳宫三阴交，涌泉太溪中脘接。环跳三里合谷并，回阳九针宜明晰。

中指寸量图

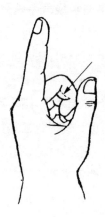

用软草量作寸，无论男女人身长短，以此为准。须向病人男左女右自己手指，依此图样量之无错也，认定两方纹尖为目的。

胸寸图

膻中穴

先嘱妇人将乳头自行托起，用草横量左右两乳头即是。

口 寸 图

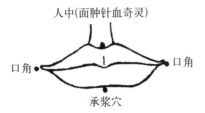

口闭,用草量左右两角长短若干,折为八段,剪下三段,成三角形,尖角放脐中,两尖角放脐下左右,即是穴。凡有疝气病,用此方灵。

应 用 针 图[①]

针宜多补,要分男女上下身之用。尚须备磁石一块,防针断穴中。必用此石吸之方出。

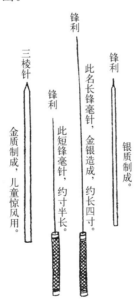

---

① 应用针图:原文无此标题,据目录补。

八脉所属穴图

任	列缺穴	经属肺
冲	公孙穴	经属脾
督	后溪	经属小肠
带	临泣穴	经属胆
阴维	内关穴	经属心包
阳维	外关穴	经属三焦
阴跷	照海穴	经属肾
阳跷	申脉穴	经属膀胱

证明八脉针病总要

列缺二穴属肺，与大肠相表里。的穴在手腕内侧，二手交叉，食指尖尽处。

疟疾、便肿、泄泻、痢疾、唾红、溺血、痰核、牙疼、喉肿、便难、心胸症、腹疼、噎咽、产后发强不语、腰痛、血疾、脐寒、死胎不下、乳痈。

公孙二穴脾经，与胃经同宫。的穴在足大指本节后一寸。

九种心疼、翻胃、气疾、膈胃、脐痛、腹疼、肠风、疟疾、泄泻、血迷心、胎衣不下。

后溪二穴小肠经，与心相表里。的穴在手小指本节后外侧拳尖。

手足拘挛、癫病、痫症、中风、头疼、腿膝、腰背、项强、伤寒、牙疼、腮肿、盗汗、眼肿泪下、手足麻木。

临泣二穴胆经，同肝经。的穴在足小指次指外侧中骨缝内。

齿痛、咽肿、耳聋、头晕、腿痛、手足中风不举、痛麻拘挛、头风痛肿、浮风搔痒、眼肿赤痛。

内关二穴心包经。的穴在掌后二寸。

中满胃胀、腹鸣、泄泻、脱肛、胁疼、心痛、伤寒疟疾。

外关 二穴三焦经。的穴在掌背二寸。

膝冷、肢节疼痛、四肢不遂、头风、眉棱骨痛、盗汗、眼肿睛红、伤寒、自汗不止。

照海 二穴肾经,与膀胱相表里。的穴在内踝下四分。

喉塞、小便淋症、膀胱气痛、肠鸣、呕吐、大便紧、难产昏迷、肠风下血。

申脉 二穴膀胱经。的穴在外踝下五分。(禁灸)

腿肿、腰背屈强、头痛白汗恶风、目赤疼、眉骨痛、乳头、耳聋、鼻衄、汗淋、癫痫烦脑、遍身肿。

十三穴治病歌诀总要

三里、内庭、曲池、合谷、委中、承山、太冲、昆仑、阳陵、通里、列缺

歌曰:三百六十穴,不出十二诀。治病似神灵,浑如汤泼雪。至人可传授,匪人莫浪说。

三里穴 针五分,灸三壮,足阳明胃经。

三里膝眼下,三寸两筋间。能通心腹病,善治胃中寒。肠鸣并泄泻,腿足骨胻酸。年过三旬后,针着眼便宽。

内庭穴 针三分,灸三壮,足阳明胃经。

内庭次指外,本属足阳明。能治四肢厥,呵欠及牙疼。虚疾不能食,针着便惺惺。

曲池穴 针五分,灸三壮,手阳明大肠经。

曲池拱手取,屈肘骨边求。善治肘中痛,偏风手不收。挽弓开不得,筋强莫梳头。喉闭促欲死,发热更无收,遍身风癣癞,针着即时瘳。

合谷穴针五分,灸三壮,手阳明大肠经。

合谷在虎口,两指歧骨间。头痛并面肿,疟疾热还寒。齿龈鼻血止,口禁不开言。

委中穴针五分(禁灸),足太阳膀胱经。

委中曲瞅里,横纹脉中央。腰痛不能举,风痹复无常。膝头难伸屈,针入即安康。

承山穴针三分,灸五壮。足太阳膀胱经。

承山名鱼腹,腨肠分肉间。善治腰疼痛,痔疾大便难。脚气并膝肿,展转战疼酸。霍乱及转筋,穴中刺便安。

太冲穴针三分,灸三壮。足厥阴肝经。

太冲足大指,节后二寸中。咽喉并心腹,两足不能行。七疝偏坠肿,眼目似云朦。亦能瘳腰痛,针下有神功。

昆仑穴针五分,灸三壮。足太阳膀胱经。

昆仑足外踝,跟骨上边寻。举步行不得,一动即呻吟。若欲求安乐,须于此穴针。

环跳穴针八分,灸五壮。足少阳胆经。

环跳在髀枢,外侧足屈取。折腰莫能顾,冷风并湿痹。腿胯连腨痛,转侧重唏嘘。若人针灸后,顷刻便消除。

阳陵穴针六分,灸三壮。足少阳胆经。

阳陵居膝下,外廉一寸中。膝肿并麻木,冷痹及偏风。举足不能起,坐卧是衰翁。针入六分止,神功妙不同。

通里穴针五分,灸五壮。心经。

通里腕侧后,去腕一寸中。欲言声不出,头脑及怔忡。实则四肢重,头腮面颊红。虚则不能食,暴暗面无容。毫针微微刺,方信有神功。

列缺穴针三分,灸三壮。肺经。

列缺腕侧上,次指手交叉。善疗偏头风,口噤不开牙。痰涎频壅上,偏身风痹麻。若能明补泻,应手即如拿。

口　诀

虚则补母,实则泻子。假使肝病,肝属木,宜补其肾。肝为心之母,泻心即泻子。五脏心肝脾肺肾,五行金木水火土,相生相克之理也。用补法当以阳虚之症为目的,补则下针得气,随而济之,徐而出之。补①则下针得气,迎而夺之,疾出针而徐扪之。此乃一定之口诀也。

捻针寒热口诀

假如冷症,初进针一分,呼气一口,退三退,进三进,令病人鼻中吸气,口中呼气,三次,把针摇动,自然以冷转热矣。此名进火补法诀。

假如热症,初进针一分,吸气一口,进三进,退三退,令病人鼻中出气,口中吸气,三次,把针摇动,自然以热转凉矣,此名进水泻法诀②。

内外阴阳之别

外具阴阳,筋骨属阴,皮肤属阳。内具阴阳,五脏为阴,六腑为阳。

经云:风寒伤形,忧恐忿怒伤气。气伤脏乃病脏,寒伤形乃应形,风伤筋乃应筋。此形气内外之相应,理当知之。

辨补泻分子午

在针法上论,左转从子,能外形诸阳。右转从午,能内形诸阴。

---

① 补:疑误,当作"泻"为是。
② 进水泻法诀:原为"进火补法诀",据文意改。

所谓医者手法,须知举一反三。左转从外则象天,右转从内则象地,中提从中则象人。一左一右一提,能使阴阳内外之气,出入上下相参,达到往来营卫相通之目的,方见捻针之效力。

尚有一理,男女针法有别。男子生寅,寅阳也,以阳为主。左转顺①阳谓之补,右转逆阳谓之泻。女子生申,申阴也,以阴为主。右转顺阴谓之补,左转逆阴谓之泻。此捻针顺逆阴阳之原理也。

口授诀法歌

上古流传真口诀,用法到今仍列籍。
今人心不与古论,盲目神昏书隐匿。
我祖亲授亦是言,口吸变寒呼变热。
先呼后吸补其真,先吸后呼泻自捷。
徐进疾出泻其寒,疾进徐退补其热。
虚者徐而进机迟,实则疾而退针说。
拇指前进左补虚,次指进前右泻实。
泻用方而补用圆,自然营卫两相洽。
弹努爪切循扪中,宗旨抱定莫轻泄。
此法原出是道家,全借灵光一点接。

奇灵经验要穴

身热无汗泻复溜。面肿针人中。痰多泻丰隆。小便不禁灸关元。大便秘结补支沟、补大敦穴。荼喝不止针照海。身热汗多补合谷。疟疾多灸内踝穴②。口眼两闭针迎香同合谷。口牙关闭颊

---

① 顺:原文无此字,据下文"右转顺阴"体例补。
② 内踝穴:结合下文"疟疾"的治疗用穴,此处内踝穴似指然谷、申脉。

车穴。目疼目痒补泻光明。风眩烂眼灸泻大小骨空穴。头痛发热盗汗针百劳、肺俞穴。膝眼无力风市穴。妇人乳吹针少泽穴。传尸痨症针泻涌泉穴。肩背痛针手三里穴。风寒头痛针太阳、风池穴。反胃吐食针中脘、气海，灸膻中穴。气虚针气海、丹田穴。咳嗽尺泽、肺俞、风门穴。水病针泻脐上水分穴。结闭针大肠俞穴。气从膻中灸穴。疯症百会、风府、风池等穴。痨症针膏肓、百劳穴。面上虫行针迎香穴。眼毛倒睫针丝竹空。头风牙疼合谷、颊车穴。痔漏多针承山穴。头晕目昏灸神庭，忌针。腹痛痧症先辨虚实，公孙穴补泻。

此腹疼，病有虚实，应先手按其腹，按之不痛即虚，若按之痛乃实，宜补公孙，或泻公孙，依虚实而行补泻法。

捻针总诀

持针先以口含令温，左手重切受针之穴，右手执针如握虎，捻针如无力之状，须要心神平定。

针进得气来时，知裹针不下，此即是气实也。医者用手抓针，自能下之，切勿着忙。

针进而无滞无胀，乃气虚也，针宜捻补其虚。

如针至深处而进不能、退亦不能，其针皮旁四围起皱纹，其针如生在内，此乃气实之极也。用右手食指向皱纹处四方轻磨三下，此就是用泻法，退针。

泻者有凤凰展翅之手法。用右手食指向先，出针一捻一放，如飞腾之象，渐渐扣穴。

补者有饿马摇铃之手法。右手大指向先，针头如饿马无力之状，缓缓前进，而急急扣穴。

针法秘传已吐全，要知案牍苦连天。世人得此书研究，万病回春独占先。

复初志

制针法用药

麝香三分,当归尾三钱,胆矾一钱,朱砂二钱,沉香二钱,没药二钱,石斛一钱,广郁金一钱五分,穿山甲二钱,川芎二钱,磁石一两,北细辛一钱五分,甘草节三钱。

制艾法

向大药铺购得十年前之陈艾,造成多数,得备三五载,陆续之用。

制法先将艾茎捋去,用双手擦软,入竹制成之米筥①,随翻随擦,艾屑虽能擦去,然终未成棉质,再将双手揉之,后用木棍拷之,散出细茎细末,艾色变现青白,软如丝绵,方可散入麝香诸药。

乳香五分,穿山甲一钱五分,没药五分,麝香二钱,硫黄三分。

灸法

先按穴,用墨点之,以制艾卷之,如香头大,装上所点之穴,切忌香火点艾,最好天晴有日,用大火镜借照其艾。(法以艾放桌上,日光照镜,将已着之艾,移置穴上。)若天雨阴时,应预备小车麻油灯火,将二指搓成之艾,向油火点之,转摆病穴,最便者用本烛焚着,将艾移点放穴。

扁鹊先师所谓点火大忌竹木之质,世人不知此言,专以香火点艾,正所谓盲人骑瞎马,非但无益而反害,是诚何心哉?学者戒之。

---

① 筥(sì):方形竹器。

儿科指关①

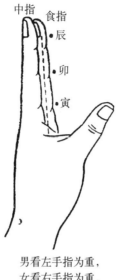

男看左手指为重，
女看右手指为重。

青黑悬针纹

【小儿风、气、命三关之脉，以诊察小儿之病情，红主传寒，紫主传热，青主惊风，黑主恶候，白主疳病。今此只言青黑者，盖青主危、黑主恶，以察生死也。故凡青黑入风关主病轻，入气关主病危，入命关则主病死矣。至如悬针纹、鱼刺纹、乙字纹，亦不必详论也。】

入第一关寅宫名风关，火惊。

入第二关卯宫名气关，肺积热。

入第三关辰宫名命关，不治。

病入第二关，将第三椎下，针出红血，泻热后，用保命丹加灯

---

① 儿科指关：正文中无此标题，据目录补。

芯、竹叶煎服。

青黑鱼刺纹

入第一关寅宫黑色难治,赤紫色可治。

入第二关卯宫赤色痱痦身热,黑色难治,用八宝丹加柴胡黄芩。

入第三关辰宫赤色青色风邪附脾,黑色难治,紫金锭加白术茯苓。

青黑乙字纹

入第一关寅宫青赤色可治,黑色难治,肝惊。

入第二关卯宫青赤可治,黑色难治,急惊风。

入第三关辰宫青赤色可治,黑色难治,慢惊风。

小儿虎口起脉,即第一关寅宫,多是红赤色,传至卯宫第二关,色赤紫带青病重。若见青黑色病势益险,纯黑必死,到辰宫更难救矣。

语云:初关易治过中关,直上三关妙手难。若紫黑纹上第二关者,即将督脉第三椎下针血,后用保命丹,加灯芯、竹叶煎饮。

针灸秘授全书卷二

中风症

【中风症者,有内外之因,有阴阳之别。内者刺在经诸穴,外者刺在督诸穴。阴者宜火针,阳者宜温针,只此所取之穴选而用之可也。】

跌打卒暴昏沉,痰涎壅滞,不省人事,牙关紧闭(绞肠痧同治),此症均用刺法。

(刺)少商　(禁灸)手大指甲内侧,去甲角二分。手太阴肺经。
(刺)商阳　食指内侧,甲角陷中,去甲二分。手阳明大肠经。
(刺)中冲　中指去甲二分。手厥阴心包经。
(刺)关冲　无名指外侧,甲角二分。手少阳三焦经。
(刺)少冲　小指内侧,甲角二分。手少阴心经。
(刺)少泽　小指外侧,甲角二分。手太阳小肠经。

若卒死暴死,灸足两大指甲上二分。

中风风邪入藏,以致气塞涎壅。不语昏危:百会、风池、曲池、间使、大椎、肩井、足三里。

涎多:颊车、列缺、合谷。

阴症中风 六脉俱无

复溜　除内踝量上一寸后五分。足少阴肾经。

合谷　虎口。手阳明大肠经。
中极　脐下四寸。足膀胱之募。
与阳症中风同治,但须先补后泻之别。

阳症中风 不语,手足瘫痪
合谷　大指次指歧骨间。手阳明大肠经。
肩髃　肩尖动摇陷骨下。手阳明大肠经
手三里　曲池下二寸。手阳明大肠经。
(先补后泻)百会　耳尖直上天中。手足三阳、督脉之会。
肩井　肩上骨陷中。足少阳胆经。
阳陵泉　膝下外侧辅骨下陷中。足少阳胆经。
风市　其法用人直立,两手直下贴腿,中指手尖尽处。足少阳胆经。
环跳　足砚子骨下宛中。足少阳胆经。
足三里　膝眼下三寸。足阳明胃经。
委中　(禁灸)腘中央两筋间。足太阳膀胱经。

若中风不语:少商、人中、膻中、前顶、合谷。
用法:先刺无病之手足,然后灸有病之手足。

中　暑　中　风

【中暑中风为阳邪,故取穴治病在此一篇也。】
此症感暑气入脾胃,串经络,八九月犯之者难治
人中　上唇中间。手足阳明督脉之会。
合谷　大指次指歧骨间。手阳明大肠经。
内庭　足大指次指陷中。足阳明胃经。
百会　耳尖量上天顶。手足三阳、督脉之会。
中极　脐下四寸。膀胱之募。

气海　脐下一寸五分,男女生气之海。膀胱之募。

复刺
中冲　中指去甲二分。手厥阴心包经。
曲池　屈手拱胸纹尖。手阳明大肠经。
行间　大指本节前,上下有筋,前后有小骨,其穴居中。足厥阴肝经。
少泽　小指外侧甲角二分。手太阳小肠经。

中风,头皮肿,目眩,寒热,目疼,不能远视
大椎　一椎上,陷中。督脉所出。
上星　眉中上四寸。督脉之募,阳明之会。

中风,头项急不能回顾
大椎　一椎上,陷中。督脉所出。
风府　后脑下或大椎下开三寸,或一寸半。督脉之会。

中风,腕酸不能屈,指疼不能握物
外关　手腕上二寸。手少阳三焦经。
五虎[①]　食指无名指第二节骨尖,二手四穴。脏腑之募。
八邪[②]　五指歧骨四穴,合谷一穴。脏腑之募。

头风牙痛
合谷　大指次指间。

---
① 五虎:经外奇穴,定位有争议,一说为第二指、第四指指背的掌指关节骨尖。
② 八邪:在手背,第1—5指间,指蹼缘后方赤白肉际处,一手四穴,左右共八穴。

手臂红肿

上都　食指中指间。

中都　中指无名指间。

下都　无名指小指间。

以上三穴①,各灸五壮。

中风噤口不开

【中风噤口不开,所用之穴已具。】

均用泻法。风痰灌注,邪气错乱,阴阳不升降,故成此病。

颊车　耳下一寸。足阳明胃经。

人中　上唇陷中。任督交脉。

廉泉　结喉中央,仰面取之。任脉、阳维之会。

(先补后泻)百会　耳尖直上天顶。手足三阳、督脉之会。

承浆　下唇开口陷中。任脉所交。

合谷　大指次指歧骨间,能治头风牙痛。手阳明大肠经。

支沟　手腕后量上三寸。手少阳三焦经。

偏 正 头 风

【偏正头风,外感者宜也,若内伤者,取近内腑者可也,即食关、肓俞也。】

此乃痰饮停滞胸膈,贼风窜入脑户也。

风池　后脑下五分,即发际左右骨下陷中。足少阳胆经。

合谷　大指次指歧骨间。手阳明大肠经。

丝竹空　眉后陷中。手足少阳之会。

---

① 上都、中都、下都:经外奇穴。八邪穴从桡侧向尺侧方向依次称大都、上都、中都、下都。

(泻)手三里　(禁灸)曲池斜外二寸。手阳明①大肠经。

若头痛加泻：
申脉　外踝下五分陷中。足太阳膀胱经。
列缺　十指交，二指尖尽处。手太阴肺经。

头风目眩

【头风目眩，所取穴宜也，若内伤者，取脐上下诸穴可耳。】
上星　眉中直上四寸。督脉之募，足阳明胃经②。
解溪　足腕上系鞋处。足阳明胃经。
丰隆　外踝上八寸。足阳明胃经。
丝竹空　眉后陷中。手足少阳之会。
风池　后脑下开左右发际边陷中。足少阳胆经。
肩髃　肩骨尖一分。阳明、阳跷之会。
五处　上星旁一寸五分。足阳明、督脉之募。

头风眼痛上星专，头风牙痛合谷专。

头风眼花兼呕吐

【外感宜也，若内伤者同上。】
(泻)手三里　曲池斜外二寸。手阳明大肠经。
神庭　眉心直上三寸五分。足太阳、督脉之会。
(补)肝俞　九椎下开一寸五分。足太阳膀胱经。

若头痛流涕并眼痛，灸：上星　眉心上四寸。督脉。

---

① 阳明：底本无"阳明"二字，据体例补。
② 足阳明胃经：此五字疑衍，当删。

若头痛如破,身热骨蒸,灸:命门　十四椎下。督脉。

肝家血少目昏花,宜补肝俞力便加。更把三里频泻动,还光盈血自无差。

头 目 昏 沉

【外感宜也,若内伤者,同上可耳。】

合谷　大指次指歧骨陷中。手阳明大肠经。

百劳①　一椎上。督脉之募。

心俞　五椎下开一寸五分。足太阳膀胱经。

劳宫　手中无名指屈尖尽处。手厥阴心包经。

涌泉　足心。足少阴肾经。

肝俞　九椎下开一寸五分。足太阳膀胱经。

头风呕吐眼昏花,穴取神庭始不差。

头风　头痛　脑痛

【外感者宜也,若内伤诸病同前。】

百会　耳尖量上天顶。手足三阳、督脉之会。

合谷　食指大指歧骨间。手阳明大肠经。

上星　眉心量上四寸。督脉。

若大痛不可当,名正头风,旦发夕死

加灸:神庭,印堂量上三寸五分。

刺:太阳,颞颥部。

俱有神效。

---

① 百劳:大椎穴别称。

若头痛如破，身热如火

命门　十四椎下，重七壮。

醉头风

【醉头风病所取之穴，内伤外感俱全。】

此症有痰饮停胃，口吐清痰，或流涎眩晕，三日五日，不进饮食，不省人事者，故名。

（刺）印堂　眉中。督脉之募。

中脘　脐上四寸。手太阳、手少阳、阳明之会。

膻中　乳中。足太阴、足少阴、手太阳、手少阳之会。

手三里　曲池斜外二寸。手阳明大肠经。

风门　大椎下第二节下。足太阳膀胱经。

（刺）攒竹　两间头陷中。足太阳膀胱经。

此症危险，若不速灸，即服药百帖，未必见效。

伤寒　发热头痛

【若真伤寒，发热头痛，所取之穴亦当。但恐有内伤耳，若果加有内伤之症，非针脐旁各穴不可。】

侠溪　足小指次指歧骨间。足少阳胆经。

神道　五椎下七壮。督脉。

后溪　手小指本节，握拳侧纹骨陷中。手太阳小肠经。

通里　掌上一寸。手少阴心经。

命门　十四椎之下。督脉。

（灸）合谷　大指次指歧骨间陷中。手阳明大肠经。

（刺）至阴　足小指外侧甲角。足太阳膀胱经。

身热骨痛 此法极灵

【身热骨痛,唯恐是内伤之重者,若但外感,此穴当矣。】

中冲　中指去甲二分陷中。手厥阴心包经。

大陵　掌后横纹中。手厥阴心包经。

后溪　小指本节,仰手握拳,侧纹骨尖陷中,手太阳小肠经。

大杼①　一椎下开一寸五分,督脉。

大椎　一椎上陷中,督脉。

(补)心胀,胀大如盆:中脘、膻中、水分、三阴交。

(补)四肢面目浮肿:人中、合谷、三里、曲池、三阴交。

痨热骨痛

命门　十四椎下。督脉。

膏肓　四椎下五椎上开三寸,七壮。足太阳膀胱经。

三里　膝眼下三寸,五壮。足阳明胃经。

大陵　掌后横纹中。手厥阴心包经。

(刺)中冲　手中指去甲二分。手厥阴心包经。

灸用通神保胃法。若得外感,六脉必速,切忌凉药投之。

热极妄语

【热极妄语非针所能治,如不得已,自上中下脘、三阴交、气海、关元,缓缓以温针泻之,或犹可也。】

(灸)身柱　三椎之下,五壮。督脉。

头痛加风池　脑后分左右发际五分。足少阳胆经。

(又)神庭　(禁灸)眉中直上三寸五分。督脉。

---

① 大杼:第一胸椎棘突下,旁开1.5寸,足太阳膀胱经经穴。

(刺)头维　神庭旁四寸五分。足阳明胃经。

劳 伤 症

【劳伤症用此等穴全然无益，不如在任脉各穴求之耳。】

陶道　大椎下即第一椎下。督脉。

命门　十四椎下。督脉。

身柱　三椎下。督脉。

肺俞　三椎下开一寸五分。足太阳膀胱经。

膏肓　四椎下五椎上开三寸。足太阳膀胱经。

大椎　一椎上陷中。手足三阳、督脉之会。

半身不遂先补后泻法

【半身不遂，古人多以为气血大衰，而不思气血何以衰。盖人之气血源出于胃，胃为后天资生之本，今胃中有积，失其资生之用，故气血衰耳。欲治之者，当取胃中诸穴，直接以破其积，庶其可耳。如食关、肓俞、上中下脘、气海、关元等穴是也。如此所取之穴迂阔大甚，不足为法耳。】

绝骨（即悬钟）　足外踝上三寸。足少阳胆经。

昆仑　足外踝后五分。足太阳膀胱经。

合谷　大指次指交骨间。手阳明大肠经。

曲池　屈手拱胸骨边肘纹尖。手阳明大肠经。

百会　耳尖直上天中。手足三阳、督脉之会。

肩髃　肩尖下摇动骨边下是。阳明、阳跷之会。

环跳　侧卧，下足伸，上足屈，大骨后陷中。足少阳胆经。

足三里　膝眼下三寸两筋间。足阳明胃经。

手三里　曲池下二寸筋间。手阳明大肠经。

肩井（禁灸）　肩骨尖。足少阳胆经。

委中　膝后弯足横纹中筋间。足太阳膀胱经。

列缺　二手交食指尖尽处。肺大肠经。

阳陵泉　膝下一寸，胻外廉陷中，蹲坐取。足少阳胆经。

口眼㖞斜

【口眼㖞斜，有内伤外感之分。外感为风寒所致，内伤为肠胃枯燥，此之所取之穴皆外感之穴。若内伤之症，宜建里、上中下脘、任脉诸穴及在腹诸穴。】

用法：㖞左灸右，㖞右灸左。

颊车　艾如绿豆，耳下一寸或八分，向外。足阳明胃经。

人中　上唇中。督脉。

合谷　食指大指歧骨间。手阳明大肠经。

翳风　耳后尖角陷中。手足少阴、太阴之会。

地仓　口吻边动脉交四分（艾如绿豆）。足阳明胃经。

承浆　下唇下，开口取穴。阳明、任脉、督脉之会。

听会　客主人下一寸。足少阳胆经。

客主人①　耳前开口取骨上空处。足少阳胆经。

太冲　足大指内侧后二寸，足厥阴肝经。

灸后房事不节，饮食②不忌，防再发生。

病因醉后当风，贼风窜入经络，气痰③流注，或怒气伤肝，房事不节之故。

---

① 客主人：即上关穴。
② 饮食：原文为"饮交"，据1930年版改。
③ 痰：原文为"疮"，据1930年版改。

张口摇头角弓反张

【张口摇头,角弓反张亦有内外之因。此等之穴,皆宜于外不宜于内。若内伤致病,宜仿前二症取穴。】

合谷　大指次指交骨间,张口症重灸。手阳明大肠经。

百劳　一椎上陷中。督脉。

百会　耳尖直上天中。手足三阳、督脉之会。

命门　十四椎下,角弓重灸。督脉。

行间　足大指本节内侧小骨间。足厥阴肝经。

曲池　屈手肘尖骨纹陷中。手阳明大肠经。

以上诸穴均用灸。看病轻重细酌用艾多寡。

十宣　十指头去甲一分,二手共十穴。脏腑之募。

痉病灸

离发际一寸,大椎下一节间陷中,尾闾骨上由下第一椎节上,各用艾灸三壮。

身反折

(重)金门　外踝下,申脉前,丘墟后,穴居二穴中。足太阳阳维之会。

(重)肝俞　九椎下开一寸五分。督脉之募。

五痫症 心、风、马、食、猪

【五痫症者,所由来之因甚杂。大抵因食者,取鸠尾、上脘、中脘、章门、巨阙、足三里等穴可也。若因风者,取百会、神庭、少商等穴可也。若因心火者,取上星、心星俞①、涌泉、心俞是

---

① 心星俞：疑为衍文,当删。

也。若因神经有病,宜鬼眼、申脉、列缺、天井、神庭、少商、照海、心俞等穴。然此等之病多属于精神病,吾恐非精神病家专治不可。】

百会　耳尖直上天中。手足三阳督脉之会。

鸠尾①　胸前人字骨下一寸,脐上六寸(禁针)。任脉。

上脘　脐上五寸。阳明任脉之会。

神门　手小指直上内侧横纹尖。手少阴心经。

鬼眼②　二手、足大指用绳缚之,甲角二分。手太阴肺经。

申脉　外踝下五分(禁灸)。足太阳膀胱经。

照海　内踝下四分。足少阴肾经。

鬼眼,此穴痛发时灸之最灵。

昼重:申脉、阳跷;夜发:照海、阴跷。

心痫

心俞　五椎之下开一寸五分。足太阳膀胱经。

章门　脐上二寸开六寸。足厥阴肝经。

照海　内踝下四分。足少阴肾经。

列缺　二手交食指尖尽处。手太阴肺经。

风痫

照海　内踝之下四分。足少阴肾经。

鸠尾　脐上六寸(禁针)。任脉。

心俞　五椎之下开一寸五分。足太阳膀胱经。

百会　耳尖直上天中。督脉。

---

① 鸠尾:位于上腹部,前正中线上,剑突下,脐上7寸。任脉经穴。
② 鬼眼:经外奇穴,两手足大指(趾)相并,于爪甲根角处取穴。

马痫

神庭　眉心上三寸五分。督脉。

涌泉　足心。足少阴肾经。

鸠尾　脐上六寸(禁针)。任脉。

素髎　即鼻尖头。督脉。

上星　眉心上四寸。督脉。

天井　肘尖骨上后背陷中。手少阳三焦经。

食痫

中脘　脐上四寸。任脉。

鸠尾　脐上六寸(禁针)。任脉。

少商　大指内侧去甲一分。手太阴肺经。

猪痫

心俞　五椎下开一寸五分。足太阳膀胱经。

巨阙[①]　脐上七寸。任脉。

鸠尾　脐上六寸(禁针)。任脉。

中脘　脐上四寸。任脉。

少商(禁灸)　手大指甲内侧去甲角二分。手太阴肺经。

足三里　膝下三寸。足阳明胃经。

肩髃　肩尖骨下陷中。手阳明、跷脉之会。

曲池　屈手肘尖骨纹陷中。手阳明大肠经。

肩髃理经络,曲池疏痰[②]气。鸠尾与中脘,二穴快脾胃。

[①] 巨阙：任脉穴,位于上腹部,前正中线上,当脐上6寸。
[②] 痰：原文为"疢",据1930年版改。

猪腮风

【猪腮风症,大抵两腮或一腮肿痛也,所取之穴宜也。然吾之治此病者,恒于猪腮风之病上加之针灸,较之取穴更易也,余更有以火针直取痛肿者,更愈于前法,学者尤不可不知。】

合谷　虎口。手阳明大肠经。

(重)列缺　二手十指交,食指尖尽处。手太阴肺经。

颊车　耳下一寸。足阳明胃经。

(刺)承浆　下唇下,开口取穴。阳明、任脉、督脉之会。

(刺)金津[①]　舌上左紫筋。手少阴心经。

(刺)玉液[②]　舌下右紫筋。手少阴心经。

地仓　口吻旁四分。阳明、阳跷之会。

手三里　曲池斜外二寸。手阳明大肠经。

(泻)瞳子髎　即太阳穴。足少阳胆经。

(泻)百会　耳尖直上天中。督脉。

(泻)太冲　足大指后侧二寸。内间动脉应手陷中。足厥阴肝经。

列缺　二手交,食指尖尽处。手太阴肺经。

癫狂 取大小肠经以完其病

【癫者,阴也;狂者,阳也。阳主泻,阴主温补。】

(重)曲池　屈肘肘尖纹骨边。手阳明大肠经。

小海　肘尖上骨间,外五分陷中。手阳明大肠经[③]。

少海　肘尖下骨间,内五分陷中。手少阴心经。

阳溪　手腕近胸,食指直出筋间。手太阳小肠经[④]。

---

① 金津:经外奇穴。在口腔内,当舌系带两侧静脉上,左为金津。
② 玉液:经外奇穴。在口腔内,当舌系带两侧静脉上,右为玉液。
③ 手阳明大肠经:当误。小海穴为手太阳小肠经经穴。下同。
④ 手太阳小肠经:当误。阳溪穴为手阳明大肠经经穴。下同。

阳谷　手腕骨尖下陷中。手太阳小肠经。

(重)间使　掌后横纹上三寸。手厥阴心包经。

大陵　掌后横纹中。手厥阴心包经。

合谷　十指交叉，食指尖尽处。手阳明大肠经。

心 邪 癫 狂

【心邪癫狂同前，治法亦通。】

(刺)攒竹　眉头。足太阳膀胱经。

尺泽　肘弯横纹中。手太阴肺经。

(刺)人中　鼻尖下即上唇中。任脉。

(刺)承浆　下唇下开口取穴。任脉。

(重)鬼哭　手两大指离甲二分，并用绳缚之，放艾灸之。注妖穴。

肺俞　三椎下左右开一寸五分，足太阳膀胱经。

(刺)身柱　三椎下窔①中。督脉。

阳溪　覆手近胸旁，大指上直至腕，脱骨侧边，仰手寸口与太渊相近。手太阳小肠经。

合谷　虎口。手阳明大肠经。

神庭　眉心上三寸五分。督脉。

后溪　手小指本节屈指陷中。手太阳小肠经。

(重)间使　掌后横纹上三寸。手厥阴心包经。

失 志 痴 呆

【失志痴呆，乃精神病，针其能治之乎，灸鬼眼一穴或者可耳。】

(泻重)神门　仰手掌横纹后近胸骨端陷中(禁针)，小指下，将

---

① 窔(yào)：隐暗处。

掌转动脱骨交中,用艾灸可也。手少阴心经。

  鬼眼 二大指用绳缚之,离甲一分,足大指亦然。注妖穴。

  百会 耳尖直上天中。手足三阳、督脉之会。

  鸠尾 脐上六寸(禁针)。任脉。

  (刺)少商 大指甲内侧二分。手太阴肺经。

  神庭 眉心上三寸五分(禁针)。督脉。

  心俞① 五椎下开一寸五分。督脉。

  涌泉 足心。足少阳肾经。

霍乱吐泻

【霍乱吐泻,有表有里,有寒有热。表者,关冲、尺泽、手三里;里者,天枢、中脘、间使。寒宜火针中脘,热宜温针人中、兑端、十宣、十二井可也。】

  (刺)关冲 无名指外侧甲角。手少阳三焦经。

  尺泽 肘弯横纹中,泻重灸。手太阴肺经。

  (重)支沟 腕后三寸。手少阳三焦经。

  间使 掌后横纹上三寸。手厥阴心包经。

  手三里 曲池斜外二寸。手阳明大肠经。

  太白 足内踝前第二核骨下。足太阴脾经。

  (重)太溪 足内踝后五分。足少阳肾经。

轻病灸:

  天枢 脐左右二寸。足阳明胃经。

  中脘 脐上四寸。任脉。

---

① 心俞:足太阳膀胱经腧穴,位于第5胸椎棘突下,旁开1.5寸。

承筋[①]　后脚跟上七寸。足太阳膀胱经。

百痧症

【百痧症取穴亦是，余何能加一言于其间乎？】

水分　脐上一寸。任脉。

大陵　掌后横纹中。手厥阴心包经。

(刺)委中　腘中尖约纹动脉陷中(禁灸)。足太阳膀胱经。

百劳　一椎上陷中。督脉。

人中　上唇之中。督脉。

印堂　眉中。督脉之募。

神阙　当脐中，用姜蒜布艾。任脉所会。

气海　脐下一寸五分。任脉之募。

若四肢肿胀，腹痛，大小便难，或风痰头痛：

丰隆　外踝上六寸。此穴治痰病亦最效。足阳明胃经。

黑痧腹痛头痛，发热恶寒，腰背强痛

百劳　一椎上陷中。督脉。

(刺)委中　腘中尖约纹动脉陷中。足太阳膀胱经。

十宣　手指头去甲一分，二手共十穴。脏腑之募。

白痧腹痛吐泻，四肢厥冷，十甲黑

百劳　一椎上陷中。督脉。

大敦　足大指端毛间。足厥阴肝经。

(刺)大陵　掌后横纹中。手厥阴心包经。

---

① 承筋：腘横纹下5寸，腓肠肌两肌腹之间。

(刺)十宣　十指头去甲一分。二手共十穴。脏腑之募。
永泉①　手背腕中间。手少阴心经。
永泉治腹痛、心痛二病最佳。

绞肠痧

【绞肠痧所取穴极是,如必以余取穴治之,即加以十二井也,及人中穴也,及足三里穴也。】

天枢　脐左右开二寸。足阳明胃经。
(刺)委中　腘中尖约纹动脉陷中。足太阳膀胱经。
膻中　乳中。任脉。
(刺)印堂　两眉间。
气海　脐下一寸五分。任脉之募。
大敦　足大指端毛间。足厥阴肝经。
十宣　十指头去甲一分,二手共十穴。脏腑之募。

若不效,灸脐中,用艾或蒜布之。
魂门　九椎下开三寸,治胸背连心痛最佳。足太阳膀胱经。

手腕骨中一穴,治心腹痛最佳。

疟　疾

【疟疾一症,有内伤七情、外感六气之别,此所取之穴皆关于外感者,而于内伤未之有也,余曾治一食疟而针中脘一穴,其寒热立时即至而错乱而病愈也。】

---

① 永泉:经外奇穴,又名池泉等,与手少阳三焦经阳池穴位置相同。

合谷　大指次指歧骨间陷中。手阳明大肠经。
液门　小指次指歧骨。握拳取穴陷处。手少阳三焦经。
商阳　食指内侧，去甲二分。手阳明大肠经。
(重)后溪　小指外侧，握拳取纹尖陷骨中。手太阳小肠经。
(重)内关　掌后二寸。手厥阴心包经。
然谷　内踝前核骨下。足少阴肾经。

口渴者加：人中、申脉、命门。

寒热 即疟疾，分心热、肝热、脾热、肾热

【寒热之病多是胃口停滞所致，宜针其膈下停滞之积，而寒热如失矣。】

先寒后热

绝骨　外踝上三寸。足少阳胆经。
膏肓　四椎下五椎上开三寸。足太阳膀胱经。
(重)内关　掌后二寸。手厥阴心包经。
百会　耳尖直上天顶。督脉。
合谷　大指次指交骨间。手阳明大肠经。
(重)后溪　握小指第三节骨侧边陷中。手太阳小肠经。
公孙　足大指本节后一寸。足太阴脾经。
侠溪　足小指次指歧骨间。足少阳胆经。

先热后寒

(先补后泻)曲池　肘尖纹骨陷中。手阳明大肠经。
(先补后泻)绝骨　外踝上三寸。足少阳胆经。
百劳　一椎上陷中。督脉。
膏肓　四椎下五椎上开三寸。足太阳膀胱经。

热多寒少气盛故也

内关　掌后二寸。握拳取穴。手厥阴心包经。

后溪　手小指握拳纹骨陷中。手太阳小肠经。

间使　掌后三寸。手厥阴心包经。

百劳　一椎上陷中。督脉。

曲池　肘尖纹骨边陷中。手阳明大肠经。

然谷　内踝骨前，小骨下。足少阴肾经。

若口渴不已：

（刺）人中　上唇上之中。督脉。

关冲　无名指外侧，甲角一分。手少阳三焦经。

丘墟　外踝下稍前骨近背陷中，此穴久疟加之。足少阳胆经。

外踝尖　除寒热最佳。奇穴。

寒多热少痰盛故也

后溪　手小指握拳纹骨陷中。手太阳小肠经。

百劳　一椎上陷中。督脉。

曲池　肘间尖纹骨边。手阳明大肠经。

大椎骨[①]　一椎下陷中。督脉。

（重）膻中　乳中。任脉。

公孙　足大指本节后一寸内侧。足太阴脾经。

侠溪　足小指次指歧骨间。足少阳胆经。

汗 出 如 雨

【汗出如雨，乃胃中之湿积使然耳，宜火针刺中脘、建里

---

① 大椎骨：从定位看，即为大椎穴。

而愈。】

(补)合谷　大指次指交骨间。手阳明大肠经。

(补)复溜　内踝除踝量上一寸后五分。足少阴肾经。

盗汗灸后溪,无汗泻复溜,汗多补合谷。

传　尸　痨

肺俞　三椎下开一寸五分。足太阳膀胱经。

(刺)涌泉　足心出血。足少阴肾经。

腰俞　二十一椎之下,灸此穴须挺身伏地。督脉。

膏肓　四椎下五椎上开三寸。足太阳膀胱经。

大椎　一椎上陷中。督脉。

丰隆　外踝上八寸。足阳明胃经。

心俞　五椎下开一寸五分。足太阳膀胱经。

加尾尻骨上窌①中,三壮。

诸虚百损,四肢无力:百劳、心俞、手足三里、关元。

骨蒸痨热 血虚火旺之症

【骨蒸痨热,若果机灵未坏,清热大剂可愈,欲兼去其积,济以中脘、气海诸穴,除其积而病安全矣。】

(重)膈俞　七椎下开一寸五分。足太阳膀胱经。

(次之)膏肓　四椎下五椎上开三寸。足太阳膀胱经。

此穴灸后,宜灸足三里,引火于下,以固其本。

(又次)胆俞　十椎下开一寸五分。足太阳膀胱经。

(刺)中冲　手中指甲去甲一分陷中。手厥阴心包经。

---

① 窌:原文为"开",当误,据1930年版改。

命门　脊骨十四椎下与脐对穿的穴。督脉。
大椎　一椎上陷中。手足三阳、督脉之会。

妇人肝血痨症：
肝俞　九椎下开一寸五分。足太阳膀胱经。

腰　痛

【腰痛有脏腑之因，有经络之因。若经络之因，此所以取穴然也。若脏腑之因，可就在腹部近脏腑之穴以治之可也。】
至阳　七椎下，俯而取穴。督脉。
环跳　侧卧，下足伸上足屈，大骨后陷中。足少阳胆经。
（刺）委中　（禁灸）腘中尖约纹动脉陷中，伏地取之。足太阳膀胱经。
肾俞　十四椎下一寸五分。足太阳膀胱经。
腰俞　二十一椎下。督脉。

脊痛独灸：
中空①　大椎起六节又开三寸。督脉。

伤　风

【伤风为外邪，所采之穴可耳。】
风池　脑后发际上左右陷交。手足少阳、阳维之会。
风门　二椎下开一寸五分。足太阳膀胱经。
风府　一椎上顶后入发际一寸。太阳、督脉、阳维之会。

---

① 中空：经外奇穴。位于第五腰椎棘突旁开3.5寸。下同。

呵欠开口不合

【呵欠开口不合一病,恐非真有病者,乃排除病者外征耳,不必取穴治疗也,不然予欲无言。】

支沟　仰手腕后三寸。手少阳三焦经。

神道　五椎下,五壮。督脉。

三阴交　内踝上三寸。足太阴脾经。

地仓　口吻旁四分。阳明、阳跷之会。

鼻塞鼻疮:

(刺)禾髎　人中两旁五分。手阳明大肠经。

噤口不开 此症风痰灌注,气血错乱,阴阳不升降

【噤口不开,所取之穴极是。然亦有内火大盛,六脉洪数,以生蜜数斤治愈者,是又不可不知也。】

百会、(灸重)颊车、人中、承浆、(灸重)合谷。

噤口咽疯症

兑端　上唇中尖端。督脉

(刺)人中　上唇上之中。督脉。

照海　内踝下四分。足少阴肾经。

(刺)列缺　二手交食指尖尽处。手太阴肺经。

支沟　手腕上三寸。手少阳三焦经。

合谷　大指次指歧骨间陷中,虎口,重灸。手阳明大肠经。

流涎加:

颊车　耳下一寸,稍开口。足阳明胃经。

地仓　口吻旁稍下有筋四分。阳明、阳跷之会。

客主人　耳前骨上开口空处。足少阳胆经。
列缺　手二指交叉，食指尖尽处。手太阴肺经。

若牙闭不开：
百会、（灸重）颊车、人中、承浆、（灸重）合谷、列缺、廉泉（喉结上陷中，仰面取穴）、支沟。
以上皆用泻法。

舌吐不收名阳强
涌泉　足心。足少阴肾经。
兑端　上唇中尖端。督脉。
少冲　手小指内侧去爪甲如韭叶。手少阴心经。
神门　掌后小指直上内侧横纹尖。手少阴心经。

舌出不收用朱砂末敷舌上即收。或暗掷盘碗声，振惊即收，此法切勿与病见
又法　人中白、冰片，用鹅毛刷舌上，再用川连二分并服自收。
又法　冰片、硼砂，用乳调雄黄涂舌即收。

舌缩难收名阴强
心俞　五椎下开一寸五分。足太阳膀胱经。
膻中　乳中。任脉交会之处。
（刺）海泉　舌下中脉筋头。任督交会之处。
（刺）廉泉　结喉上中央仰面取穴。阴维、任脉之会。
聚泉治咳嗽症最佳。海泉治消渴症极验。

舌肿此症湿痰阻滞，宿热相搏，不能言语
金津　舌下左紫筋。任、督脉所交。

玉液　舌下右紫筋。任、督脉所交。
廉泉　结喉上陷中，仰面取穴。任、督脉所交。
天突　喉结下二寸。阴维、任脉之会。
少商　手大指头内侧陷中。手太阴肺经。

若木舌刺
金津、玉液　出血。
又用姜蚕研末吹入，吐痰，甚效。

舌强难言
关冲无名指甲二分、承浆、中冲中指甲后二分、聚泉舌上中间。

重舌
金津　舌下左紫筋。任、督脉所会。
玉液　舌下右紫筋。任、督脉所会。
海泉　舌下中央脉尖。任、督交会之处。
十宣　手十指头尖去甲二分。脏腑之募。
四穴俱用刺法，出血自愈。

方
广黄一厘　雄精三钱　梅片二厘
研末吹。先用盐汤涤清，后用药吹入，均用泻法，出血便愈。

口 舌 生 疮
【口舌生疮所取之穴固佳，然余曾用蓁椒一两而治愈者不乏矣。此阴口疮之法也，若阳热之症自非泻火不可。】
金津　舌下左紫筋。任、督脉所交。

玉液　舌下右紫筋。任、督脉所交。

廉泉　结喉上中央仰面取穴。任、督脉所交。

口臭症口臭之症最可增①，劳心只为苦多情。大陵穴内人中得，心得清凉气自平

【口臭症为胃热也，乃内脏火热所致，但取在表之穴，无益于事，即取在里亦恐无益。】

（灸）大陵　手掌后横纹中。手厥阴心包经。

（刺）人中　上唇上之中。督脉。

（刺）龈交　门牙中间。督脉。

（刺）承浆　下唇下。足阳明、任脉之会。

手臂麻木

【手臂麻木外因取穴固佳，若内伤欠工，若刺之以建里等穴为宜。】

肩髃　肩尖骨下。手阳明大肠经。

曲池　肘弯骨边纹尖。手阳明大肠经。

合谷　大指次指交骨间。手阳明大肠经。

手三里　曲池斜外二寸。手阳明大肠经。

支正　腕上五寸。手太阳小肠经。

手臂麻木红肿

【手臂麻木红肿，所用之穴宜也，但不如针灸红肿之上也。】

（灸）八风②　足五指歧骨间，两手共八穴。奇穴。

---

① 增：通"憎"，厌恶。《论衡》："不惧季氏增邑不隐讳之害，独畏答懿子极言之罪人，何哉？"

② 八风：据后文定位，当为"八邪"。

肩尖　手阳明大肠经。

酸痛灸以后诸穴：
曲池　肘弯纹骨边。手阳明大肠经。
(手)三里　曲池下二寸。手阳明大肠经。
少海　肘外肘端。去端尖上五分陷中。手少阴心经。
肩尖　肩骨下。
尺泽　手肘旁纹尖。手太阴肺经。

手拘不伸

【手拘不伸，病有二因，此外因之法也。若内因法，宜仿手臂麻木病。】
外关　腕上二寸。手少阳三焦经。
大陵　掌横纹中。手厥阴心包经。
支正　腕上五寸。手太阳小肠经。

手臂拘挛

【手臂拘挛所用之穴，在初病固可，若为久病者未为美也。】
(刺)阳池　(禁灸)覆手腕横纹中。手少阳三焦经。
合谷　虎口。手阳明大肠经。
尺泽　手肘横纹之中。手太阴肺经。
曲池　肘弯纹尖。手阳明大肠经。
中渚　无名指三节后陷中。手少阳三焦经。

四指麻木

【四指麻木，采取之穴，皆宜于外感。】
肩髃　肩尖骨边。手阳明大肠经。

曲池　肘弯纹尖，必须两手拱胸方的。手阳明大肠经。

肘尖①　肘尖骨。手阳明之募。

风市　手直下，中指尖尽处。足少阳胆经。

昆仑　外踝后五分。足太阳膀胱经。

行间　足大指本节内侧小骨间。足厥阴肝经。

三里　膝下三寸。足阳明胃经。

环跳　腿砚子骨向后，侧睡病足弯取穴。足少阳胆经。

绝骨　足外踝上三寸。足少阳胆经。

通里　掌后一寸。手少阴心经。

阳陵泉　膝外辅骨下。足少阳胆经。

五指拘挛

【五指拘挛用穴甚当。】

食指第二节骨尖，无名指第二节骨尖，小指骨尖，大指骨尖。

均握拳取穴。

若五指全不伸者，在小指、次指本节后陷中。

两足麻木

【两足麻木，有内有外，此外之法也。余自中脘以火针刺入病球腹部而疾大愈者多矣，内治之法仿此。】

上廉②　膝下六寸。足阳明胃经。

(刺)条白③　膝眼下九寸。足阳明胃经。

阳辅　外踝上四寸，除踝量。足少阳胆经。

阳交　(禁灸)外踝上七寸。足少阳胆经。

---

① 肘尖：经外奇穴，在尺骨鹰嘴突起之尖端。
② 上廉：即上巨虚穴。
③ 条白：从定位看，当为下巨虚穴。

绝骨　外踝上三寸。足少阳胆经。
行间　足大指本节,前后有小骨,上下有筋。足厥阴肝经。

若骨中酸痛加
申脉　外踝下五分。足太阳膀胱经。
光明　外踝上五寸。足少阳胆经。
丘墟　外踝前五分。足少阳胆经。

足腿不能行而痛
丘墟　外踝前五分陷中,足背贴旁。足少阳胆经。
行间　大指本节后,有小骨,上下有节。足厥阴肝经。
昆仑　外踝量下一寸后五分。足太阳膀胱经。
(足)三里　膝眼下三寸两筋间。足阳明胃经。
太冲　足大指本节后侧二寸陷中。足厥阴肝经。
公孙　足大指本节后一寸,穴居侧边。足太阴脾经。
三阴交　内踝上三寸。足太阴脾经。
阳辅　外踝上除跟量上四寸。足少阳胆经。
风市　人立,两手直下,中指尽处。足少阳胆经。

如腿痛不可当,灸髓骨①,膝上二寸开一寸五分。

寒 湿 脚 气

【寒湿脚气病源在腿者,此穴固佳,若源出于腹者,又非此所能治也,余用中脘、气海而治愈者不少矣。】
(针)三里　膝眼下三寸。足阳明胃经。

---

① 髓骨:经外奇穴,在梁丘两旁各 1.5 寸,两下肢共四穴。

(针)三阴交　足内踝上三寸，足太阴脾经。

(刺)绝骨　即悬钟，足踝上三寸。足少阳胆经。

足面生疮，无论溃烂与否，用煅羊粪成白灰，麻油调敷。如痒，加枯矾、扫盆①少许。如不收口，用杉木烧炭一钱，麻油调敷。

两膝疼痛

【两膝疼痛者，所采之穴固佳，然亦有内伤不用此等之穴者，是又不可不知也。】

膝关　犊鼻下二寸两旁陷中。足厥阴肝经。

三里　膝眼三寸。足阳明胃经。

(刺)犊鼻　(禁灸)膝盖下陷中。足阳明胃经。

(刺)阴市　(禁灸)膝上三寸。足阳明胃经。

(刺)委中　(禁灸)腘中横纹中。足太阳膀胱经。

丘墟　外踝前骨陷中。足少阳胆经。

阳交　外踝上七寸稍后骨肉间。足少阳胆经。

膝不能屈

【膝不能屈所取之穴极是。】

公孙　足大指内侧一寸。足太阴脾经。

梁丘　膝上二寸。足阳明胃经。

(刺)阴市　(禁灸)膝上三寸。足阳明胃经。

条口　膝眼下八寸。足阳明胃经。

风痛举步难

【风痛举步难，此等之穴甚是。】

---

① 扫盆：即轻粉。

环跳　侧外①,下足屈,上足伸,砚子骨下稍后陷中。足少阳胆经。

风市　人立,二手直下,中指尖尽处。足少阳胆经。

昆仑　外踝量后五分。足太阳膀胱经。

三里　膝眼下三寸。足阳明胃经。

阳辅　外踝量上四寸,丘墟穴直上七寸。足少阳胆经。

阳陵泉　外踝下骨尖前陷中。足少阳胆经。

公孙　足大指本节内侧一寸。足太阴脾经。

浮风浑身瘙痒

百会、百劳、命门十四椎下。

膝肿如斗

【膝肿如斗,采用之穴甚有见地。】

膝眼　膝盖下左右空。足厥阴肝经。

(足)三里　膝眼下三寸。足阳明胃经。

梁丘　膝盖上二寸。足阳明胃经。

穿眼草鞋风

【穿眼草鞋风,足外踝红肿,足内踝红肿,足背红肿,踝眼骨痛,所取之穴皆是,但不如直接以火针刺其本病也。】

照海　内踝下四分。足少阴肾经。

(重)丘墟　外踝骨前五分陷中。足少阳胆经。

商丘　内踝下微前。足太阴脾经。

太冲　足大指本节后内侧一寸。足厥阴肝经。

---

① 侧外:疑为侧卧之误。

(重)昆仑　外踝后五分跟骨上。足太阳膀胱经。
解溪　外踝斜上向前一寸半陷中。足阳明胃经。

肿红腿足草鞋风,须把昆仑二穴攻。申脉太溪如再刺,神医妙穴起疲癃。

足外踝红肿 名穿踝风

昆仑　外踝后五分,跟骨上,除踝量下一寸后五分的穴。足太阳膀胱经。

丘墟　外踝前五分,足背旁。足少阳胆经。

照海　内踝下四分。足少阴肾经。

足内踝红肿 名绕踝风

太溪(一名吕细)　内踝后五分。足少阴肾经。

丘墟　外踝前五分。足少阳胆经。

临泣　足小指次指后歧骨间陷中。足少阳胆经。

昆仑　外踝后五分,跟骨上。足太阳膀胱经。

大都　足大指本节骨后内侧五分。足太阴脾经。

足背红肿 手背亦同

(灸)八风穴　足五指歧骨间,共二足八穴。奇穴。

丘墟　外踝前五分,足背旁。针灸皆可。足少阳胆经。

踝跟骨痛[①]

昆仑　外踝后五分。足太阳膀胱经。

---

① 踝跟骨痛:原文为"踝眼骨痛",据目录改。

鼻血不止

【鼻血不止,因外感者固佳,若内伤者,未之及也。内伤实因腹中有积故也,只刺中脘、建里、气海等穴可矣。】

(重)合谷、少泽、心俞、膈俞、涌泉。

鼻血不止

(刺)上星　眉心上四寸。督脉。
(重)合谷　十指交叉食指尖尽处。手阳明大肠经。
(刺)百劳　一椎上陷中。督脉。
(刺)风府　(禁灸)二椎骨下开二寸。督脉之募。
(刺)人中　上唇上之中。督脉。
(刺)印堂　眉中。督脉之募。
(泻)京骨　足背外面核骨下七壮。足太阳膀胱经。

人中可于不效时刺之。

鼻不知香臭:刺迎香鼻孔二穴。
鼻塞、鼻疮、鼻水流臭:灸上星、百会,加刺人中两旁五分。

锁喉风

【锁喉风不如刺肿处为妙。】

(灸)鸠尾　(禁针)脐上六寸。任脉。
(刺)人迎　(禁灸)结喉两旁。足阳明胃经。
(泻)列缺　手二指交叉食指尖尽处。手太阴肺经。

细嚼浆茄咽汁,喉肿、喉痛最佳。

单蛾 喉中肿痛

【单蛾、双蛾采穴极当,但不如刺病处出血为是也。】

(刺)少商　大指内侧甲角二分。手太阴肺经。

(刺)关冲　无名指外侧甲角。手少阳三焦经。

天突　结喉下二寸,结喉骨下。任脉。

合谷　虎口。手阳明大肠经。

(泻)列缺　手二指交叉食指尖尽处。手太阴肺经。

照海　内踝下四分。足少阴肾经。

廉泉　结喉上中央。仰面取穴。阴维、任脉之会。

双蛾喉闭不通

(泻)列缺　手二指交叉食指尖尽处。手太阴肺经。

(刺)少商　大指内侧去甲二分。手太阴肺经。

(刺)金津　舌下紫筋。手少阴心经。

(刺)玉液　舌下紫筋。手少阴心经。

(刺)十宣　十指尖头离甲二分。脏腑之募。

喉　痛

【喉痛不如刺痛处,然而采穴亦是耳。】

列缺　十指交叉食指尖尽处。手太阴肺经。

内庭　大指次指陷上一寸。足阳明胃经。

太冲　足大指本节后内侧二寸。足厥阴肝经。

(刺)人迎　结喉两旁一寸五分。足阳明胃经。

一法用指甲煅末吹喉。

一法用桐油以鹅毛拭喉。

一法用壁蟢①窠和白矾烧研细末吹喉。(壁蟢窠采宜朝北)。

---

① 壁蟢:壁钱之别名,为蛛形纲壁钱科动物。全体可入药。具有清热解毒,定惊,止血的功效。

喉 肿 痛

【喉肿痛刺穴乃间接治法,不如用三棱针刺肿处多出血为是矣。】

少商　(禁灸)手大指甲内侧去甲角二分。手太阴肺经。

合谷　虎口。手阳明大肠经。

天突　结喉下二寸,结喉骨下。任脉。

孔最　手腕上七寸。手太阴肺经。

喉 肿 闭

【喉肿闭治法同前。】

(刺)关冲　手无名指外侧去甲二分。手少阳三焦经。

液门　手小指次指歧骨陷中,握拳取。手少阳三焦经。

人迎　结喉骨两旁开一寸五分。足阳明胃经。

中渚　手小指次指本节后陷中。手少阳三焦经。

(刺)少商　手大指内侧去甲二分。手太阴肺经。

(泻重)天突　结喉二寸,结喉骨下。任脉。

(泻重)合谷　手大指次指交骨陷中。手阳明大肠经。

倘系危症,速刺少阳三焦经。先以海泉刺血(舌下中央脉尖),如不差①,加刺丰隆(内踝上八寸)、涌泉(足心)。

以金边万年青捣汁,用醋少许,灌之,吐痰立愈。

喉 闭 不 开

【喉痹不开亦同前法。】

(泻)列缺　十指交叉食指尖尽处。手太阴肺经。

(刺)少商　大指内侧去甲二分。手太阴肺经。

---

① 差(chài):病愈。

风池① 后脑发际上五分。足少阳胆经。
照海 足内踝下四分。足少阴肾经。
(重)颊车 耳下一寸或八分。足阳明胃经。
曲池 肘弯纹骨尖内陷中。手阳明大肠经。
地仓 口吻旁四分。阳明、阳跷之会。

以金边万年青捣汁,用醋少许,捣汁灌之。此症吐痰即愈。

咽喉若最急时:百会、气海脐下三寸、太冲足大指本节后内侧二寸、阴交脐下一寸、照海内踝下五分。

心胸疼痛痰饮同治

【心胸疼痛取穴极当。】
中脘 脐上四寸。手太阳、少阳、足阳明之会。
上脘 脐上五寸。足阳明、手太阳、任脉之会。
三里 膝眼下三寸。足阳明胃经。
巨阙 上脘上、膻中下。任脉。
侠溪 足小指次指歧骨间。足少阳胆经。
侠溪胁痛更佳。

若有停积

阳池② 手背腕骨横纹中间。手少阴心经。
魂门 九椎下开三寸。或连心痛及腹中雷鸣,均用之。足太阳膀胱经。

---

① 风池:平风府,后发际上1寸。
② 阳池:原书无穴位名,据定位补,归经当为手少阳三焦经。

心脐连痛
大陵　掌横纹中。手厥阴心包经。

心闷不已
支沟　手腕上三寸。手少阳三焦经。

九 种 心 痛
【九种心痛取穴甚是。】
间使　掌后横纹上三寸两筋间。手厥阴心包经。

五劳七伤：陶道、身柱、肺俞、膏肓。

胃 寒 痛
胃俞　十二椎中下。足太阳膀胱经。
中脘　脐上四寸。三阳之会。
三里　膝眼下三寸。足阳明胃经。
大陵　掌横纹中。手厥阴心包经。
膻中　乳中。任脉。
公孙　足大指本节内侧一寸。足太阴脾经。
（刺）上廉　三里下三寸。足阳明胃经。
食关[①]　脐上三寸开一寸。任脉之募。

五噎症 水、气、食、劳、思，名五噎
【五噎之症，取上中下脘，又三里、食关，乃至当之穴，但宜久用。】

---

① 食关：经外奇穴，脐上四寸旁开一寸五分，一说脐上三寸旁开一寸。

(刺)中魁①　中指二节骨尖。任脉。

中脘　脐上四寸。三阳之会。

上脘　脐上五寸。任脉。

三里②　曲池下二寸。足阳明胃经。

大陵　掌后横纹中。手厥阴心包经。

支沟　腕后三寸。手少阳三焦经。

(后灸)脾俞　十一椎下开一寸五分。足太阳膀胱经。

胃俞　十二椎下开一寸五分。足太阳膀胱经。

太白　大指本节后内侧三寸骨下。足太阴脾经。

下脘　脐上二寸。任脉。

食关　脐上三寸开一寸。任脉之募。

膻中　乳中。任脉。

翻 胃 吐 食

【翻胃吐食所取中脘、三里亦至当也,其他各穴无用。】

(灸)中脘　脐上四寸,乳下一寸。三阳之会。

脾俞　十一椎下开一寸五分。足太阳膀胱经。

丰隆　外踝上八寸。足阳明胃经。

(刺二分)中魁　中指二节骨尖。任脉。

(刺)期门　乳下一寸五分,又乳旁横量二寸五分。足厥阴肝经。

三里　膝眼下三寸。足阳明胃经。

太白　足大指本节后侧三寸。足太阴脾经。

膈俞　七椎下开一寸五分。足太阳膀胱经。

---

① 中魁:经外奇穴,中指背面,近侧指间关节的中点。
② 三里:据定位推断为手三里穴,当属手阳明大肠经。

方用

陈久石灰,炒二钱为末,醋调为丸。每七丸姜汤送下。三四次即止。

三 消 症

【三消症总是胃燥食积所致,宜针散其积,可愈此症也。中脘,海泉可用,其他各穴不足取法。】

(刺)阳池 (禁灸)手腕穴后一寸。手少阳二焦经。

(刺)兑端 上唇端尖。督脉。

(刺)人中 即水沟。督脉。

(刺)中脘 脐上四寸。三阳之会。

中膂俞 二十椎下开一寸五分。足太阳膀胱经。

脾俞 十一椎下开一寸五分。足太阳膀胱经。

公孙 足内侧大指本节后一寸陷中。足太阴脾经。

(刺)关冲 手无名指外侧,去爪甲如韭叶。手少阳三焦经。

小肠俞 十八椎下开一寸五分。足太阳膀胱经。

(刺)海泉 舌下中脉筋头。任、督交会之处。

胃虚食消加(足)三里膝眼下三寸,肾虚茶消加照海内踝下五分,房事不称加太溪内踝后五分。

瘰疬 初生时灸之

【瘰疬以下之各名目所取之穴皆间接之治法也,不如当瘩①上以火针刺之为妙。其消瘰方亦佳,务以此膏贴破拔出瘰根为可,不然亦不可治也。】

(灸)风池 后脑发际上五分,男左女右。足少阳胆经。

---

① 瘩(dá):皮肤上突起的或肌肉上结成的小硬块。

(重)肘尖　屈肘取穴,即骨尖。患左取右,患右取左。手阳明之募。

(重)风门　二椎下开一寸五分。足太阳膀胱经。

翳风　耳后骨尖下陷中。手少阳三焦经。

大椎　一椎上陷中。督脉。

(左患右灸,右患左灸)肩髃　肩尖骨下,动摇自知。手阳明、跷脉之会。

间使　掌后横纹上三寸。手厥阴心包经。

(刺)人迎　结喉两旁一寸五分(禁灸)。足阳明、少阳经之会。

消瘰方

蓖麻子二钱　没药二钱　大风子二钱　松香二钱　木鳖子二钱　乳香二钱

捣作饼帖之。

疬串收口方

煅龟板一两,埋地七日。

青果十个,阴干煅。

蟠蛇疬_{绕项起核也}

天井　肘尖骨上向后陷处。手少阳三焦经。

(重)风池　后脑发际五分。左右二穴。足少阳胆经。

肘尖　屈肘取穴,即骨尖。手阳明之募。

缺盆　前肩两手骨下陷处(禁针)。足阳明胃经。

(重)大椎　一椎上陷中。督脉。

缺盆禁针,凡不得已而针时,须当心。倘病家晕针坠地,即补足三里以扶三焦,自然清明。到此时切勿惊惶。

独蒜膏

独蒜十五个,金虫十个,大蜈蚣五条。上药用麻油十两,将药微枯滤过,以油滴水成珠,下宫粉三两,成膏,待冷再下乳香、儿茶、没药、血竭各五钱,成膏。

惠袋疬_{左耳根肿核也}

翳风　耳后骨尖下陷处。手少阳三焦经。
后溪　小指本节,握拳取纹骨边陷处。手太阳小肠经。
(重)风池　后脑发际五分,左右二穴。足少阳胆经。
肘尖　屈肘取穴,即骨尖。手阳明之募。
(重)大椎　一椎上陷中。督脉。

瓜藤疬_{延及胸前也}

肩井　肩上尖骨内陷中。足少阳胆经。
膻中　乳中。任脉之募。
大陵　掌后横纹中。手厥阴心包经。
支沟　腕后三寸。手少阳三焦经。
阳陵泉　膝外辅骨尖下。足少阳胆经。
大椎　一椎上陷中。督脉。

方

破口熊胆(即猪胆也)烘热敷之。或田螺连壳烧灰,青油脚涂之,收口用龟板研细末散之。

蜂窝疬_{右耳根肿核也}

翳风　耳后骨尖陷中。手少阳三焦经。
颊车　开口取穴,耳下八分向前。足阳明胃经。

合谷　虎口。手阳明大肠经。
大椎　一椎上陷中。督脉。
后溪　小指本节，握拳，取纹骨边陷处。手太阳小肠经。

若耳根红肿，除去后溪穴。

黄疸发虚浮

【黄疸所取之穴多是，但不如中脘气海为当耳。】
腕骨　覆手外侧腕前起骨下。手太阳小肠经。
百劳　一椎上。督脉之募。
关元　脐下三寸（治黄佳）。任脉。
三里　膝下三寸。足阳明胃经。
龈交　门牙缝中。任督、足阳明之会。
中脘　脐上四寸。三阳之会。
气海　脐下一寸五分，治黄疸佳。任脉之募。
阴陵泉　膝内侧辅骨下。足太阴脾经。
（重）劳宫　手心。手厥阴心包经。
膏肓　耳尖直上天中。手厥阴心包经。①
涌泉　足心。足少阴肾经。

后溪、劳宫二穴，独治黄疸。
面肿针人中。

黄疸四肢肿

【黄疸四肢肿，中脘三里为妙。】

---

① 膏肓……手厥阴心包经：此句穴位、定位、归经三者皆不一致，存疑。

至阳　七椎下。督脉。

百劳　一椎上。督脉。

腕骨　覆手外侧，腕前起骨下。手太阳小肠经。

手三里　曲池斜下二寸。手阳明大肠经。

中脘　脐上四寸。三阳之会。

三里　膝眼下三寸。足阳明胃经。

鼻渊鼻痔

【鼻渊鼻痔恐是脑热病。】

上星　眉心上四寸。督脉。

风府　二椎下。督脉。

(刺)人中　即水沟。督脉。

(刺)攒竹　两眉头。足太阳膀胱经。

(深)百会　耳尖直上天中。督脉。

脑漏：百会、上星。

鼻流清涕名鼻渊，先泻后补疾可痊。若是头风并眼痛，上星穴内刺无偏。

大肠痈_{左足弯睡，症据在此为目的}

【大肠痈当未溃时，腹中必有一块可摸索而得，照块以火针深刺，其病可愈，本书所取之穴，恐画饼不足以充饥耳。】

(重灸)大肠俞　十六椎下开一寸五分。足太阳膀胱经。

小肠痈_{右足弯睡，症据在此为目的}

合谷　十指交叉食指尖尽处。手阳明大肠经。

照海　内踝下四分。足少阴肾经。

（重灸）小肠俞　十八椎下两旁,去脊各一寸五分,伏而取之。足太阳膀胱经。

大便秘结

【大便秘结章门一穴或可用,余穴概可摒弃。】

承筋① （禁针）脚跟上七寸。足太阳膀胱经。

章门　脐上二分,横量左右各六寸。足厥阴肝经。

太白　内踝前,大核骨前,小核骨下。足太阴脾经。

（重）照海　足内踝四分。足少阴肾经。

（重泻）支沟　手腕上三寸。手少阳三焦经。

承山　腿肚下取穴,用二手高托壁上,足指尖竖起。足太阳膀胱经。

章门取穴量法：

由两乳中若干数,折八段,除二段外,以脐旁量左右,的穴。

女人大便不通

申脉　（禁灸）外踝下五分。足太阳膀胱经。

阴陵泉　膝眼内辅骨下。足太阴脾经。

三阴交　内踝上三寸。足太阴脾经。

太溪　内踝后五分。足少阴肾经。

大便泄泻

中脘　脐上四寸。三阳、任脉之会。

中极　脐下四寸。任脉、冲脉、少阳之会。

---

① 承筋：腘横纹下5寸,腓肠肌两肌腹之间。

(重)天枢　脐旁二寸。足阳明胃经。
(重)公孙　足大指内侧本节后一寸。足太阴脾经。
大肠俞　十六椎下开一寸五分。足太阳膀胱经。
下脘　脐上二寸。太阳、任脉之会。
照海　内踝下四分(肾虚补之)。足少阴肾经。
承山　足腿肚下一壮可也。手太阳小肠经。
三里　膝眼下三寸。足阳明胃经。

痢疾
百会　耳尖直上天中。督脉。
(白痢佳)合谷　十指交叉食指尖尽处。手阳明大肠经。
(赤白痢佳)三里　足膝下三寸。足阳明胃经。
(赤痢佳)小肠俞　十八椎下各开一寸五分。足太阳膀胱经。
鸠尾　脐上六寸。任脉。

便血 有内痔
长强　会阳穴上，即脊骶骨上二分。督脉。
劳宫　掌心。手厥阴心包经。

痔漏
二白　掌后直上四寸。奇穴。
承山　腿肚尖分肉间。足太阳膀胱经。
涌泉　足心。足少阴肾经。
长强　会阳穴上，脊骶骨上二分。督脉。

血痔补 血淋症亦同
复溜　除内踝量上一寸退后五分。足少阴肾经。

脱肛

（刺）独阴　足第二指下纹中。奇穴。

（重）神阙　脐中。任脉。

尾闾①　三叉骨陷中。奇穴。

大肠俞　十六椎下开一寸五分。足太阳膀胱经。

肛脱不收

百会　耳尖直上天中。督脉。

鸠尾　脐上六寸（禁灸）。任脉。

命门　十四椎下。督脉。

长强　脊骶骨上二寸。督脉。

（刺）独阴　足第二指下横纹。奇穴。

承山　腿肚尖下分肉间，两手擒倚门板，足跟悬起，穴自显明。足太阳膀胱经。

又法　用苎麻根煎薰。

腹　痛

【腹痛一症所取之穴，内伤外感兼而有之，可分别而用之。】

永泉　手背腕骨横纹中。手少阴心经。

内关　掌上二寸。手厥阴心包经。

外关　腕上二寸。手少阳三焦经。

大陵　掌后横纹中。手厥阴心包经。

（重）天枢　脐旁开二寸。足阳明胃经。

委中　腘中尖约纹，动脉陷中（禁灸）。足太阳膀胱经。

---

① 尾闾：长强穴别名，长强穴属督脉。

公孙　足大指本节后内侧一寸。足太阴脾经。
(刺)关元俞①　十七椎下两旁,去脊一寸五分,伏而取之。足太阳膀胱经。

腹坚
中脘　脐上四寸。任脉。
下脘　脐上二寸。任脉。
公孙穴,为腹痛之要穴,补泻则以虚实定之。

小腹胀满

【小腹胀满所取之穴亦是,但不如中脘、气海为美耳。】
内庭　足大指次指后一寸陷中。足阳明胃经。
三里　膝眼下三寸。足阳明胃经。
三阴交　(孕妇忌灸)足内踝三寸。三阴之会。

若小便不利,大便虚空,胀满疼痛取之:
照海　内踝下四分。足少阴肾经。
大敦　足大指毛间。足厥阴肝经。
中脘　脐上四寸。三阴、任脉之会。
气海　脐下一寸五分。小腹之募。
中封　内踝前一寸。足厥阴肝经。

腹胀身肿 虚实定之

【腹胀身肿,用此三穴极当,但不如随症取穴为是。】
建里　脐上三寸。任脉之募。

---

① 关元俞:原文为"关元",据定位改。

气海　脐下一寸五分。任脉之募。

复溜　内踝上除踝量一寸后五分。足少阴肾经。

肠鸣泄泻

【肠鸣泄泻所取之穴亦是，但不如天枢、神阙为美。】

(灸)三里　膝眼下三寸。足阳明胃经。

(灸)天枢　脐旁开二寸。足阳明胃经。

神阙　脐中。任脉所会。

(重)公孙　足大指内侧后一寸。足太阴脾经。

至阳　七椎下。督脉。

久　咳

【久咳一病，有内伤者，有外感者，在身后诸穴治外感，在身前诸穴治内伤。廉泉、聚泉二穴为治咳之要穴也，余曾以中脘、下脘、上脘治愈内伤不少矣。】

(重)俞府　二乳中间量上六寸四分，开二寸陷中。足少阴肾经。

肺俞　三椎下开一寸五分。足太阳膀胱经。

膻中　二乳中。任脉。

(深)太渊　手掌横纹外侧寸口。手太阴肺经。

乳根　乳孔量下一寸六分。足阳明胃经。

风门　二椎下。足太阳膀胱经。

魄户　三椎下开三寸。督脉。

(重)列缺　十指交叉食指尖尽处。手太阴肺经。

(刺)聚泉　舌上中缝。督脉交会之募。

廉泉　喉结上中央，仰面取穴。任、督脉所交。

缺盆　(禁针)前肩二手骨陷中。足阳明胃经。

(口苦重针)关冲　无名指外侧,去甲一分。手少阳三焦经。

口苦舌干,针关冲,自然生津。

口吐清痰：大陵、中脘、膻中、劳宫。

肺痈咳嗽

【肺痈咳嗽所用之穴纯是外感之症所用也。】
风门　二椎下开一寸五分。足太阳膀胱经。
(重)肺俞　三椎下开一寸五分。足太阳膀胱经。
(重)三里　膝眼下三寸。足阳明胃经。
列缺　十指交叉食指尖尽处。手太阴肺经。
太渊　手掌横纹外侧寸口。手太阴肺经。

咳 红 痰

【咳红痰所用之穴亦皆是外感。】
(重)肺俞　三椎下开一寸五分。足太阳膀胱经。
(重)风门　二椎下开一寸五分。足太阳膀胱经。
肝俞　九椎下开一寸五分。足太阳膀胱经。
膏肓　四椎下五椎上开三寸。足太阳膀胱经。
肾俞　十四椎下开一寸五分。足太阳膀胱经。
(刺)乳门　乳孔,极细针刺一分。任脉之募。
中脘　脐上四寸。三阳、任脉之会。
三里　膝眼下三寸。足阳明胃经。

若寒热咳嗽,独灸：
命门　十四椎下。

失音不语

【失音不语取用之穴不关实用,若在表之病略可用耳。】

间使　掌后三寸。手厥阴心包经。

液门　小指次指歧骨握拳取穴。手少阳三焦经[①]。

支沟　腕后三寸。手少阳三焦经。

孔最　腕上七寸。手太阴肺经。

复溜　内踝上除踝一寸后五分。足少阴肾经。

然谷　内踝前大骨下。足少阴肾经。

更刺列缺。

气喘难卧

【气喘难卧,内伤外感俱全。】

中脘　脐上四寸。三阳、任脉之会。

(重)尺泽　肘弯横纹中。手太阴肺经。

三里　膝下三寸。足阳明胃经。

天突　结喉下二寸。阳维、任脉之会。

廉泉　结喉上中央,仰面取穴。阳维、任脉之会。

膻中　二乳之中。足太阴、少阴、手太阳、少阳之会。

(刺)聚泉　舌上中缝。督脉交会之募。

(重)灵台　六椎之中。督脉之募。

(重)俞府　乳中量上六寸四分,开二寸。七壮。足少阴肾经。

气海　脐下一寸五分。任脉之募。

痰火

【有痰必有积,有积必有火,欲除痰火者,必除去其积也,必针

[①] 手少阳三焦经:原书未载归经,据前文补。

腹中一切积滞而后痰火必降也,取中脘、食关等穴可也。】

肩髃　肩尖骨下,动摇知穴。阳明、阳跷之会。

肺俞　三椎下开一寸五分。足太阳膀胱经。

(泻)公孙　足大指后侧一寸。足太阴脾经。

劳宫　手心屈无名指尖尽处。手厥阴心包经。

肩肺二穴,清痰降火。

附脾胃症

中脘　脐上四寸。手太阳、少阳、足阳明、任脉之会。

食关　脐上三寸,开一寸。任脉之会。

方

痰核　南星一分,生半夏二钱,研末,米醋调敷。

吐　肺　血

【此以下吐血诸症系外感者,用身后各穴可也,系内伤者,用身前各穴可也,若不分界限混然用之未之可耳。】

心俞　五椎下开一寸五分。足太阳膀胱经。

(重)尺泽　手肘弯纹之中。手太阴肺经。

(重)肺俞　三椎下开一寸五分。足太阳膀胱经。

吐　肝　血

肾俞　十四椎下开一寸五分。足太阳膀胱经。

膏肓　四椎下五椎上开三寸。足太阳膀胱经。

肝俞　九椎下开一寸五分。足太阳膀胱经。

呕 血

郄门　掌后五分两筋间。手厥阴心包经。
尺泽　手肘弯纹之中。手太阴肺经。
曲泽　肘内面横纹头。手厥阴心包经。
神门　掌后横纹内侧。手少阴心经。
鱼际　大指节近合谷穴。手太阴肺经。

咳 血

肺俞　三椎下开一寸五分。足太阳膀胱经。
风门　二椎下开一寸五分。足太阳膀胱经。
百劳　一椎上。督脉之募。
肝俞　九椎下开一寸五分。督脉、太阳膀胱经之会。
五里[①]　肘尖骨上三寸。足厥阴肝经。
三里　膝眼下三寸。足阳明胃经。
列缺　十指交叉食指尖尽处。手太阴肺经。

吐 血

膻中　乳中。任脉。
尺泽　肘弯横纹中。手太阴肺经。
气海　脐下一寸五分。任脉之募。
中脘　脐上四寸。三阳、任脉之募。
乳根　乳下一寸六分，仰面取穴。足阳明胃经。
灵台　六椎下。督脉。
支沟　腕上三寸。手少阳三焦经。
关元　脐下三寸。任脉。

---

① 五里：在曲池与肩髃的连线上，曲池穴上3寸处。为手阳明大肠经经穴。

(重)三里　膝眼下三寸。足阳明胃经。

吐血昏晕 不省人事

肝俞、膈俞、通里、大敦。

尺泽 肘弯、灵台 六椎下，二穴定喘最效。

单　蛊　胀

【单蛊胀或谓腹胀而身不胀者，或是蛊之轻者，大凡鼓胀之轻者，人之灵机未坏，宜火针刺水分、食关，可已病于未然之势耳。】

(重)气海　脐下一寸五分。小肠之募。

行间　大指本节前，上下有筋，前后有小骨，其穴居中。足厥阴肝经。

(灸泻)水分　脐上一寸。任脉之募。

食关　脐上三寸，即下脘上开一寸。任脉之募。

三里　膝眼下三寸。足阳明胃经。

内庭　足大指次指后一寸陷中。足阳明胃经。

分血、水、石蛊

行间、水分、公孙 大指后内旁一寸、内庭，以上重灸。再加灸：支沟、关元、气海、三里、三阴交。

双　蛊　胀

【双蛊胀者，或谓腹胀而四肢亦胀也，腹背之穴兼而用之可也。】

支沟　腕后三寸。手少阳三焦经。

合谷　大指次指交骨间。手阳明大肠经。

(重泻)水分　脐上一寸。任脉之募。
内庭　足大指次指后一寸陷中。足阳明胃经。
(泻)公孙　足大指本节后一寸内侧陷中。足太阴脾经。

复加
三里　膝下三寸。足阳明胃经。
气海　脐下一寸五分。任脉之募。
曲池　肘弯纹尖。手阳明大肠经。

身胀
复溜内踝除踝量上一寸后五分、公孙大指末节后侧一寸、中封足背窅横纹中、太白内踝骨前第一骨下、水分脐上一寸,灸用泻法。

挫闪腰痛
(刺)尺泽　肘曲横纹中。手太阴肺经。
(刺)委中　膝眼横纹二筋间(禁灸)。足太阳膀胱经。
(刺)人中　上唇中。督脉。
肾俞　十四椎下开一寸五分。足太阳膀胱经。
中空　二椎下三寸开三寸。督脉之募。

胁肋疼痛

【胁肋疼痛各穴虽当,不如章门为愈耳。】
(泻)支沟　覆手腕后三寸。手少阳三焦经。
(刺)侠溪　足小指次指歧骨间。足少阳胆经。
(泻)章门　脐上二分,横量六寸。足厥阴肝经。
(泻)外关　腕后二寸。手少阳三焦经。
(泻)行间　足大指本节后内侧,上下有筋,前后有小骨。足厥阴肝经。

（刺）阳陵泉　膝眼外辅骨下。足少阳胆经。

（刺）膝关　犊鼻下二寸开陷中，三里之上。足厥阴肝经。

均用泻法。

支沟　便秘最佳，或痛不可当取之。

五淋气石膏劳血

【五淋各症用气海、关元、阴交固是的穴，若以火针刺之，取效十倍。】

气海　脐下一寸五分。任脉之募。

（重）关元　脐下三寸。足三阳、任脉之募。

复溜　足内踝除踝量一寸后五分，足少阴肾经。

血海　内廉膝骨上三寸，即膝上三寸，阴市穴并。足太阴脾经。

肾俞　十四椎下开一寸五分。足太阳膀胱经。

阴交　脐下一寸。任脉之募。

中封　内踝前一寸，大筋里，足背夌横纹中。足厥阴肝经。

又法　用盐炒热，填满脐中，盐上灸七壮，或十二壮，痛即换艾再灸。

血淋

灸涌泉，补复溜。

阴茎虚痛

【阴茎虚痛之症，中极一穴为必当之穴，其余诸穴乃是间接治法也。】

中极　脐下四寸。足二阴、任脉之会。

内关　掌横纹上量二寸。手厥阴心包经。

囊底　阴卵底下十字纹中。

太溪　内踝后五分陷中。足少阴肾经。

阳陵泉　膝下外膝骨下尖前,屈膝取穴。足少阳胆经。

阴陵泉　膝下内膝骨下尖前横纹头,胸前屈膝取穴。足太阴脾经。

遗 精 白 浊

【遗精白浊,关元一穴以火针刺之,治之取效如神。其余诸穴效否吾未之知。】

心俞　五椎下开一寸五分。足太阳膀胱经。

肾俞　十四椎下开一寸五分。足太阳膀胱经。

命门　十四椎下。督脉。

关元　脐下三寸。任脉。

三阴交　内踝上三寸。太阴、少阴、厥阴之会。

白环俞　(禁灸)二十一椎下开一寸五分。足太阳膀胱经。

(重)精宫　十四椎下开三寸,专治梦遗。

心俞本禁灸,而此症灸三壮亦不妨。

肾 肿 如 升

【肾肿如升,大敦、三阴交乃间接之治法,不如囊底一穴为切近也。】

大敦　大指去甲二分。足厥阴肝经。

囊底①　阴卵底下十字纹中。任、督交会之募。

---

① 囊底:经外奇穴,位于男性会阴部,阴囊下十字纹中。

三阴交　内踝上三寸。三阴之会。

阴囊缩腹　痛苦不堪

独灸石门一穴,脐下二寸。五枢带脉下三寸,带脉在脐下二分开七寸五分。

书云:石门针灸应须忌,女子一生不成孕。

阴卵偏坠 量法照疝气痛,见下

【阴卵偏坠,关元一穴为至当,若以火针刺之,立时爽快。若三阴交,乃间接之法也。】

(刺)独阴　足第二指下横纹中。太阳脉所出。

三阴交　内踝上三寸。三阴之会。

照海　内踝下五分。足少阴肾经。

关元　脐下三寸。足三阳、任脉之会。

气海　脐下一寸五分。任脉。

大敦　大指去甲二分。足厥阴肝经。

囊底　阴囊十字纹中。任、督交会之募。

方

若阴囊肿如升,核痛,人所不治,用马鞭草捣涂之。

疝　气　痛

【疝气痛,火针刺脐下关元、气海至当,若他穴吾未之信。】

三阴交　内踝上三寸。三阴之会。

(刺)独阴　足二指下横纹中。太阳脉所出。

大敦　大指头去甲二分。足厥阴肝经。

囊底　阴囊十字纹中,肾脏病最佳。任、督交会之募。

寸量法

用草量病人口两角为准,所量之草折为三段,成三角,其一角放脐中,其两角安脐下两旁,尖尽处是穴,灸十四壮。

小便滑数

【小便滑数,用火针刺中脘、气海至妙,所取之穴中极为是,其他各穴能治此病与否吾未之信也。】

中极　脐下四寸。足二阴、任脉之会。

肾俞　大椎下十四骨下开一寸五分。足太阳膀胱经。

(刺)阴陵泉　(禁灸)膝内侧辅骨下。足太阴脾经。

关冲　无名指外侧甲角。手少阳三焦经。

魂门　九椎下开三寸。肾脉之募。

小便黄,大便不节,魂门有效。胸背连心痛,魂门亦有效。

小便不利 下穴宜二次灸之

【小便不利为至效之穴,若小肠俞、膀胱俞亦或谓可,然余未之知也。若关元、阴交、气海,余常试之矣,为至验不二法门。】

至阴　足小指外侧甲角。足太阳膀胱经。

气海　脐下一寸五分。任脉之募。

(刺)阴陵泉　膝内侧辅骨下。足厥阴肝经。

小肠俞　十八椎下开一寸五分。足太阳膀胱经。

膀胱俞　十九椎下开一寸五分。足太阳膀胱经。

(重)阴交　脐下一寸(灸十二壮)。膀胱上际三焦之募。

关元　十七椎下,两旁去脊一寸五分,伏而取之。任脉。

中封　内踝骨前一寸大筋里。足厥阴肝经。

复溜　足内踝除踝量上一寸后三分。足少阴肾经。

劳宫　掌心。手厥阴心包经。

大陵　掌后横纹中。手厥阴心包经。

书云：无汗伤寒泻复溜，汗多宜从合谷收。

血淋、血痔、水病，加：复溜。
小便有血，加：劳宫、大陵。

肾虚肿痛

【肾虚肿痛所用之穴皆治外感之病也，究不若用关元、中极为可耳。】

肾俞　十四椎下开一寸五分。足太阳膀胱经。
委中　（禁灸）腘中尖约纹，动脉陷中。足太阳膀胱经。
阳陵泉　膝下外廉尖骨前坐取。足少阳胆经。
（重）中空　三椎下三寸开三寸。督脉。
（刺）人中　下唇中。督脉。
至阳　七椎之下。督脉。
腰俞　二十一椎下，必须挺身伏地。督脉。

连脊而痛：人中、腰俞。

迎风流泪

【迎风流泪用斯等之穴当也，加睛明一穴更可。】

此乃醉酒当风，或暴赤时行房事而成，若在妇人产后当风，经事交感而成。

（刺）大骨空[①]　大指骨尖陷中（灸七壮）。手阳明大肠经。

---

① 大骨空：经外奇穴，在拇指背侧指间关节横纹中点处。

(刺)小骨空①　小指骨尖陷中。手少阴心经。

(刺)攒竹　眉头陷中。足太阳膀胱经。

肝俞　九椎下开一寸五分。足太阳膀胱经。

瞳子髎　眼外眦五分。太阳、少阴之会。

丝竹空　眉后陷中(治眼毛到棱)。手少阳三焦经。

目 泪 羞 明

【目泪羞明采用之穴俱可,但不如针挑背部赤斑为是。】

症由痛后迎风,窜入眼中,风毒所致。

(刺)小骨空　小指骨尖陷中。手少阴心经。

合谷　十指交叉食指尖尽处。手阳明大肠经。

(刺)攒竹　眉头中陷。足太阳膀胱经。

(刺)二间　食指本节前内侧。手阳明大肠经。

复取后穴

行间　足大指本节前上下有筋。足厥阴肝经。

光明　足外踝上五分。足少阳胆经。

(刺)睛明　内眦外五分。足太阳膀胱经。

若目黄　独灸下两穴

胆俞　脊骨第十节下开一寸五分。足太阳膀胱经。

光明　足外踝上五分。足少阳胆经。

目 生 翳 膜

【目生翳膜乃是上盛或下虚,气热过盛迫使翳膜过睛也,若早

---

① 小骨空:经外奇穴,在小指背侧指间关节横纹中点处。

行针可使病已于未然,只此之穴可也,何必他求哉。】

(重)丘墟　外踝下稍前骨陷中。足少阳胆经。

至阴　足小指外侧甲角。足太阳膀胱经。

(刺)睛明　内眦外五分。足太阳膀胱经。

合谷　十指交叉食指尖尽处。手阳明大肠经。

光明　足外踝上五分。足少阳胆经。

(刺)太阳　用帛缠项紫筋出血。阳明之募。

(刺)鱼腰　眉中间。奇穴。

(刺)大骨空　手大指陷中,节骨尖屈指得穴。内障甚佳。手阳明大肠经。

(刺)小骨空　手小指陷中,节骨尖屈指得穴。内障甚佳。手少阴心经。

(刺)龈交　门牙中间(治白眦内痛)。督脉。

耳尖　在耳尖上(内障佳)。奇穴。

目红肿痛

两睛红肿痛难熬,怕日羞明心自焦。只刺睛明鱼尾穴,太阳血出自然消。

方

鲜荸荠去皮,干燥为末,加冰片十分之一,去翳膜之神方也。

目 生 内 障

【目生内翳须用三棱针自睛中穴刺透,用金针入内向下拨之,庶可复明。若取用此等之穴,恐无益于事耳。】

症由怒气伤肝,气血耗散,以致肾水枯竭。

瞳子髎　去眦目外五分或一寸,治目痒。太阳、少阴之会。

合谷　十指交叉食指尖尽处。手阳明大肠经。

临泣　目上直入发际，与上星穴并。足少阳胆经。

(刺)睛明　内眦外五分。足太阳膀胱经。

(刺)大骨空　大指头骨尖，七壮。手阳明大肠经。

(泻)光明　足外踝上五寸(治眼痒)。足少阳胆经。

风池　后脑发际五分(治痒翳头痛)。足少阳胆经。

五会①　结喉两傍一寸五分(治白眦痒痛灸)。足阳明胃经。

(刺)龈交　门牙中间。督脉。

青盲内障远视不明，病由肝经

【青盲内障俗谓之气盲，乃素日久远之病所致，恐非针之所能治者，必不得已欲为之治，或向背部察之，如有红紫斑点，以火针刺破或温针深挑，或向腹部刺其积滞，若用此等穴无益于事矣。】

客主人　耳前开口空处。足少阳胆经。

肝俞　九椎下开一寸五分。足太阳膀胱经。

(刺)商阳　食指外侧去甲二分，左取右，右取左。手阳明大肠经。

鳝尾血滴耳治耳痛，滴鼻治鼻衄，滴目治痘后生翳。

鳝头治百虫入耳，烧研棉裹塞之。

眼红肿痛此由肾水受亏，心火上炎，肝不能制二，血不能归元，灌注瞳人故也

【眼红肿痛用睛明等穴甚可。】

---

① 五会：人迎穴别名。

睛明　内眦头外五分。足太阳膀胱经。

四白　目下一寸。足阳明胃经。

临泣　目直上发际陷中。足少阳胆经。

合谷　十指交叉食指尖尽处。手阳明大肠经。

龈交　门牙中间。督脉。

(刺)迎香[①]　鼻孔门内高起处。手阳明大肠经。

扁鹊歌曰：心火炎上两眼红，迎香穴内刺为通。若将毒血拔出后，目内清凉始见功。

眼胞肿，用疆桃磨汁敷愈。

移星方

蔻仁、细辛、春花、归尾。

上药研末，绵包，右眼塞左鼻，左眼塞右鼻，其效如神。

眼　赤　暴　痛

【眼赤暴痛因外感者甚多，此篇所用之穴皆是，若非心火太盛，在内之穴未可用也。】

症因血气壅滞、当风睡卧、饥饱劳役而成。

合谷　十指交叉食指尖尽处。手阳明大肠经。

(手)三里　曲池下二寸。手阳明大肠经。

(刺)睛明　内眦外五分，加手中指本节骨尖(治赤翳或灸三壮)。足太阳膀胱经。

(刺)攒竹　眉头陷中。足太阳膀胱经。

---

① 迎香：在鼻翼外缘中点旁开，当鼻唇沟中取穴。

（刺）太阳　帛缠项现紫筋出血便愈。阳明之募。

雀目

雀目者，夜不能视，湿痰及肝火旺盛之故，雀头血点之佳。

大眦痛，灸：
至阴　足小指外侧甲角。足太阳膀胱经。

睛痛，灸：
上星　眉心上四寸。督脉。

黑睛夜痛，用夏枯草为君。

胬肉侵睛

【胬肉侵睛，睛明一穴为至当之治法，若果内伤有余，关元、中脘不可轻看耳，其余诸穴皆外感之治法也。】

症由伤寒未解行房，上盛下虚，血贯瞳人，或因气伤肝，心火上炎，妇人因产未满，触动心肝两经。非一时可以疗治。

风池　耳后发际陷中。足少阳胆经。
（刺）睛明　内眦外五分。足太阳膀胱经。
合谷　十指交叉食指尖尽处。手阳明大肠经。
太阳　眉角下眼角上。阳明之募。
（刺）期门　乳下一寸五分，乳旁一寸五分（第二筋肝募）。足厥阴肝经。
行间　足大指本节后筋间。足厥阴肝经。
（重）肝俞　九椎下开一寸五分。足太阳膀胱经。
（重）少泽　手小指外侧甲角。手太阳小肠经。

风眼沿红烂痒痛

【风眼沿红烂此篇所采之穴甚可。】

多因醉后行房,血气凝滞,痒而不散,用手揩成。

(刺)睛明　内眦外五分。足太阳膀胱经。

(刺)四白　目下一寸。足阳明胃经。

合谷　十指交叉食指尖尽处。手阳明大肠经。

临泣　目上直入发际,与上星穴并。足少阳胆经。

(刺)二间　食指本节前内侧。手阳明大肠经。

(刺)三间　食指本节后内侧。手阳明大肠经。

光明　足外踝上五寸。足少阳胆经。

三里　曲池下二寸。手阳明大肠经。

(重)京骨　过外侧小指本节后大骨下。足太阳膀胱经。

龈交　门牙中间。督脉。

再用青盐化水点之。

方

用红枣一枚,去核,内入青矾,水半杯,饭上蒸浆,洗眼。

又用头蚕砂研末,麻油调之,敷于眼烂之处。

耳鸣耳聋有方

【耳鸣一症实因内伤之积滞而成,何用此外因之穴哉?若无内伤,其病何能久哉?】

肾俞　十四椎下开一寸五分。足太阳膀胱经。

(手)三里　曲池下二寸。手阳明大肠经。

翳风　耳后尖骨下陷中。手少阳三焦经。

客主人　耳前骨空开口取穴。足少阳胆经。

若耳重听,则灸:
风池　耳后发际陷中。足少阳胆经。
侠溪　小指次指后二寸五分。足少阳胆经。
翳风　耳后尖骨下陷中。手少阳三焦经。
听会　小耳前开口陷处。足少阳胆经。
听宫　在颧髎上。手太阳小肠经。

方

耳流黄水,用蛇皮焙枯吹入。

牙痛均用泻法

【此篇牙痛诸穴宜择而用之可也,然而岂俱外感之病哉,如果内伤为病宜从内部求穴,当舍外部之穴也。】

临泣　目上直入发际。与上星穴并。足少阳胆经。
承浆　下唇下开口取穴。足阳明、任脉之会。
颊车　耳下一寸向前。足阳明胃经。
太渊　手掌横纹寸口。手太阴肺经。
(刺)人中　上唇之中。督脉。
风池　耳后发际陷中。足少阳胆经。
合谷　十指交叉食指尖尽处。手阳明大肠经。

若下牙痛,灸

列缺　二手指交叉食指尖尽处。手太阴肺经。
(重)内踝尖　足内踝骨尖,七壮。奇穴。
(重)肩髃　肩尖骨边。手阳明大肠经。
地仓　口吻旁稍下四分。足阳明胃经。

风火牙牙痛,用:细辛、石膏、青盐、独活(漱口)。

牙关脱臼

【牙关脱臼,颊车、合谷最妙,百劳、承浆次之。】

颊车　耳下一寸向前。足阳明胃经。

百劳　一椎上陷中。督脉。

承浆　下唇下。足阳明、任脉之会。

合谷　十指交叉食指尖尽处。手阳明大肠经。

妇女杂症

【妇女杂症,会阴、中极、阴交、气海,治阴户肿痛之至妙之穴也。】

阴户肿痛症因交媾时风入肺部

(刺)会阴　阴户头曲骨下一寸。任、冲、督三脉所起。

中极　脐下四寸。足膀胱之募。

(泻)阴交　脐下一寸。冲任脉、少阴之会。

气海　脐下一寸五分。任脉之募。

月水断绝

【月水断绝所取各穴虽是,但不如中极为妙耳。】

中极　脐下四寸。任脉之募。

(泻)合谷　十指交叉食指尖尽处。手阳明大肠经。

带脉　脐上二分左右开七寸五分。足少阳胆经。

三阴交　内踝上三寸。足太阴脾经。

肝俞　九椎下开一寸五分。足太阳膀胱经。

肾俞　十四椎下一寸五分。足太阳膀胱经。

若血枯闭,加灸:腰俞尾尻骨上窊中,即二十一椎;刺:委中。

月 水 不 调

【气海、中极为月水不调之佳穴也。】

气海　脐下一寸五分。任脉之募。

天枢　脐两旁各开二寸。足阳明胃经。

中极　脐下四寸。足膀胱之募。

带脉　脐上二分左右开七寸五分。足少阳胆经。

章门　脐上二寸开六寸。足厥阴肝经。

昆仑　外踝后五分。足太阳膀胱经。

间使　掌后三寸两筋间中。手厥阴心包经。

石门忌针灸,恐不生育。

月 经 不 止

【月经不止谓之过多,用此三穴无益,不如气海、中极为可。】

(刺)隐白　足大指内侧去甲后五分三厘,本节横纹头。足太阴脾经。

中极　脐下四寸。任脉之募。

(刺)太冲　足大指后二寸。足厥阴肝经。

阴交　脐下一寸。任脉。

室女月水不调,或有脐腹疼痛:肾俞、阴交、关元。

经 期 无 定

【经期无定所用之穴近是,而中极、气海为佳。】

中极　脐下四寸。任脉之募。

气海　脐下一寸五分。任脉之募。
(补)三阴交　内踝上三寸。足太阴脾经。
(刺)独阴　足二指下横纹中。太阳脉所出。
肾俞　十四椎下一寸五分。足太阳膀胱经。

妇人少乳

【妇人少乳须要调胃，非中脘、建里、气海为然。】
少泽　手小指外侧角二分。手太阳小肠经。
合谷　即虎口。手阳明大肠经。
膻中　乳中。任脉交会之处。

乳被孩吹，甚痛：
(刺)少泽　手小指外侧角二分。手太阳小肠经。

虚损带下其人形瘦

【虚损带下以火针刺关元、气海、中脘为无定妙法耳。】
百劳　一椎上陷中。督脉。
关元　脐下三寸。任脉。
阴交　脐下一寸。任脉。
肾俞　十四椎下一寸五分。足太阳膀胱经。

赤白带下

【赤白带下所用之穴俱可，气海、阴交、中极、关元为最佳。】
气海　脐下一寸五分。任脉之募。
阴交　脐下一寸。冲任脉、少阴之会。
中极　脐下四寸。足膀胱之募。
肾俞　十四椎下开一寸五分。足太阳膀胱经。

白环俞　二十一椎下开二寸。足太阳膀胱经。
关元　脐下三寸。任脉。
(赤带刺)小肠俞　十八椎下开一寸五分。足太阳膀胱经。

妇女痨疸

【妇女痨疸为内伤有积之病,取此外因之穴何用,然而犹有关元一穴为可用者,又不可不知也。】
心俞　五椎下开一寸五分。足太阳膀胱经。
关元　脐下三寸。任脉。
至阳　七椎下。督脉。
肾俞　十四椎下一寸五分。足太阳膀胱经。
然谷　内踝前大骨下。足少阴肾经。
劳宫　手心。手厥阴心包经。
大陵　掌后横纹中。手厥阴心包经。
至阴　小指外侧甲角。足太阳膀胱经。

多　产

【多产依用古说,依样画葫芦,余不之取也。】
石门　脐下二寸。任脉。
(泻)三阴交　内踝上三寸。足太阴脾经。
此穴禁灸、禁针,除多产外切勿轻用。

难产 横生,足小指灸三壮

【难产所用之穴还是古法,余无实验,不敢谬评一语。】
(刺)独阴　足二指下横纹中。太阳脉所出。
合谷　十指交叉食指尖尽处。手阳明大肠经。
(泻)三阴交　内踝上三寸。足太阴脾经。

昆仑　外踝后五分。足太阳膀胱经。

横生灸右脚小指头,三壮神效。

子死腹中:
大黄二钱,麝香二分。

如产时交骨不开:
坎版①(炙)一钱,血余一钱,煎服之。

胎衣不下 死胎不下同治,用当归和酒吞,治子死腹中并倒产

【胎衣不下,以火针刺中极、关元,为无上之妙法也。盖火针能收胞室之风寒耳。】

中极　脐下四寸。足膀胱之募。
(泻)三阴交　内踝上三寸。足太阴脾经。
(刺)独阴　足二指下横纹中。太阳脉所出。
(重)外关　腕上二寸。手少阳三焦经。
(泻)列缺　二手交叉食指尖。手太阴肺经。
(泻)太冲　二足大指本节后二寸。足厥阴肝经。
照海　内踝下四分。足少阴肾经。
(重)公孙　足大指本节后一寸内侧。足太阴脾经。

产后血块痛

【产后血块痛,气海为然,而支沟、三阴交诸穴何用哉?】
气海　脐下一寸五分。任脉之募。

---

① 坎版:即龟板。

阴交　脐下一寸。任脉
血晕不省人事灸五壮。
支沟　腕后三寸。手少阳三焦经。

产后脐腹痛恶露不已

【产后脐腹痛恶露不已,用水分、关元、气海、阴交,为不称之法也。】

水分　脐上一寸。任脉。
(重)关元　脐下三寸。任脉。
中都①　中指无名指间。足厥阴肝经。
(刺)至阴　足小指外侧甲角。足太阳膀胱经。
阴交　脐下一寸。冲任脉、少阴之会。
气海　脐下一寸五分。任脉之募。

血崩血漏灸后必须服上载之药②二帖可愈

【血崩血漏为内伤积滞,关元、中极、子宫、阴交是也,为外感者,其余诸穴可耳。】

关元　脐下三寸。任脉。
中极　脐下四寸。足膀胱之募。
然谷　内踝前第二侧骨。足少阴肾经。
子宫　中极两旁开三寸。子宫穴,若妇人不孕,穴重灸。任脉。
阴交　脐下一寸。冲任脉、少阴之会。
肾俞　十四椎下开一寸五分。足太阳膀胱经。

---

① 中都:穴名有歧义,一为足厥阴肝经穴,位于内踝上七寸。一为经外奇穴,位于中指无名指间。此处当以足厥阴肝经之中都为是。
② 上载之药:所指不明,存疑待考。

大敦　大指端去甲。足厥阴肝经。
太冲　足大指本节二寸。足厥阴肝经。
血海　膝上三寸横量二寸五分。足太阴脾经。

血迷血晕

【血迷血晕为外感者，人中、支沟；为内伤者，阴交及三阴交也。】
（刺）人中　上唇之中。督脉。

产后血晕，全用补法：
支沟　腕后三寸。手少阳三焦经。
阴交　脐下一寸。冲任脉、少阴之会。
三阴交　内踝上三寸。足太阴脾经。

小儿急惊风泻法，其病状手足搐、目直视

【小儿急惊风者，因惊而得也，腹有惊积，非此等之穴所能痊愈耳。】
（刺）印堂　眉中。奇穴。
百会　耳尖直上天顶。督脉
（刺）中冲　手指甲后二分。手厥阴心包经。
（刺）攒竹　眉头陷中。足太阳膀胱经。
（刺）前顶　眉中量上六寸五分。督脉之募。
（泻）大敦　足大指甲后二分。足厥阴肝经。
（泻）太冲　足大指本节后二寸内侧。足厥阴肝经。
合谷　十指交叉食指尖尽处。手阳明大肠经。
（泻）行间　大足指本节内侧，与内庭并。足厥阴肝经。

急惊　用泻法（手足搐搦目直视）。
慢惊　用补法（开口吐沫手足搐）。

小儿数岁不语（灸心俞七壮），心窍不开故也。

小儿慢惊风补用法

【小儿慢惊风病，多是内伤有风之病，取此等之穴固佳，然慢惊多泻利之病，恐非中脘、气海不可耳。】

三阴交　内踝上三寸。足太阴脾经。

尺泽　肘弯横纹中。手太阴肺经。

（刺）攒竹　眉头陷中。足太阳膀胱经。

（泻）大敦　足大指甲后二分。足厥阴肝经。

脾俞　十一椎下开一寸五分。足太阳膀胱经。

（刺）人中　上唇上中。督脉。

百会　耳尖直上天顶。督脉。

上星　眉中直上四寸（不宜多灸）。督脉之募。

凡慢惊将危，不能言，先灸：

三阴交　内踝上三寸。足太阴脾经。

眼闭

瞳子髎　去眦自外五分。太阳、少阴之会。

牙闭

（泻）颊车　耳下一寸向前。足阳明胃经。

口眼均闭

（泻）迎香①　鼻孔门口高起处。手阳明大肠经。

---

① 迎香：据后文定位，当为内迎香。

小儿龟背 初起灸下穴

【小儿龟背、小儿龟胸二症皆因膈间气积不下所致,以温针刺上脘,久久留针,屡次行之可使其积自胸部降下而愈,不可忽也。】

肺俞　三椎下开一寸五分(每日灸七壮)。足太阳膀胱经。

小儿龟胸 初起灸下穴

乳根　乳下一寸六分,仰取之。足阳明胃经。
外丘　外踝上七寸。足少阴肾经。

小 儿 吐 乳

【小儿吐乳用中庭或是耳。】
中庭　膻中下一寸六分。手太阴肺经。

小 儿 黄 瘦

【小儿黄瘦多是乳积所致,宜针建里等穴,用药宜通便治之可耳。】
肾俞　十四椎下开一寸五分,七壮。足太阳膀胱经。

小儿夜啼,黑牵牛研末,水调敷脐上。
小儿头疮,生芝麻口嚼涂。
小儿秋痢,柿饼食之。
小儿口疮及龈烂,皆以劳宫一穴。
小儿痘出眼中,田鸡胆点之。

脐　　风

【脐风用穴或者可也,至如脐中流水,全用千锤膏一张帖之

可愈。】
　　神阙　　脐中（用姜片名雷公丹灸）。任脉所会。
　　然谷　　（禁针）内踝前大骨下。足少阴肾经。

方
脐上出水，用槟榔研末，加冰片掺上即愈。

　　小儿牙疳 牙疳一症，名目甚多，其病一时难愈，若轻，极易也
【小儿牙疳亦有症瘕可愈一切之病矣。】
　　（刺）龈交　　门牙中间。督脉。
　　（灸）地仓　　口吻旁稍下四分。足阳明胃经。
　　（灸）承浆　　下唇下（灸七壮）。足阳明、任脉之会。

方
煅人中白一钱，铜绿二分，麝香二厘。共为末，先用茶洗净，将此药搽患处。一日三次，三日而愈。
　　又方　　白狗屎内取其骨，冰片少许，青黛，研末擦牙。
　　又方　　或用葱连根捣烂，加醋浸贴，男左女右足心。
　　又方　　野苋菜露天下霜雪经过，焙干成灰，加冰片吹入牙根。
　　又方　　人中白一钱，黄柏一钱，薄荷五分，冰片一分，青黛一分。或独用胆矾烧酒，研末擦牙。

　　痈疽 初起无头，可湿泥涂之，先干处用蒜钱贴之，灸七壮可也
【痈疽用此治法失之远甚，余用火针刺疮，自始至终不用汤散药治之也，治法见余《医林说真》。】
　　风门　　二椎骨下开一寸五分。足太阳膀胱经。
　　肝俞　　九椎下开一寸五分。足太阳膀胱经。

膈俞　七椎下开一寸五分。足太阳膀胱经。

痨伤症，加：
膏肓　（十四壮）四椎下五椎上开三寸。足太阳膀胱经。

下疳阴疮：
用炉甘石煅五钱，醋淬五次，加儿茶末五分，麻油调敷。

皮癣极痒而痛：
火酒、胡椒，浸液刷之能效。

肿　　胀

【肿胀之症，乃气水之积见于胃中也，当其人身机灵未坏，先以火针深刺其建里、中脘、气海等穴可愈。】

（泻）复溜　足内踝除踝量上一寸后五分，与太溪直。足少阴肾经。

中封　足内踝前一寸五分。足厥阴肝经。

神阙　脐中。任脉所会。

又
灸足二指一寸五分。任脉。
（泻）水分　脐上一寸（各加艾火自然消）。任脉。
神阙　脐中。任脉所会。
（泻）复溜　足内踝除踝量上一寸后五分。足少阴肾经。

肿面：（刺）人中、（灸泻）复溜、（灸泻）合谷。复溜穴除肿有神效。

复溜一穴多灸艾火用泻法,水肿病甚佳。

全躯肿胀:
气海、三里、曲池、合谷、内庭、行间、三阴交。
又用　燥鸡屎炒黄一斤,加陈酒一斤煎汤,去渣,饮下一刻,腹鸣便下。

心　寒　冷

【心寒冷、心虚胆寒二症,用火针刺中脘、气海、建里、关元等穴。】

少泽　手小指外侧甲角二分。手太阳小肠经。

心　虚　胆　寒

少冲　手小指内侧去甲一分刺一分(灸一壮)。手少阴心经。

乳痈初生时灸痛处

【乳痈刺穴迂阔甚者也,不如用火针刺疮为妙也,其详法见余《针灸新法》①、《医林说真》书中,不许用药可以愈也。】

膻中　乳中。任脉交会之处。
大陵　掌后横纹中。手厥阴心包经。
少泽　手小指外侧甲角二分。手太阳小肠经。
(刺)委中　(禁灸)腘中尖约纹,动脉陷中。足太阳膀胱经。
三里　膝下三寸。足阳明胃经。
下廉　膝眼下九寸。足阳明胃经。

---

① 《针灸新法》:《中国中医古籍总目》中未见,据《金针百日通·序》记载,为民国时期山西王可贤撰著,因卷帙较巨,经张俊义节选刊行,题名为《金针百日通》。

临泣　足小次指歧骨后陷中。足少阳胆经。

疔　疮

【疔疮刺穴乃间接之治法也，不如当疮上用火针深刺或刺数针，乃直接无上之妙法也。】

临泣　足小次指歧骨后陷中。足少阳胆经。

太冲　足大指本节内侧后二寸。足厥阴肝经。

少海　肘内廉屈肘大骨外去肘五分。手少阴心经。

(刺)委中　(禁灸)腘中尖约纹动脉陷中。足太阳膀胱经。

行间　足大指本节前小骨尖，其穴居中。足厥阴肝经。

通里　掌后一寸陷中。手少阴心经。

曲池　肘弯纹尖。手疔。手阳明大肠经。

三里　膝下三寸。背疔。足阳明胃经。

合谷　十指交叉食指尖尽处(头面口疔)。手阳明大肠经。

方

山慈菇米醋磨。若覆船疔、反船疔，此恶症危险，一日即死。宜急取小人蛔虫，和百草灰捣贴立愈。或用食饭二粒捣，可内服解毒汤。

浑　身　生　疮

【浑身生疮以疥癣疮为多，以火针但刺其疮，不必取穴可愈，此余之创法也。】

曲池　肘弯纹尖。手阳明大肠经。

(足)三里　膝眼下三寸。足阳明胃经。

合谷　十指交叉食指尖尽处。手阳明大肠经。

行间　足大指本节前小骨尖，其穴居中。足厥阴肝经。

若身发浮肿
(灸)三阴交　内踝上三寸。足太阴脾经。
(灸)内庭　足大指次指上一寸。足阳明胃经。

若手生疮：
劳宫　手心，三壮。

大脚风要痛时灸之极灵

【大脚风不全是外风所致，外风用此等穴可也，亦有内积所致者，只观其积在腹之何处，然后用火针自积上深刺之，脚风可愈。】

行间　大指本节外侧小骨尖。足厥阴肝经。
太冲　大指本节后二寸内侧。足厥阴肝经。
太溪　内踝后五分。足少阴肾经。
丘墟　外踝前五分。足少阳胆经。
临泣　小指次指歧骨间。足少阳胆经。
昆仑　外踝后五分。足太阳膀胱经。
绝骨　外踝上三寸。足少阳胆经。
三阴交　内踝上三寸。足太阴脾经。
阳辅　除外踝量上四寸。足少阳胆经。
阳交　外踝上七寸。足少阳胆经。
三里　膝眼下三寸。足阳明胃经。

脚气生疮若肿痛宜用泻法

【脚气生疮亦有癥瘕，在胃中者，刺胃诸穴；若无癥瘕，只刺其疮也。】

治寒湿脚气
三阴交　内踝上三寸。足太阴脾经。

绝骨　外踝上三寸。足少阳胆经。
三里　膝眼下三寸。足阳明胃经。
照海　内踝下四分。足少阴肾经。
昆仑　外踝后五分。足太阳膀胱经。
京骨　足外踝前核骨下，赤白肉际陷处。足太阳膀胱经。
申脉　外踝下五分。足太阳膀胱经。

肩背红肿疼痛

【肩背红肿疼痛，所取之穴亦通，但不如针灸于红肿疼痛上为妙也。】

膏肓　四椎下五椎上开三寸。足太阳膀胱经。
肺俞　三椎下开一寸五分。足太阳膀胱经。
肩髃　肩尖骨下，动摇自知。手阳明大肠经。
风门　二椎下开一寸五分。督脉之募。
中渚　手无名指本节后陷中。手少阳三焦经。
俱用泻法。

肩背痛

(重)手三里　曲池斜外二寸。

鹅掌疯 小儿口疮，小儿龈齿，均灸劳宫

【鹅掌风用此穴极佳。】

劳宫　手中以无名指屈掌弯指尖。手厥阴心包经。
此穴惟痰火口疮、手疮。俱有灵验。

方

活蟹煮汤洗数次自愈。

又方

热豆腐浆洗之自效。

浑 身 红 丹

【浑身红丹以火针自红丹处点刺之亦可愈也。】

百会　耳尖直上天中。督脉。

曲池　屈手拱胸肘弯纹尖陷中。手阳明大肠经。

委中　(禁灸)腘中二紫筋中。足太阳膀胱经。

足三里　膝眼下三寸两筋间。足阳明胃经。

跋

予少习针灸学,自忘非才,尝有所述作。前岁加入东方针灸学社,读嵊县周复初先生所著《针灸秘授全书》而善之。爰①摅②所得,加以商榷,非敢佛头着粪③也,聊以效野人献曝④之微意云尔。至于所见不同之处,则骨鲠在喉,不吐不快。读者参互而读,或可稍作涓埃⑤之助尔。

中华二十三年三月　平陆王可贤亚卿识

---

① 爰:于是。
② 摅(shū):抒发。
③ 佛头着粪:比喻美好的事物被亵渎、玷污。常用于谦称自己的文字侮弄了别人的大作。
④ 野人献曝:谦辞,比喻贡献的不是珍贵的东西。
⑤ 涓埃:细流与微尘,比喻微小。

针灸穴道经验汇编

黄云章 口授 罗祖钰 补注

郦守兰 校注

校注说明

一、本书以上海中医药大学图书馆藏抄本《针灸穴道经验汇编》为底本,采用简体横排,新式标点断句,内容尊重原貌。底本封面书名原作"针灸经验穴症汇编",目录前标注为"针灸穴道经验汇编"。据上海中医药大学馆藏目录及薛清录《中国中医古籍总目》均作"针灸穴道经验汇编"。

二、底本目录与正文标题出入较大,已重新调整。正文标题过长,则据目录另补标题。原标题加( ),另起一行。目录与正文互参订正,前后一致。

三、本书原文段落,根据内容作适当调整。

四、凡底本中异体字,径改不出注,如"岰"改作"岖","呌"改作"叫","觧"改作"解"。对较难理解的词语,酌加注释。对疑似错误的字词,出注存疑。

五、对不规范的专业术语(包括异体字和错字),病名如"麻痺"改作"麻痹",穴位名如"大渊"改作"太渊","太谿"改作"太溪","肩髃"改作"肩髃","郗门"改作"郄门","夹白"改作"侠白";中药名称,如"水片"改作"冰片"。

六、小字双行夹注及眉批部分,用( )表示,独立成段。

七、本书为名医口述,门人记录,经验用穴颇多。如手八穴、足八穴、内外昆仑、颈大筋、中脘通关、尺泽通关、内患穴、四花穴、天应穴、还阳九针、十二大穴、品字针、鸡爪针,可考资料尚少,不进行过多阐述,仅存疑待考。部分穴位,可参照书后"腧穴图"。

八、本书下编腧穴定位,亦有与今不同者。如下卷"足太阳膀胱经"背俞穴,从大椎至白环俞,均标注为几椎下"旁开二寸",与现代规范定位"旁开 1.5 寸"有异。中府穴,本书定位在"云门下一寸六分"。《针灸甲乙经》作:"在云门下一寸,乳上三肋间陷者中,动脉应手"。《备急千金要方》云:"在云门下一寸,一云一寸六分。乳上三肋间,动脉应手陷中"。府舍、腹结、大横、腹哀诸穴定位,参见《针灸集成》。四满、中注、肓俞、商谷等穴,又可参见《针灸甲乙经》《针灸资生经》《针灸大成》等。历代医家,众说不一。因此,非明显错误,不予改动。腧穴考证类书籍亦可参,不作繁琐出注。

对定位描述有差异的穴位,如"二白"穴,在上下卷"光眼瞎子"部分,分别描述为"掌后横纹上三寸,两筋中间,筋内一针,筋外一针"和"内关上一寸,各一针四分",在书后腧穴图中,标示为"去脉下横纹上四寸,手膊大筋内"。为作者经验用穴,请前后互参,不作繁琐出注。

《针灸穴道经验汇编》目录

序 ……………… 859

口授秘诀九十六种 ……… 861
  头部 ……………… 861
    一、头旋 ……… 861
    二、鼻塞不闻香臭
    ……………… 861
    三、酒糟鼻 ……… 861
    四、鼻衄（流鼻血）
    ……………… 862
    五、偏头风 ……… 862
    六、光眼瞎子 …… 862
    七、眼痛 ……… 863
    八、眉骨风 ……… 863
    九、眉麻痹 ……… 863
    十、印堂作冷 …… 864
    十一、耳聋 ……… 864
    十二、耳内流脓 … 864
    十三、牙痛 ……… 865
    十四、牙痛治法
    ……………… 865
    十五、牙缝流血
      不止 ……… 865
  喉症 ……………… 866
    十六、喉症 ……… 866
    十七、白蛾 ……… 866
  膺腹部 …………… 866
    十八、建里一带痛
    ……………… 866
    十九、胸腹各穴
      打伤 ……… 867
    二十、乳上痛 …… 867
  背部 ……………… 868
    二十一、背胀 …… 868
    二十二、腰痛 …… 868
  手足部 …………… 868
    二十三、鹅掌风
    ……………… 868
    二十四、软脚症
    ……………… 869

二十五、脚气冲心 …………… 869
二十六、鹤膝风 …………… 869
二十七、足两大指离爪甲少许色青黑肿痛 …………… 870
二十八、手足皮色生斑点及麻木无力 …………… 870
二十九、痘后久坐，足不能伸 …………… 870
风症 …………… 871
三十、中风预防法 …………… 871
卅一、中邪风症 …………… 871
卅二、风瘫症 …………… 871
卅三、马上风 …… 872
卅四、中风中痰 …………… 872
卅五、中风 …… 873

气部 …………… 873
卅六、气肿 …… 873
卅七、疝气 …… 874
卅八、气促 …… 874
卅九、气短 …… 874
痧症部 …………… 875
四十、痧痧① … 875
四一、绞肠痧 … 875
四二、彪蛇痧 … 875
四三、脚肚痧 … 876
大小便部 …………… 876
四四、痢症 …… 876
四五、小便不止 …………… 876
四六、缩阳症 … 877
四七、缩阴症 … 877
四八、遗精 …… 877
四九、轻痢症 … 878
妇科 …………… 878
五十、子冲母症 …………… 878
五一、闭经 …… 878
五二、经水不调 …………… 879
五三、血崩② …… 879

---

① 痧痧：原作"痧症"，据正文改。
② 血崩：原作"崩症"，据正文改。

五四、热入血室 …… 880

五五、经逆行 …… 880

五六、产后血停成瘀或血膨（即膨胀症） …… 880

五七、流白带 …… 881

小儿科 …… 882

五八、小儿急症 …… 882

五九、慢惊风 …… 882

六十、月儿脐风 …… 883

六一、小儿腹泻 …… 884

六二、小儿积症 …… 884

六三、小儿疳症 …… 884

伤寒部 …… 885

六四、伤寒症 …… 885

六五、大热症 …… 885

六六、疟疾 …… 886

六七、房后感感后房 …… 887

六八、浑身肉痛 …… 887

六九、哮症① …… 888

七十、痨症 …… 888

危急部 …… 889

七一、急症 …… 889

七二、尸厥 …… 890

七三、霍乱 …… 890

七四、邓宪章先师传授起死回生法 …… 891

七五、鼠疫症 …… 891

七六、又治鼠疫症法 …… 893

七七、麻脚瘟 …… 893

疮科 …… 893

七八、下颚空处生疮毒 …… 893

七九、蛇头疮蚌壳疮 …… 894

八十、瘰疬 …… 894

八一、肠痈 …… 895

八二、悬痈 …… 895

八三、被蛇咬伤 …… 895

八四、蛇疮 …… 895

---

① 哮症：原作"哮喘"，据正文改。

八五、面生风毒及虫毒 …… 896
八六、体虚两腿生疮溃烂 …… 896
八七、老鼠偷粪门 …… 896
八八、乳痈乳核乳岩 …… 897
八九、暗疹症 …… 897
九十、腰花 …… 897
杂症 …… 898
九一、隔食 …… 898
九二、鬼邪 …… 899
九三、山岚瘴气湿热上潮周身 …… 899
九四、疯癫症 …… 899
九五、水肿已穿症 …… 900
九六、又水肿 …… 901

针灸经验穴症汇编(下) …… 902
手太阴肺经 …… 902
足太阴脾经 …… 902
手少阴心经 …… 903
足少阴肾经 …… 904
手厥阴包络经 …… 905
足厥阴肝经 …… 906
手少阳三焦经 …… 906
足少阳胆经 …… 907
手太阳小肠经 …… 909
足太阳膀胱经 …… 910
手阳明大肠经 …… 913
足阳明胃经 …… 914
任脉 …… 916
督脉 …… 917

急症治法 …… 919
各种急症 …… 919
腰痛 …… 919
偏头风 …… 920
齇鼻[①] …… 920
眉骨风 …… 920
眉麻痹 …… 920
面生风毒及虫毒 …… 920
痧症 …… 920
绞肠痧 …… 921
鸡毛癀 …… 921
彪蛇痧 …… 921
脚肚痧 …… 921

---

① 齇鼻：病名，酒皶鼻，也称酒渣鼻、红鼻子。上卷作"酒糟鼻"。

鼻衄 …… 922	大腿丫内一它 …… 929
鼻塞不闻香臭 …… 922	蛇头疮 …… 930
风热脚气症 …… 922	麻脚瘟 …… 930
下颚生瘤及疮毒 …… 922	脚气冲心 …… 930
小儿腹泻 …… 923	各症气痛 …… 930
角弓反张 …… 923	小便不正 …… 931
痞块 …… 923	牙缝流血 …… 931
坛臟 …… 924	牙齿痛 …… 931
足大指青黑 …… 924	喉蛾 …… 931
预防中风 …… 924	白喉 …… 932
缩阴、缩阳及泄不止 …… 924	黄肿已穿 …… 932
	小儿急症 …… 932
大肠热或大肠下血及痔疮 …… 925	脚软 …… 933
建里附近内痛 …… 925	头旋 …… 933
脐至下脘大根隆起 …… 925	哮症治法 …… 933
	中风（口鼻歪斜）…… 934
眼毛入眼 …… 926	两腿生疮 …… 934
小儿疳积 …… 926	疯癫 …… 934
小儿积症 …… 926	老鼠偷粪门 …… 935
鼠疫 …… 926	晕针 …… 935
中风邪 …… 928	光眼瞎子 …… 936
心迷乱 …… 928	手足不仁 …… 936
搭手痈 …… 928	鬼邪症 …… 936
附右边小腹下有一大根，起伏作痛不可忍 …… 929	禁穴 …… 937
	鹅掌风 …… 937
	浑身肉痛 …… 937
	气短及气促 …… 937

要穴 …………………… 938	周身不安 …………… 943
气衰脱骨 ……………… 938	小儿四五岁不言 …… 943
咽喉症 ………………… 938	阳虚无子 …………… 943
五痫症 ………………… 938	霍乱惊风转筋反张
癥症 …………………… 939	…………………… 943
咳嗽症 ………………… 939	石淋 ………………… 944
头痛头晕偏头通治	血淋 ………………… 944
…………………… 939	热淋 ………………… 944
呕泄症 ………………… 939	乳痈 ………………… 944
疟疾 …………………… 939	小肠疝 ……………… 944
眼痒痛 ………………… 940	吐血唾血 …………… 945
胸膈痞结 ……………… 940	鼻塞 ………………… 945
腹坚胀 ………………… 940	小儿吐乳 …………… 945
梦遗失精 ……………… 940	大便闭塞 …………… 946
膀胱气疼 ……………… 941	小腹胀满 …………… 946
小腹疼(参后奔豚) … 941	腹内瘀血 …………… 946
尿血 …………………… 941	鼻衄 ………………… 946
四肢浮肿 ……………… 941	阴卵偏大入腹痛 …… 946
赤白痢 ………………… 941	痰积成块 …………… 946
膝肿(不能曲折) …… 941	奔豚气 ……………… 947
食不化 ………………… 942	腹中积聚,气行上下
五淋七症(白浊) …… 942	…………………… 947
五痫吐沫 ……………… 942	痞块 ………………… 947
浮肿及膨胀 …………… 942	脐下结块如盆 ……… 947
伤寒 …………………… 943	伏梁(及奔豚积聚)
心膈、头、四肢热,	…………………… 947

序

　　是编乃黄师历年行针经验,讲学时所口授,而门人记之者也。时黄师年已七十,撮经指要垂训,固已谆谆,而抑后提前受教,终难了了。况仓捽①记录,错落滋多,本旨虽存,真诠未见,毫厘千里,不可惜乎?罗君宪箴独具匠心,以针法自古秘传,近今绝学。幸逢法会②,得遇明师。真法③未真,何以阐扬师训?妙中求妙,庶资启发后来。追求既渎④师神,随请⑤终嫌龙首⑥。乃本心传,循序编列。于穴道不稍增删,于病源详加注释,精心考求,括为成本。呈黄师阅之,所⑦然喜曰:针刺之道,于斯大备,谨守吾法,万叫万灵,尔其宝之,毋怠厥志。是编既成,名曰黄师亲授要诀。枢亦师事黄老而未卒业者,承罗君不弃,出书示之。枢读之,不啻亲炙师授,而益有所得焉,因志之,以纪其实。

　　　　　　时民国戊辰年三月既望龙城弟子沈赞枢谨识

---

① 捽:疑当作"猝"。
② 法会:佛教为说法、供佛、施僧等而举行的仪式、集会。
③ 真法:佛法。此处指针灸真法。
④ 渎:谦辞,冒犯、不敬。
⑤ 随请:或与前句"追求"义近,取"追问""追究"义。
⑥ 龙首:或为"龙首豕足"之略语,谓对书义的解释与原旨相去甚远。
⑦ 所:疑当作"忻"。"忻"通"欣"。

口授秘诀九十六种

头　部

一、头旋

此症头昏眼花，脚立不定，或因寒热风痰，或因劳神过度，或夜深失眠，或醉饱不避风寒而卧，贼风串入经络，上犯头部，宜防倒地变中风症。

治法

百会、风府、风池、上星、太阳、上脘、中脘、气海、三焦俞、小肠俞、肾俞、尺泽、合谷、手八穴、足三里、太冲、涌泉、足八穴。以上各穴均针灸，或补或泻，以病人强弱而定之。

二、鼻塞不闻香臭

此症是风寒侵入肺家而不能解，以致肺管闭塞，或毒气灌入脑户致成此症。

治法

迎香（忌灸）、合谷。不效加风府、百劳、水沟、太渊。

三、酒糟鼻

此症因饮酒过度，受湿太重，因湿成热，蒸入脾肺，又受肝火上炎，致鼻上红色有点，内含白汁如酒糟状，去而复生。

治法

脾、肝、肺各俞①,阿是穴(浅针)。不效,加迎香、禾髎。

四、鼻衄(流鼻血)

此症是血气上壅,阴阳不能升降,肝不藏血,血热妄行,乃血气不顺之症。

治法

百会,风府,哑门(忌灸),上星,大、二、三椎②,百劳,肝、小肠各俞,尾闾③,十四椎下各开一寸(针及灸),合谷,足三里。以上各穴温火封口,不可大热多灸。

五、偏头风

此症因感受邪风串入脑户,或睡时被窗门缝风刺入,亦有痰饮停滞胸膈者。发时连臂肉痛,手足沉冷,久而不治,变为瘫痪。治此症宜防昏针之弊,必使人扶定勿跌地。下重者,先针人中、丹田④、承浆,多灸之。

治法

百会,风府,风池,太阳,大椎,大筋,肝、胃、脾各俞,手三里,曲池,尺泽,列缺,合谷,足三里,内、外昆仑,三阴交,阿是穴(多针灸)。

六、光眼瞎子

此症因水火不济,肾气虚弱,命火精气衰弱,平时不知养惜,又

---

① 脾、肝、肺各俞:即脾俞、肝俞、肺俞。足太阳膀胱经背俞穴的缩写,下同。
② 大、二、三椎:督脉穴。第一至第三颈椎棘突下,自大椎起,二椎、三椎,共三穴。下同。
③ 尾闾:长强穴。见《古今医统大全》。
④ 丹田:石门穴之别称,亦指气海、关元。因后文中,丹田与气海、丹田与关元在多个条文中同时出现,故知本文之"丹田"非"气海"、"关元",即指石门穴。

有因父母精血虚弱得于先天者,老年生子多患此症。

治法

百会,攒竹,丝竹空,外眦,承泣,睛明,临泣,扬白①,曲差,太阳,肾俞,十三椎下、十四椎上陷中各开一寸(补),二白(掌后横纹上三寸,两筋中间,筋内一针,筋外一针),三焦俞,手三里,合谷,足三里,足光明,灸手大、小骨空(手大指小指第一节,屈指取之)。

七、眼痛

此症因肾水亏损,心火上炎,肝不能制,心肝二血不能归原,血气上壅,灌注瞳人,红肿作痛。

治法

百会,风府,风池,临泣,攒竹,内眦,丝竹空,外眦,手二白,大小骨空(灸三壮),两乳平行至背脊各开二寸,十三椎下各开一寸,肝、肾、肺各俞,足三里,足光明(浅针,慎之)。

八、眉骨风

此症因外感风寒,太阳经受邪,由手上头,串入眉骨作痛,如系火痛,则牵引满头均痛,不过眉骨间痛甚耳。

治法

阿是穴,三阴交,内、外昆仑。

九、眉麻痹

此症原人体质虚弱,风湿侵入筋络②,为麻痹,不治将变头

---

① 扬白:穴名。据主治症及相关配穴,当作"阳白"。
② 筋络:一般作"经络",即风湿侵入经络。下同。

风症。

治法

阿是穴（灸）、中脘。不效加风府、风池。

十、印堂作冷

（印堂麻痹作冷，中脘三焦作胀噎）

此症因寒湿积滞中焦，上下不通，丹田气弱火衰，放①三焦胀噎，实有中风之底。

治法

百会、上星、人中、承浆、天突、丹田、中脘通关、大椎、尺泽通关、合谷、足三里、太冲、涌泉。

十一、耳聋

此症有风火肝火及水亏火旺，因之闭窍者；或肾经虚败，气血耗散；或伤寒不解。耳尚鸣者，可治；不鸣者，难治。

治法

百会、风府、风池、听会、耳后穴、气海、肝、肾俞、尺泽通关、列缺、合谷、足三里、外昆仑、申脉、太冲。若生耳后痈，加开天应穴，余同上。

十二、耳内流脓

此症小儿居多，因洗浴时污浊之水灌入耳内而成，若在大人则剔耳触动耳黄，耳扒带有毒气，亦有因水灌入者，总之实因本身有毒气，故成此症，日久不治，能致耳闭②不闻。

---

① 放：至。或作"致"，形近误。存疑。
② 闭：原字不清，据文意补。

治法

百会、风府、风池、耳尖、耳后穴、列缺、合谷、足三里,耳后前多灸。又方,用汾酒洗净脓水,以冰片点之即愈。

十三、牙痛

牙齿为肾之余,肾气充满,无牙齿之痛。肾气衰弱,虚火乘之;或燥恕①,肝火上升;或多食燥物,胃火上升;或风火皮②甚,而主虫蚀作痛,无非肾虚所致。

治法

百会、风府、风池、头维、太阳、地仓、颊车、肝俞,左右牙痛灸左右内踝。

十四、牙痛治法③

又治法

百会,天仓,地仓,颊车,肝俞,胃、胆、肺、肾各俞(肾俞不灸,如针出黑血多,泻之)。又看牙内红肿,针使流尽毒血,痛处多针,用冷水漱口,吐其毒,勿吞,即愈。

十五、牙缝流血不止

肾经虚败,上盛下虚,热毒上犯,平时食燥物太多以致肾气冲动,督脉或感受热毒,冲动肾气,流血至两天不止必死,非寻常症也。

治法

大、二、三椎,颈大筋,心、脾、三焦、肾各俞,绝骨,膏肓俞,足三里。

---

① 燥恕:疑误,据文意当作"躁怒"。
② 皮(qián):同"虔",劫掠。
③ 牙痛治法:底本无,据目录补。

喉　症

十六、喉症

喉症,危症也。无论生疮或单蛾、双蛾、白喉及红肿作痛皆足致命,倘不速治,或治不得法,二三日后不进饮食则危矣。

治法,先用箸①将针扎紧,探入喉,针之,使其脓汁毒水放出。用银花、甘草煎水洗口,可愈。其症因脏腑毒气上蒸,或脾胃经火上冲肺管,由肺管上至喉咙,而生种种喉病。生于脾胃者轻,生于脏腑者重。双蛾生喉之两边,单蛾生于一边,其色均红。白喉者,满喉皆白,两日即烂而难治矣。

治法

百会,风府,风池,哑门(忌灸),太阳,大筋,天突,大、二、三椎,肺、膈、肝、脾、肾、大小肠、三焦各俞穴,尺泽,少商,合谷,足三里。

十七、白蛾②

(附:治白喉方)

以指甲用新瓦焙枯存性,研为极细末,加正梅片二分,用纸包,置地下,退去火气,吹患处,甚效。又方,凡喉症最忌发散之物,宜以清降为妥,用川牛膝五钱,煎水,作茶饮,亦救急法。

膺　腹　部

十八、建里一带痛

此症乃寒湿阻滞中焦,脾胃受其侵凌,失转输之力,水火不能交通作痛,又名脘痛。

---

① 箸:筷子。
② 白蛾:原作"附治白喉方"。据目录改。

治法

中、下脘,胃、脾、三焦、大肠各俞,足三里。

如肚脐、下脘之间有大筋直梗,非常疼痛,此是厥阴症,乃阴脉冲动,动至极必死。一起即危,是急症之一种,宜速治之。

治法

天应穴、风市、血海、三阴交、公孙、内庭、太溪、涌泉、会阴。

十九、胸腹各穴打伤

凡打伤作痛,必有瘀血停住于内,阻滞气血,不得流通,跌打药既治不效,针灸可以治之。

治法

天应穴、内患穴、膏肓穴,愈后补丹田。

秘传取伤穴法:倘其人胸部被伤,则其背部对正处,必有痕迹;背部被伤,则胸部对正处,必有痕迹。寻痕迹处治之,神效。

二十、乳上痛

乳乃阳明胃经循引之络,胃本多血,今血脉不通而作痛。如小儿食乳时其口有胎毒,口气喷入乳内而成毒,倘不速治,必成乳痈、乳岩,甚而致于危险。

治法

天应穴(浅针),合谷,大椎,肺、胃二俞,内患穴,膏肓,足三里,三阴交。

如其患处已腐,可用温火药条四周灸之。

又方,若小儿吹乳结聚者。初起时,用芭蕉根或心,切片,约四五分厚,贴患处,干又换之,一二十片,神效。

背　部

二十一、背胀

背乃人身之阳，督脉所系，主畅达而不宜抑郁。若人思虑过度，嗜坐少行动，气不流通，致此生病，最宜调摄，否则为内伤之起点。

治法

肺、肾二俞，两乳平行至背脊各开二寸。

二十二、腰痛

腰者，肾之府，且为足太阳膀胱循行之路，膀胱又为肾之府，若房事过度，肾气虚损，精血枯竭，勉强负重，血气错乱，血不归原，是以腰痛。

治法

肾俞、委中，肾俞以下遍灸之，补泻亦视其人之身体强弱而定。

又法，用竹竖于地上，度与脐中齐，用墨点记，再将此竹移至背正脊，恰到墨点处一针，又各开二寸各一针，多灸之。隔二寸即肾俞，隔三寸即精舍（补）。

手　足　部

二十三、鹅掌风

手掌乃少阴心经循行之路。若心血不足，血不养心，以致中心烦躁，血不润于皮肤，血虚则风生，风盛则热作。此症初起，满掌小疮，其痒非常，脱皮，剥去一层复起一层，久延不愈，是风症之一种。开针时宜防昏针，志[①]之慎之。昏针不论何症，均宜先烧药条预备为要。

---

① 志：记住。

治法

百会、风府、风池、手三里、曲池、神门、外关、手八穴、合谷、阿是穴、心俞、肝俞、足三里。

二十四、软脚症

此症分单软、双软二种,大抵因风湿流于阴阳经络,血气相搏。左属肝肾,右属脾肺,或因大小肠不利,或远行被冷水浸脚,或感受风湿而起,或酒色过度而病,种种不一,以下法治之。

治法

环跳,绝骨,委中,承山,承筋,风市,阴、阳陵泉,丹田,太冲,足三里,足八穴,然谷。

二十五、脚气冲心

此症因大小肠有潮湿积聚,膀胱受寒湿所侵,气不能化,则水气凝滞,浊气上冲。大肠病在左,小肠病在右。若大小肠、膀胱均病,则两脚均肿,皆由饮食不调。如中脘气闭,则食必呕,此即浊气上犯冲心之由。如肿过三里一寸[①],难治;肿过小腹,必死。气肿、水肿均是要症。

治法

天应、中脘通关、神门、合谷、环跳、风市、伏兔、委中、承山、太溪、太冲、涌泉。胃口不开,加脾俞(补)、胃俞、丹田、水分(灸,忌针)。

二十六、鹤膝风

此症因湿热成毒,聚于膝头,气血衰弱不得流通。膝头逐日渐大如瓜,上下逐日渐小,如鹤膝形,以是名症。汤药难治,针灸最良。

---

① 肿过三里一寸:肿势向上,超过足三里穴一寸。

治法

中脘通关、丹田、环跳（每次三针，品字形）、风市、天应（浅花针，如针后发痒，佳）、承山、足三里、足八穴、太冲。

二十七、足两大指离爪甲少许色青黑肿痛

此乃无名肿毒，其痛非常，不能点地，因肠胃受湿热毒而成。

治法

或针或灸，见机而行。头部六针，风府、风池、上星、曲差、百会（梅花针）、还阳九针、十二大穴、肾俞、丹田、神门、天应。

二十八、手足皮色生斑点及麻木无力

此症因脾胃受风湿过重，土不能制水，邪入经络，贯于四肢，渗于皮肤，而生斑点，中间生疮。针至四五天，其疮消，其毒散，治半月可愈。

治法

头部各穴，肩髃、曲池、尺泽、阳池、液门、合谷、手三里、环跳、风市、阳陵泉、足三里、绝骨、解溪、内、外昆仑、仆参，治十日后加开肝、肾、大肠各俞，委中、承山。

二十九、痘后久坐，足不能伸

此症因痘后久坐，少行走，血不流通，痘毒坠下委中一带，膝不能伸，针后扶之急走即愈。

治法

环跳、委中。

按：此症乃先师黄公云章治一十余岁之女子，因痘后抓成一面痘皮，怕丑，不肯下床见人，有一月之久，致成此症，一次治愈。

风　　症

三十、中风预防法

此症初起，食指麻痹与三里下之四寸亦麻痹，乃体质虚弱，风痰灌注，痰多闭塞，中风之渐也，若不预为调理，即成中风症。

治法

百会(灸)、丹田(针，多灸)、尺泽通关、中脘通关，以上均补，多灸。

姜艾灸脐中三百壮。当中风时，必要灸足，停一息再灸五十壮，可留丨年命。若不灸足，则止三年尔。若能于未中风之先，将三百壮分三日灸之，可断止其中风。若风中时，大汗淋漓，小便不止，脱症也，勿治。

卅一、中邪风症

（如羊角风等）

凡人正气不足，邪乃侵之。更有冤孽为殃，鬼魔作祟。如行路上遇羊角风吹来身上，或口眼歪斜，或神经错乱，或昏迷不醒。宜多灸之，专用扶正祛邪针法，先补后泻。

治法

百会，风府，风池，膻中，中脘，大、二、三椎，风门，肺、肝、三焦、肾、火①小肠、膀胱各俞穴，手三里，曲池，合谷，间使，少商，乳上两旁各开一寸三针，风市，足三里。

卅二、风瘫症

此症乃脾胃受湿，肾气亏损，或醉后行房，或远路行房，或乘船数日行房，气血未畅，又被损伤，以致足弱不能步行。与半身不遂同治，惟下针时先针其未病之半身耳。

---

① 火：疑误，当作"大"。

治法

百会,风府,风池,水沟,承浆,颊车,中脘,丹田,大筋,大椎,肩髃,肝、胃、脾、膏肓、大肠各俞①,手三里,尺泽,曲池,十宣,手八穴,五指总(手背手腕相接中间陷中),环跳,风市,阴、阳陵泉,承筋(忌灸),足三里,绝骨,外昆仑,申脉,太冲,伏兔,膝眼(浅针),足八穴,委中左右开五分,忌灸,共三针。

此症针数日后,人渐健时,于委中放血,如腰部不能屈伸者,灸腰俞数壮,不必用针,浅针亦可,切勿针至腰子②,慎之。

卅三、马上风

此症是老男少女相交,男子肾火不足,女子血气正旺,男子欲念大炽,致令交合后不能出精,越数点钟久,男子必死,女子亦不利。

先将男子十四椎及肾俞灸之,自然脱出,然后开针肾俞、尾闾。

卅四、中风中痰

风痰之于人身,为患甚大。风善行而数变,由毫毛直入肌腠,由肌腠直入脏腑,如矢石之中人。风盛则痰生,风涌痰阻塞筋络,血脉不通,人命危矣。无论老年少壮与及小儿,均有风痰之症,但发病原因各有不同。中年之人体质,肥胖太过,发泄太甚,内已虚矣,又不慎于酒色,膀胱受湿,肾经亏损,外有所中,内即乘之;老年之人,气血衰弱,风中于外,内风因而起,风起痰涌,变态无常,或口眼歪斜,或不省人事,或半身不遂,或口噤、流涎不语,虽有阴症阳症之别,总之风痰为患;小儿则因阳气未足,或自母腹受来,或因剪

---

① 肝、胃、脾、膏肓、大肠各俞:即肝俞、胃俞、脾俞、膏肓俞、大肠俞。
② 腰子:肾脏的俗称。

脐失当,风感于内。发时目瞪口呆,手足反张,喉间痰声如锯,治之稍迟,则难救矣。

治法

百会,风府,风池,人中,承浆,天突,客主人,中脘通关,神阙(忌针),丹田,关元,中极,大椎,肺、肾二俞,尺泽,合谷,劳宫,三里,太冲,涌泉,曲池。不能行加委中,不能言加听会、颊车、地仓,落颚者加面部各穴照前法,不能还阳者加手十宣。

卅五、中风

此是怪症,与邪风症略同,然虚症居多,均先补后泻。人事不醒,先开人中、中脘、丹田三穴。

治法

百会(梅花针)、风府、风池、太阳、人中、承浆、客主人、颊车、颧髎(忌灸)、大椎、肺俞、尺泽通关、合谷、三里、绝骨。

气　部

卅六、气肿

气主人身生杀之机,气正则安,气乱则病。然所以化其气者为膀胱,膀胱化气,又赖肾气以蒸之。若肾气不足,不能蒸化,膀胱之气不循行正轨,名曰肾不纳气。由是气海不能留气,脏腑不能运气,皮肤关键[①]日弛,遂散入皮肤而为气肿。世人多有分肿病为气肿、水肿者,以按之随起为水,按之慢起为气。殊不知气中含有水,水之行莫不由气。不过初起为气肿,久病气弱之症,虽气肿而亦变水肿矣。治此症须慢慢用针,今日针上身,明日针下身。倘急急开针,则泄气必多,恐防气尽而死,慎之。

---

① 关键:疑误,据文意当作"关节"。

治法

气海,环跳,风市,足三里,绝骨,太冲,内、外昆仑。如上身、头部俱肿,可开上身各大穴,先泻后补。

卅七、疝气

此症虽缘膀胱气阻而成,其实乃肾经亏损。膀胱为气之府,肾经无病,膀胱决不有病。若人色欲过度,精力不足,勉强交合,则肾气必伤,而成腰痛。疝气之病,其肾囊肿大,上气不接下气者,肾气下坠,得于行房之时,勉强从事。其痛或作或止者,系湿热,触则痛,湿热散则止。若不节欲,妥为医治,必致损命。

治法

百会,关元,小肠,肾俞,内膀胱(玉茎根两边毛际),外膀胱(距内膀胱七八分),大敦,三阴交,血海,玉茎。

玉茎近毛际左右各一针,又玉茎上正中心一针,血海久留针,用补,绞至阳具或阴户处得动为止,又玉茎小腹下两旁横骨之中央四五分一穴。

卅八、气促

气贵畅达而不能阻抑。若肺受风寒,脾胃有湿,丹田火迫,脾胃湿气化热,上蒸华盖,阻抑气之流行不能畅达,以出于气管,故成此症。

治法

百会,天突,膻中,中脘通关,气海,大椎,肩井(忌针)、肺、膈、肝、三焦、肾、大小肠俞,膏肓,神门,合谷,足三里。

卅九、气短

此症乃肾气虚弱,丹田火衰,奄奄之气,无升降之力,实有心肾不交之患。宜多灸,以补命门之火。

治法

天突、膻中、中脘、丹田、大椎、肾俞、血海(灸)、太冲、足三里。

痧 症 部

四十、瘀痧

瘀痧之种类甚多,大抵中寒、中热、中暑、中湿、中风、中毒,阻滞经络,气血不通,所中外邪久闭,不能发出。发时甚为危险。

治法

百会(梅花针)、风府,颈大筋,肩井,肩髃,太阳,外眼角,天突,乳上一寸,每边四针,中间三针,中脘通关,肺、胃、大小肠各俞,尺泽通关,外关,手十宣,合谷,环跳,阳陵泉,三里,绝骨,太冲,足八穴,微灸头部、合谷、三里各穴,余均不灸。

四一、绞肠痧

此症因肠胃受湿,乃阳明之病。故肚痛作呕,甚为危急,如过四点钟,则难治矣。

治法

金津、玉液、丹田,不效加中脘、天突、天枢(灸)。

四二、彪蛇痧

此症因有湿热,外感风寒,内外不达,故周身不宁。心头乃承接上下之所,受湿热风寒包住,不能交接。作痛、作呕,是脾郁之故。过三点钟则不能治。乳上旁玄路,以手括①之,有黑色,用尖磁针刺破之即愈。又以冷水拍尺泽、委中,见有紫黑色如黄豆大者,以磁针破之即愈。又舌底下有青筋二条,用磁针破之出血,然

---

① 括:通"刮"。

后以水漱口,不可吞下,再以生姜擦之,效。

四三、脚肚痧

此症因行路辛苦太过,血气聚蓄脚肚发热,故涉冷水以浸之;或天热大雨之后,行路受地下湿热熏蒸;或远行夜间,两足失盖被褥,感受风寒,步履为艰,脚肚胀痛。

治法

委中、承山、风市、三里、绝骨、太冲、阳陵泉,均灸。作呕加天突,肚痛加丹田,脚肚两旁多密针。

大 小 便 部

四四、痢症

此症因木郁土湿,脾胃不能消化水谷,积聚大肠,而大肠又受有湿热,不能通达,是以肚痛即欲大解,亦无多或竟无物,里急后重,每日十余次或数十次不等。脉洪大者重,脉沉弦者轻。善针者,用调气行血之法,无不愈也。又有肠澼下利水谷者,乃肾经真阳衰微。肾为五脏之主,肾之真阳不足,则五脏之气皆不足。胃关不合,泻而不藏,下利不禁,宜惠①救之。若手足厥冷,呕吐作哕,则成噤口痢,是危症矣。

治法

章门、建里、水分(忌针)、天枢、天突、中脘通关、脐下五分各开二寸五分、脾俞、胃俞、大肠俞、膀胱俞、长强。

四五、小便不止

此症因贪恋色欲过度,肾阳真气将绝,丹田火气衰薄,膀胱无

---

① 惠:疑作"急"。

开合之力,竟日小便不止,名曰阳脱症,又名尸厥。两天之久,其人必死。法宜多灸丹田、关元、中极、肾俞、精宫,补回元气,以灸至小便止为度,然后依法治之。

治法

丹田,关元,中极,毛际,水分,肾俞,会阴(灸),小肠、膀胱二俞,十四椎正中(灸三壮)。

四六、缩阳症

此因先天元阳不足,加以房事过度,真阳更被伤损,以致阴雾弥漫,荧荧之光,毫无力量,则缩阳症成矣。

治法

水分(先灸)、丹田(灸)、会阴(灸),三穴共十数壮,乃针丹田、会阴、肾俞,均补多灸。

四七、缩阴症

此症与男子缩阳相同。

治法

艾灸脐中三四十壮,又用姜艾灸二三十壮,关元、中极,药条灸四五壮。

四八、遗精

此症分数种,其根源无非肾气亏损,丹田火衰所致。有梦遗者,欲念太炽,意念不止;无梦遗者,肾脏不固,或操作太劳,或冷着膝头,盖以致遗漏。皆因真阳不坚固之过也。

治法

百会、丹田、关元、精舍、肾俞、合谷、足三里。

四九、轻痢症

此症虽以轻名,究不能以轻症视之。里急后重,虽属痢症之候,实未愈也。若不断其根,有延至数月者,有今年暂愈,明年饮食失当,偶感湿热而复发者,依后穴治之可愈。

治法

天枢(灸,忌针)、中脘通关、丹田、白环俞、大肠俞。大便不通开鸡爪针,式如下:

```
      大
      肠
      俞
      。
  各   各
  开   开
  二   二
  寸   寸
  ：   ：
  隔   隔
  二   二
  分   分
```

妇　　科

五十、子冲母症

此症是孕妇外感寒热,上气不舒,下则热气熏蒸,或犯各种动胎之事,子在母腹不安,将拳顶起母心,或心痛而致昏死。宜急救,勿误作病治。

治法

中脘、气海、合谷、足三里、三阴交、内庭、涌泉、至阴,姜艾灸足小指外侧催生,补合谷、泻三里、三阴交,灸至阴。

五一、闭经

妇人行经如海之潮汐,来去有时,不容紊乱,所以谓之月信。月信准则安,乱则病,若闭而全无,则血结于内,百病丛生。但闭经有寒热虚实之分。寒结胞门，绕脐冷痛，少腹恶寒，上引腰脊，此为寒闭；时发寒热，胸胁满结，心烦善怒，此为热闭；上有吐衄，失血过多，面色黄淡，血已上脱，不能下注胞中，此为虚闭；少腹结痛，小便短少，乃水与血结于血室，此为实闭。照下法治之当无不效。

治法

百会、丹田、至阴、血海（久留针，以补法绞之，必须上通子宫，下通足指，多灸之为妙）、足三里、三阴交、阴陵泉、合谷。咳嗽加肺俞，手足心热加涌泉、劳宫，如已成干血痨加膏肓俞、膀胱俞、小肠俞、肾俞。

五二、经水不调

女子以血为主，血从水化而为经，经之为言常也，行止有时，月必一至，以合乎阴阳之数。行止衍期，或少或多，或一月两至，或两月一至，谓之不调。近世气运薄弱，少年女子间亦染之。盖因经来不知禁忌，洗濯冷水，多食寒凉生冷之物。中年女子或因生育过多，体质虚弱，或因房事过度，肾气伤损，皆为扰乱经期之因。

治法

血海、三阴交、足三里、气海。心痛加涌泉、内庭。

五三、血崩

女子行经，既有定期，则经来亦必合度。若临期血流不止，或生产而血不止，是谓之崩。崩之理安在？古谓血崩为中崩。盖血中土脾所统摄，或劳倦伤脾，或思虑伤脾，脾虚不能统血，血故妄行，而成崩症。如遇紧要时，可先将铁秤锤烧红，以黑酸①浸之，置

---

① 黑酸：据文意，作"黑醋"解。

病人前，使闻醋气，则其人必醒，然后依法治之。

治法

丹田、关元、中极（多灸）、肝、肾、三焦各俞、足三里、血海（多灸）。

五四、热入血室

血于女子之身，关系最大，不容稍有触犯，犯则生病。倘或不慎而感风寒，经水适来，发热恶寒，甚至语无伦次，此为热入血室。又或手足心与心胸发热，以及心胸满胀，亦为热入血室。仲景示后世以握要之法，当刺肝募之期门，而去其邪，则汗出而病愈矣。

治法

百会、风府、风池、太阳、中脘通关、期门、丹田、合谷、尺泽通关、足三里、三阴交。

五五、经逆行

血行于气分之中，故能循经络，充达肌肤，能上能下，能左能右。女子月经，乃血满则出，出则血不在气之中，已出乎气之外，只能下行，必无逆行而上之理。若胞门寒冷，蓄有积血，阻血不能下出，血已出室，又不能循经而行脉络，只好借气逆上而出于口鼻，所以有逆行之症。

治法

合谷、血海、足三里、三阴交（均泻后少补）。

五六、产后血停成瘀或血膨（即膨胀症）

血必循经，方能荣养身体。女子产后之血，乃以离经之血，与荣养身体之血，捍隔不入。若不消除，成为瘀血，积存于中，发生肚痛烦懑不卧。再失调养，则吐血、咳嗽、身热、头昏眼花、肚腹胀痛，心上难过,久而久之,若遇下焦感受湿热,而熏蒸之,则瘀血变为干血,而成痨矣。俗谓月痨者,此也。

治法

先清大、小肠各俞,先泻后补,即能消导补脾胃俞,使其多进饮食,气旺则能行血,精神振作。再泻肝俞以清肝火。补丹田,姜艾灸神阙以补命门真火,开膏肓、中脘、期门去咳以除病源。灸膏肓、丹田使达全身病,期门、中脘可达生产月痨。灸足三里,去腹中瘀积,久留针。三阴交能达阴部血,经不致瘀滞。医一日,针一日,不可停歇。四日后用药条或姜艾灸神阙,至少三四十壮,多多为妙。针期门,灸半壮,两穴共一壮。门①,乳下略开,胁骨尖,立正方摩得。两骨中,针二分,即期门穴,专治产咳。如动邪风,口眼歪斜,开客主人、颧下交骨、颊车,偏左,针右;偏右,针左。人中,承浆。

五七、流白带

白带乃女子最苦之病,可以绝孕,可以殒命。近世以来,几于无人不有,或因忧郁而成,或因寒热而得,或因于湿热,或因于亏损,或禁忌不慎,经未尽而交,或饮食不良,生冷并进,以致木郁土湿,血随水气蒸化而下。其色或红或白,或浓或淡,或臭或腥,渐而至于面色黄瘦。法宜疏通小肠,愈虚者先补后泻,实者先泻后补。

治法

气海,关元,肾俞,大、小肠俞,膀胱俞,水分(忌针,灸),三阴交,血海(久留针,多捻多灸),阴陵泉,里②,内庭。

---

① 门:脱字,据上下文,疑作"期门"。
② 里:脱字,据上下文,疑作"足三里"。

小 儿 科

五八、小儿急症

此症种别甚多,或因风寒,或因湿热,或因火燥,或因饮食,或遇邪风,或受惊吓,不可尽述。但观其形状,面色青,口唇黑,手足俱冷,两手揸拳,眼睛歪斜,是一切急症。倘有眼睛反①白,此是肾绝,不能治之症,切不可与之开针。

治法

百会、风府、风池、人中、承浆、中脘、丹田、大椎、肾俞、合谷、手指十二穴、足三里、太冲。如痰厥加天突、颊车、尺泽、肺俞、膏肓俞。如诊手六脉俱无,可寻太溪脉候之。若太溪脉亦无,即针复溜穴。须左右复溜双针齐下,则六脉不能复生,三个字钟间,六脉不停,又开一针,再越三个字钟,六脉不停,则此症能救,然后开针,慎之。

五九、慢惊风

(与急惊相反)

小儿慢惊之症,必非一朝一夕而成,皆由怠意不知预防所致。然无虚寒不成慢惊,或因饮食不调有伤脾胃,感受疴呕②,久延不愈,体质日见消瘦,头发日见稀少,皆脾虚之候。脾土为生身之本,脾败则百病丛生。仲景医法,无论何病,必先顾脾。此症若早将脾胃调好,断无发生之理。为家长者,见有斯症,预为之防,不亦善乎?急惊则是外感风热,触动内风,发于顷刻,与慢惊相反,照小儿急症变通治之可也。

治法

百会、风府、风池、太阳、人中、承浆、颊车、神阙(姜艾灸)、丹田、尺泽、合谷、环跳、风市、足三里、绝骨、然谷、申脉、太溪、太冲、

---

① 反:通"翻"。
② 疴呕:此处存疑待考。

肾俞,均补。针灸完再用艾灸丹田、神阙数十壮。

六十、月儿脐风

此症虽因剪脐时感受外风而发,究其原因,由母腹受来者居多。未生以前,其母多食生风之物,儿在胎中同受风气。今人多有以鸡为孕妇补品,今日炖鸡,明日煮鸡,以为滋补。殊不知为生风之物,孕妇食之过多,非独于小儿不利,且加多女人生产后多少风病。且杀生养身,亦伤天地之仁。倘欲后嗣平安者,勿伤生为善。脐风发时,痰涌如锯,或喉间作水鸡声。

治法

百会、人中、承浆、脐中,用雄黄、冰片、麝香和艾灸之,至愈为止。

肾俞,又从肾俞至腰俞之起处,回量六七分,用姜艾灸之。

又法用蜡绳自大椎至尾闾尽处折半,再由大椎量至尽处,用墨点记,再将大椎量至尾闾之尺寸分作三截,以一截折作三角形,置墨点正中,其下二角是穴,式如下:

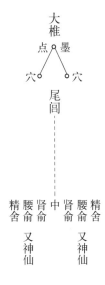

六一①、小儿腹泻

小儿气血尚在薄弱之时,饮食不调即伤脾胃,或加受风湿,则腹泻发生,急宜调治。若久不愈,脾土日衰,土衰则气弱,气弱则血虚,血虚则风生,慢惊之患由此而成,可不慎诸?

治法

丹田,神阙,脾、大小肠、膀胱各俞,合谷,足三里。均灸,不针。

六二、小儿积症

积,乃堆积之谓。小儿未到十五岁以前,命门火未足,脾气未实。若饮食无常,调理失当,食物至脾间,不独不能消化,且因而伤脾,脾愈伤则愈不化,所食之物,不将堆积乎?如小儿眼珠黄或青绿色,及肚青胀实,身瘦皮黄,胸之前后时见发热,积症已成,则急急调理,宁饥勿使过饱。

治法

百会,风府,风池,太阳,上脘,下脘,中脘通关又各开二寸附穴,丹田,大椎,肺、肝、脾、胃、三焦、肾、大肠各俞,膏肓,尺泽及通关,合谷,三里,太冲,均先泻后补。

六三、小儿疳症②

疳与积是小儿最易感染之症。命门火既未充足,且喜在地下戏玩,感受湿热,传入脏腑,和以饮食之积而生虫,故有竹节疳、马骝疳等名目。凡疳,必头热,舌上满布白点,大小腹胀硬,肚皮青筋乱布。法当于肚皮上硬处,花针微刺之,以药条温火,

---

① 六一:原作"六二"。据目录改。
② 小儿疳症:原作"小儿疳"。据目录补。

灸肚上青筋。

治法

百会、风府、风池、太阳、天突及左右附穴距天突五分陷中、膻中、中脘通关、中脘附穴、丹田，补，久留针，多灸。胸前六针，两乳上一十①二针，再上一寸二针，两乳下一寸二针。曲池、外关，若针刺之，其病可不传经。凡小儿之病，六点钟即传经矣。合谷、足三里、太冲，调和周身荣卫。

伤 寒 部

六四、伤寒症

伤寒初病本在太阳，然其所以感之者，先在太阴肺经。肺主皮毛，开②窍于鼻，无论伤风伤寒，莫不先从皮毛感受。故其症有头痛项强、发热恶寒、鼻塞喷嚏之候。若恶风汗出，而又发热者，乃为中风。风性善行数变，瞬息不同。善针灸者，治之于未病，不使传经，自易奏效，种种不一，察而治之可也。

治法

百会，风府，风池，头维，眼角后，大椎，三、六、九椎各开二寸，合谷，足三里，太冲。

六五、大热症

人身本有热，若外无感冒，内无触伤，则火温蓄于炉，助人气，按荣养身体，不致乱炎。倘外感不正之气，内受湿热触扬，内外引接，势成燎原。于是大烧大热，眼红面赤，七窍似乎出火，或有糊言谵语、口渴不止，乃为热症，宜速救治。稍迟则阳盛阴绝，津液枯竭

---

① 十：据上下文，当作"寸"。
② 开：原作"关"，据文意改。

而死矣。

治法

百会共十五针横直距离四五分。⋮⋮

客主人,阳①(出血),听会,眼外角,颊车,迎香(忌灸),人中,承浆,上、中、下脘,气海穴,肺、膏肓、肝、脾、胃各俞,又各开一寸曰膜穴,颈大筋,肩井(浅针),手十宣,手三里,手五里,曲池,尺泽通关,神门,合谷,风市,三里,绝骨,承山,阴、阳陵泉②,内、外昆仑,各穴均泻不补,少灸,各椎俞膜开齐。

六六、疟疾

此症因人不知阴阳升沉之理而成,夏乃阳极之时,阳升于外,阴伏于内,人之腹中阴气最盛。世人以为,炎夏元阳多食寒凉之物。身体强者无论矣,身体虚弱之人脾胃同之受湿,至秋冬而成疟。又人于夏天暑热,贪图阴凉,不觉而感风寒暑湿,虽当时未发,到秋必成疟,或先寒后热,或先热后寒,或寒多热少,或热多寒少。轻则一日一发,重者两日一发,或一日而两三次发者,尤为病重。发于昼者为阳疟,易治;发于夜者为阴疟,难治。能传染于人,是为时疟,久延不愈可以致人于死。医治此症,针灸为良,三日可愈。仲景所以谓疟病脉弦紧者,可发汗而刺之。

治法

百会,风府,风池,太阳,眼后角,大椎,肺、脾二俞。两乳正中对过背脊,一针,各开一寸五分,各灸二壮。尾闾浅针,一次五厘,见痛即止,灸一壮。尾闾上一穴,不针不灸,由此穴各开一寸五分,各一针。尾闾上行四寸,各开一寸五分,一穴浅针,灸一壮。膏肓

---

① 阳:脱字,疑作"太阳"。
② 阴、阳陵泉:即阴陵泉、阳陵泉,两穴。

俞、尺泽通关、合谷、足三里、手三里、然谷。久疟者,四椎各开三寸一针。凡治此症,须于未冷热之先一点钟治之。按:疟之根原,无不由痰而成。书云"无痰不作疟,无湿不成痰"。患此痰者,宜戒食生痰惹湿之物及生冷、油腻为要。

六七、房后感　感后房

此症即夹色伤寒,伤寒夹色之症。凡人身体虚弱,交合后感冒风寒发生,身重少气,少腹里急,阴中拘挛,热上冲胸,头不欲举,眼中生花,膝胫拘急,此为房后感。又有不自爱惜之人,已感受风寒,其病瘥后休养未久又复交合发生前病,此为感后房。是症宜急治之,迟误则殆矣。

治法

百会,风府,风池,眼后角,太阳,人中,承浆,天突,华盖,膻中,上脘,中脘通关,合谷,尾闾,丹田,大、三椎,肺、肝、脾、肾、大小肠、白环、膀胱各俞,手三里,尺泽通关,合谷,手八穴,外关,环跳,三里,阴、阳陵泉,绝骨,三阴交,太冲,内庭,足八穴。

各穴补泻视病人身体强弱而定之,临时审查病人有无危险,则灸会阴至要。按:此症古名"阴阳易",以裤裆散主之。谓遇危厄者,可用其所交合之女人隐处裤裆布一块,烧灰冲水饮之,或将此灰加入药剂汤内饮之,可救。惟必现着者,方效。

六八、浑身肉痛

此症缘痰湿阻滞筋络中,气血不得流通,全属病气。其痛非常。用针灸疏通其筋络,荣卫调和,阳气外达,则病自愈矣。

治法

百会,头维,风府,风池,大、二、三椎,肩井,肩髃,风门,肺、肝、大小肠各俞,气海,曲池,尺泽通关,中脘通关,血海,绝骨。身热加九椎三穴⋯,各开二寸。

六九、哮症
此症因寒热渗入肺经,肺气不舒,水伏于肺而为伏饮。发则寒热,背痛,腰疼,汗汁自出。春秋稍轻,冬夏偏热偏寒,必重其症。有得自母胎者,有得于山岚障气者,有嗜食生果而得者,皆由肺受寒湿之故。病既自肺生,即先从肺俞治之,次从尺泽,先补后泻,自能消湿化痰,肺俞宜多灸。

治法
百会(梅花针),风府,风池,天突,膻中,中脘,丹田,大、二、三椎,风门,噫嘻(六椎下)肺俞,尺泽,合谷,三里,手八穴,足八穴。

七十、痨症
此病之根源最为复杂,有自内出者,有自外入者。七情六欲之伤为内出,风寒暑湿疲劳为外入,故有五劳七伤之别。如久视伤血,久卧伤气,久坐伤肉,久立伤骨,久行伤筋,为五劳。大饱伤胃,大怒气逆伤肝,强力任重伤肾,形寒饮冷伤肺,忧愁思虑伤心,风雨寒暑伤形,大乐怒惧伤志,为七伤。种种病源无非阴阳间隔,气血不通。人之元气在肺,元阳在肾。病在肺为气弱,为咳逆上气,吐衄,胸背痛胀。病在肾则阳虚,为遗精,腰痛,骨节发热,四肢酸软,精神不振,肌肤黄瘦,甲错,五心发烧,渐而至阳伏于内、阴包于外,畏寒恶燥、四肢不仁。仲景所以立用针引阳之法。善医者,审其病而治之。凡痨症必有咳,宜先治其咳,调其脾胃,多进饮食,先开丹田以补其火,开脾胃俞以调其胃,待其夜间咳嗽减少,次日审其病源施治,尤宜劝其宽心静养。则咳渐少,胃口必开,饮食增进,病渐可愈。又痨伤者,相火无不妄动。若病有效验之时,切不可因之高兴,妄动欲火,即未交合,欲念稍动,则前功尽废,病必加剧,病者慎之,生死关头,即在此定。此症医三日,须停一日,切忌再受风寒外感。

治法

百会,风府,风池,太阳,肺俞,噫嘻,肝、胃、三焦、肾各俞,四花穴,内患穴,大椎,膏肓,尺泽通关,合谷,足三里。三日后加大肠,乳下穴(乳下五分),天突,中脘通关,丹田,尺泽通关。如头昏眩加列缺,不能睡加涌泉,总要补脾俞、丹田为要。此症肝火无不旺者,必泻肝俞,头一日从轻少针,逐日加上针穴,使病者耐烦就医,其口勿使干枯作渴。如渴,开兑端,仍见渴,则将洋参切片含于口中,方用灸法,灸肺俞三壮,自不渴矣。

危 急 部

七一①、急症

此症名目甚多,大致不外中风、中寒、中暑、中湿、中毒、中痰、中疫。小儿则急惊、慢惊、脐风,他如霍乱、呕吐、痧症皆可以急症名之。治此症当分别寒热,审度治之。寒则针灸并用,热则针而不灸或半灸之,不可混乱。此症惟针灸容易奏效,立刻痊愈,汤药则缓不济急。习针灸科者,遇此症急宜往救,幸勿效市医之目炫,误人性命,尽我天职,是为至要。

治法

百会(梅花针),风府,风池。太阳(品字针),距离三四分,如热症,刺少出血不妨。人中,不省人事可针穿。承浆,天突,丹田,中脘通关,大、小肠俞,间使,合谷,足三里,委中,太冲。如鼻梁青色,是肝风动,针肝俞、膈俞。如痰多,针肺俞、膏肓。如喉中痰响,针尺泽通关。如舌下有青黑纹,针金津、玉液(左金右玉)。

---

① 七一:原作"七十一"。据目录改。

七二、尸厥

此症本不多见，然亦鲜知。其病源大抵多发于身体肥胖之人而瘦人少见。此症形状类似中痰，其实非也，此乃阴阳两厥之症。凡人身体肥壮，阳气既已发浅①于外，则内部阴虚无疑。或又沉湎色欲，真阳亏损已极，由是精、气、神三宝遂以告绝。状如睡熟，鼾声如雷，两眼开张，遗溺不禁。未出汗时尚可挽救，若至汗出阳亡，无能为役矣。治此症须多人帮手，否则缓不济急。

治法

人中、承浆，还阳九针，十二大穴（三人分灸），一人专灸脐中（姜艾灸至四阳为止），一人灸丹田（姜艾），一人灸会阴（药条），补关元、中极。以上各穴多灸。天突、肺俞、肾俞、膏肓、三里、合谷，以上各穴后开。

脱症预防法（与马上风略同）

大凡脱症无论发于何经何脏腑，不外阴阳两脱，如现出脱症状况，可以针灸预防之。

治法

百会、中脘通关、丹田（多灸）、足三里。

七三、霍乱

此症乃极危急之症，是邪正纷争，仓忙错乱，以致上呕下泻。

有发于伤寒后者，有发于临时者。前者因外邪传经入里，加以感冒，里而复里。后者亦非无因，乃三焦气隔郁结不通，上不下行，下不上达，阴阳不相生扶，病后即甚危急，六点钟时间后，不能治矣。

---

① 浅：疑作"泄"。泄，异体字"洩"，与"浅"形近。

黄云章先师亲手治愈数十人,危而复安。

治法

天突,中脘通关,水分(忌针,灸),天枢(不针),神阙(不针),脾、三焦、小肠各俞,白环,合谷,足三里。

初呕泻时,气尚盛,用针法,先泻后补,灸亦不宜太多。如太久见危,则先补后泻,灸宜多。如已死而未断气,灸丹田、神阙,至还阳为止。白环俞,先勿灸,后宜多灸。天枢、水分,灸二壮,每次以大黑为度。

抽筋之霍乱加灸大椎,针委中,忌灸风市、承山。

反张之霍乱,加灸眉心、曲池。

七四、邓宪章先师传授起死回生法

凡验死与未死法,嘱令家人勿哭,先用灯芯放于其鼻孔前,试其尚有出纳气否;再用手按其心窝,尚气暖否;又以自己之面贴于其心窝,听其脉尚动否。若其脉尚动,尚可救之。用姜艾六片于天枢二片,每先灸二十壮,于丹田灸三四十壮,灸神阙至还阳为止,又于天突灸十壮。止呕,天突一针;喉痛,天突三针。于水分灸十五壮。如死,倒地时心窝尚动,灸至还阳,再灸五十壮,约灸八九十壮,姜片枯焦,换之再灸,亦可起死回生。其姜片大如铜钱,厚亦如是。用耳挖针七孔,搓艾绒如桐子大,置姜片上按实,用火烧之,候艾绒成灰烬,以筷箸夹去,再换艾,依上法治之,惟艾灰切不可落于肌肉上。此则起死回生之法也,宜谨志之。

七五、鼠疫症

此症因地气结毒而生,鼠在地穴得气最先。是以先受其毒,鼠身毒虱能飞,鼠将毙时其虱飞散,着于人身,传染其毒于人。如人受其毒,先发热三日,然后发核,若不即治,死人最速。倘起核时,其人因先感毒气,血络不通。亦有先发核而后发热者,因其人皮肤先受其毒,已达筋络,一至发热,遂不能救。此症别名痧包症,治法宜多开针,满身手足血①,按穴多针,泻其毒气,各穴道出穴②或不出血皆可,尤以出血为易泄毒,针后亦必须戒口,最忌米气。所住之室要清凉通风,不可人声嘈杂,并戒潮湿。

治法

头部十五针、太阳、人中、承浆、天突、附穴、膻中。胸排骨③,每排交界处二针,胸前骨际每排一针,共九针。气海、大、二、三椎,风门、肩井、肩髃、颈大筋、背部各椎、各俞、各膜、各附穴、曲池、尺泽通关、外关、手八穴、手十二穴、手三里、环跳、风市、委中、承山、阴、阳陵泉、绝骨、太冲、足八穴、合谷。天应穴、泄毒,开五针,边四针,中一针。如核在禁针地点,则灸之,不针。核在身上者,发于心肝肺难医。此病不须服汤药。可服黑锡丹,用滚水浸出味,将水饮之,药渣敷核,有奇效。

又一法,用蜘蛛或蜞姆(俗名马蝗、黄蜞),吞其毒气。见蜘蛛、马蝗吸毒将毙,可放于清水中吐出毒气,随即复活。又云龙船花亦治此症。

如毒由鼻入,其核发于两胁左右,若耳边、头上则难救。如两足部受毒,其核发于两边腿弯易治。

附避疫散,专治瘟疫症之传染:

雄黄精一钱,正梅片五分,研极细,不④敷,核即消。如欲防避疫气,可用袋佩于身上。

---

① 血:疑衍文。据后文,或作"穴"。
② 穴:据后文,当作"血"。
③ 胸排骨:肋骨的俗称。
④ 不:据文意宜作"布"。

七六、又治鼠疫症法

此症有先起核而后发热者,一至发热,是最重之候,殆难治矣。宜先针其核,泄出毒气,不使传入脏腑。每核针四五针,小核三针,均梅花针。

治法

百会,风府,风池,太阳,大、小肠俞,手三里,合谷,足三里,委中,太冲。天应梅花针,其患处必有红黑青紫色,或硬或热,种种不同。普通肉色,一概禁灸,针亦不火烧。大便结,于大肠俞开鸡爪针十六椎,各开二寸,鸡爪针式二各距一分。

七七、麻脚瘟

（时瘟之一种）

此症因风湿早积于经络,偶感天时不正之气,周身闭塞,气血不能流通,即任督二脉亦不能通。发于顷刻,其势颇急。先从两足麻痹,渐而上至头部,神气不清,法宜先开脚部,使血气流通。

治法

丹田、大肠俞、环跳、风市、鬼眼（膝眼）、伏兔、承山、足三里、阳陵泉、绝骨、然谷、太冲、涌泉、申脉、解谷①、解溪。针后察其神,不清醒开百会,补不泻;中脘、通关各一针,均补不泻。

疮　科

七八、下颚空处生疮毒

此种虽属无名种②毒,究非无因而生。《金匮》论之最明,谓疮毒由口发于四肢者易治,由四肢发于口者难治。隐指浸淫之毒而

---

① 解谷:"解溪"之别名,此处存疑。
② 种:当作"肿"。

言。今疮于下颚空处发生,盖下颚乃任脉之经,其毒为浸淫之余无疑。本人即向无淫毒,或是传染所得,亦未可定。医家能察而治之,更易为效。若不早治,必成痼患。

治法

肝俞、合谷、足三里、阿是穴。

七九、蛇头疮蚌壳疮

此症因心经与大小肠受湿热成毒,发于手指或手掌、手背。在指上名蛇头,掌背名蚌壳。初起作痒,渐而红肿发热,其痛非常。治不得法,手续甚长,或愈而复发,用针灸治之甚效。

治法

心俞、大小肠①、曲池、手三里、神门、阳池、合谷、天应。又从外横纹至指叉②中四穴各一针,又针各手指节三面、患处。

八十、瘰疬

此痰凝气滞之症,生于颈项者多。颈项乃胆胃之分,胆胃受湿,合本有之热而上腾,适值其人肝郁火燥,肺寒气阻,凑合而成痰火,不能遽升而外达,滞于颈项之间,结而成核,故有颈疬之名。又有蔓如瓜藤者,结生多个,蔓延颈项。独生一个为公疬,大小数个为母疬。若不早治,必腐烂而穿,更难治矣,不如从早,内消之为妥。法宜先灸其总穴。

治法

此穴在大椎上第二节骨中各开一寸,不针,以雄黄精研末和艾绒灸十壮,天应多针灸。

---

① 大小肠:此处指大肠俞、小肠俞。
② 叉:原作"㕚"。文中"叉"均写作"㕚",径改。下同。

八一、肠痈

此是大小肠受湿热成毒所致。病在小肠者,气血为痈所夺,不能荣养肌肤,其人身必甲错,腹皮紧急,形似肿状,按之觉软,此小肠痈也。病在大肠者,其人少腹肿痞,按之甚痛,时见发热,或又恶寒,此大肠痈也。又如日夜肚痛不休,眼起绿色而黄,皆肠痈之候,用针灸治之。使其痈穿,变为脓水,由大便下出自愈。法宜多灸大、小肠俞,则脓易化为水,其效更速。

治法

大、小肠俞,肘后穴,尾闾,丹田。

八二、悬痈

此症因下部受有湿热而成,脚气因脚感受各种毒气,或受跌打,伤风湿热之气,因而坠下脚部,其痛非常,渐而成痈。

治法

委中、足三里、承山、天应穴。

八三、被蛇咬伤

此症分有毒、无毒二种,有毒者,其口必现青黑色,无毒者则否。

治法

天应穴(多针多灸),咬口处对过三针,又咬处牙缝内每二三针,又距咬处五六寸,血脉来路逐寸三针,至咬处止。如患处多出黄水毒水则愈。针患处对面是截其毒气,不使散宽,患处须要围针围灸,以多为佳,其病必除。

八四、蛇疮

此症因血虚风盛而成热,初起时全身发热,痛苦难堪,渐至腰部等处发出红点如粟米大或形如粟子,有十余颗或数十颗围在腰部,阵如蛇形,故名蛇疮。危急之症也,宜急治之。法先针蛇眼蛇头,次针蛇尾,后开蛇身,自然痊愈矣。

八五、面生风毒及虫毒

此症因平日嗜食湿热之物,肠胃积受,湿热上犯,因湿热而生风,因风盛而生虫,面巧阳明经络所循,故集于面而发生风毒虫毒之病。法宜去湿除热祛风,则病愈矣。

治法

风府、风池、阿是穴、脾俞、胃俞、合谷、列缺、足三里。

八六、体虚两腿生疮溃烂

此症是脾肾亏损,以致气血衰弱,阴气大盛,阳气不能下注,气滞血阻而成。此症两腿生疮,阴气凝结也。若至溃烂则气血更损,食药不灵,敷药无效,须用针于患处环绕密针,灸亦如之,使烂痕缩小,脓血减少,渐渐而愈。尤须以饮食调养,脾气旺,气血向充,收效更快。

治法

脾俞,胃俞,肾俞,丹田,环跳,风市,阴、阳陵泉,足三里,绝骨,太冲,阿是穴。密针,团密灸之。均用补针,惟太冲、阿是穴则先泻后补。

八七、老鼠偷粪门

此症因大肠积受湿热成毒,发泄于肛门而成。初发时其痛非常,如到溃烂时,其臭难闻。贴近肛门,如大指头一样,其色青黑,生三五不等,约长一二寸,以手按之坚硬。

治法

大肠俞、阿是穴(多针多灸)。

八八、乳痈乳核乳岩

此症虽有三个名目,总之皆因气血不通,积乳所致。小儿口气吹入乳中,因而成毒。其形大而坚实为痈,两旁另起一核为乳核,溃烂深入者为乳岩。由小渐大,则儿不能乳,但乳嘴不能针,只能灸。当未成熟时,针灸治之自愈。

治法

肺俞、心俞、肝俞、膏肓、太渊、合谷、足三里、三阴交、阿是穴。

八九、暗疹症

此症生在脚跟下,外无形迹,内中痛苦非常,不能落地,又名右硬①。虽因脚踏毒物所起,究竟由于风湿积气而成,针灸奏效甚快。

治法

承山(放血)、脚跟(放血),痛处多灸。

九十、腰花

(生于腰部又名痈疽)

此症分两种:形高而圆,边起红团是阳症;形平而长,手按之与普通肉不同,初起不疼是阴症。因其平日忧虑过多,血脉不通,积郁而成。又有因②湿热集聚而成者,因花柳遗毒而生者亦有之。法宜先疏通血脉,患处多针,发泄毒气,灸亦宜多。初针时,如有黄

---

① 右硬:存疑待考。
② 因:原作"肉",据上下文改。

水流出最好,针十八日后可以停针。各穴道或择要穴针之,如膏肓、肺俞、脾俞、肾俞、大小肠各俞,均宜先泻后补。初要分别阴阳定之,任手如翻搭①后处为搭背痈疽,甚为紧要。

治法

百会,风府,风池,乳上两边各开二针,天突,上脘,中脘通关,丹田,颈大筋,膏肓、肺、脾、胃、肾、心、大小肠各俞,天应穴,青筋(此是患处青筋患处三针),骑竹马穴,尺泽通关,合谷,委中,足三里,阴陵泉,三阴交,太冲。凡生痈疽,其疮穿后不久,必有微生物在内。恐急不能收口,则用鸡蛋、肥豕肉与韭菜香味之物,用火煎熟成片,加砒霜末贴在痈疽,微生物中毒死,疮自愈。

杂　　症

九一②、隔食

此症因脾胃寒湿,血气薄弱,丹田火力不足,不能助脾胃消磨水谷。一种阴寒之气阻隔于中,不能饮食,进食则呕,甚有不能闻米气者。虽有痰隔、气隔、湿隔、虫隔之名,总之无非中焦阴寒之故。凡隔食,中脘必有结实气块,宜将两手搓热顺下往两边推之,如硬者为天应穴,用针刺之,约三四分深。若在胸口则宜浅针,视其病之深浅定之。患此病者皮必黄色,针宜多补少泻。

治法

百会,风府,风池,太阳,人中,天突,膻中,中脘,建里,水分(忌针),气海(多灸),小腹,大椎,肺俞,膏肓,内患穴,脾俞,膈俞,大肠俞,尺泽通关,合谷,足三里,内庭,天应。善后补丹田(久留针,多灸)。

---

① 翻搭:反搭。
② 九一:原作"九十一"。据目录改。

九二、鬼邪

此症因其心术不正,邪念萦思,以致阴盛阳衰,或冤孽纠缠,故鬼邪侵身。倘心存正念,行为端方,鬼又安能为祟?

治法

风府,风池,上星,曲差,人中,承浆,间使,合谷,足三里。不效,开十三鬼穴,一鬼宫(人中三分),二鬼信(少商三分),三鬼垒(隐白二分),四鬼心(大陵三分),五鬼路(申脉三分),六鬼枕(风府二分),七鬼床(颊车五分),八鬼市(承浆三分),九鬼窟(劳宫二分),十鬼堂(上星二分),十一鬼藏(阴下经三壮,女玉门头),十二鬼腿(曲池五分,火针),十三鬼封(在舌下中缝刺出血,仍横安针一枝,就两口吻,令舌不动,此者甚效。加开间使、后溪尤妙)。

九三、山岚瘴气　湿热　上潮周身

此是正气不足之人,内中早已蓄有湿热,偶感山岚瘴气。本身正气不足以敌之,为邪气所侵,湿热因之上潮,遍身发热,头痛无汗,周身骨节疼痛,大便闭结,小便短少,口渴,面黄带赤。若正气充足,绝无此病。

治法

百会,天突,中脘通关,气海,肩髃,肩井,三椎,肺、脾、肾、大小肠、膀胱各俞,尾闾,尺泽通关,合谷,手八穴,环跳,阳陵泉,足三里,绝骨,足八穴。

九四、疯癫症

此症多发生于肝、肺两经,肝燥火炙①,则脑筋错乱,肺湿痰涌

---

① 火炙:当作"火炽"。

则痰迷心窍，故有文癫、武癫之别。迫近于肝，则打人自怒，迫近于肺则自言自笑，怪状不一。又有因痴妄而成，或恐怖而成者，因夙孽鬼魅作祟者。无论因何而癫，惟针灸治之最良，当分别治之，总以去邪除痰为先。病癫七日可愈，鬼癫三日可愈。间有一次即愈者，是冤债，审问因由，则和解之，方可痊愈。

治法

百会（梅花针），风府，风池，大、二、三椎，膏肓，人中，承浆，肺、肝、脾、胆、三焦、肾、大小肠俞，上脘，中脘通关，神门，合谷，足三里，太溪，申脉，涌泉。若鬼邪，则开十三鬼穴，见上。

九五、水肿已穿症

（指全身肿者）

水肿乃脾虚气弱之症，土衰不能制水，泛滥无所归宿，乃随气而灌入皮肤成水肿症。其实在原因，皆由肾经真阳亏损，不能蒸化膀胱之水气，以荣养身体，遂至阴雾弥漫，毫无阳气，已于"气肿症"详言。兹水肿已穿，势成危急，命在须臾，欲救之，不能用针。未穿而胀已极，恐一针出水，水尽立死。但医乃仁术，未有见之不救者，必先病人亲属订约，如治之，或罹危险，各安天命，毋得借口架害①，病家允诺，方与其施治。治法先于水分一针，其水必出，待水七八成，将藕泥塞口或将药条粉敷之，再以药条灸之。如尚不能封口，以蟾酥一个塞之，则正之矣。然水正而病未变，乃依后法治之。此症十人中只能救治六七人，九必其人忏悔平生罪过，否亦难愈。

治法

百会，上星，太阳，水分（多灸），神阙，丹田，大椎，中脘，脾、胃、肾、大小肠各俞，尺泽，合谷，环跳，足三里，阴陵泉，风市，绝骨，三

---

① 架害：嫁祸。

阴交,阿是(指已穿后)。

九六、又水肿

(名治[①]不可治之症)

此于上法外,设一简便之法。凡水肿俱是脾上衰弱,不能运化积水而成也。

治法

脾、胃、小肠各俞,水分、丹田、足二里、绝骨、承山、太冲,上六穴均可放水。

善后之法,总以补丹田,脾、胃二俞,泻小肠俞为要。

---

① 名治:疑作"明知"。

针灸经验穴症汇编(下)

手太阴肺经

中府　云门下一寸六分。

云门　巨骨下,去中行六寸。

天府　距腋下三寸,尺泽上七寸半。

侠白　去肘五寸,尺泽上五寸。

尺泽　肘中横纹中。

孔最　腕①上七寸,侧取之,尺泽下三寸。

列缺　两手交叉食指佥②处。

经渠　寸口动脉下陷中。

太渊　掌后内侧宛宛中。

鱼际　本节后白肉际陷中。

少商　去爪甲角韭叶许。

足太阴脾经

隐白　大指内侧,去爪甲角韭叶许。

大都　大指本节后,核骨下陷中。

太白　大指内侧内踝前,核骨下陷中。

---

① 腕:原作"脘"。《针灸资生经》作"在腕上七寸"。据改。
② 佥:尽。

公孙　大指本节后一寸,内踝前。

商丘　内踝骨下微前陷中。

三阴交　内踝上三寸,骨下陷中。

漏谷　内踝上六寸。

地机　膝下五寸。

阴陵泉　膝下内侧辅骨下陷中。

血海[①]　膝髌上内廉白肉际二寸五分需中。

箕门　鱼腹上越筋间阴股内动脉应手。

冲门　横骨两端。

府舍　腹结下三寸。

腹结　横直脐。

大横　腹结上一寸八分。

腹哀　横直中脘去中行三寸五分。

食窦　天溪下一寸八分。

天溪　直乳头后二寸。

胸乡　周荣下一寸六分。

周荣　中府下一寸六分。

大包　渊腋下三寸,布胸胁中,出九肋间。

手少阴心经

极泉　臂内,腋下筋间动脉入胸处。

青灵　肘上三寸。

少海　肘内廉,节后陷中。

灵道　掌后一寸五分。

[①] 血海:腧穴定位不一。《针灸甲乙经》作"在膝髌上内廉白肉际二寸半。"《类经图翼》作"在膝髌上一寸内廉白肉际陷中。"需中:当作"陷中",存疑待考。

通里　腕后一寸。

阴郄　掌后脉中,去腕五分。

神门　掌后锐骨端。

少府　小①指本节后陷中。

少冲　小指内侧,去爪甲角韭叶许。

足少阴肾经

涌泉　足心陷中。

然谷　内踝前起大骨下陷中,又名龙渊。

太溪　内踝后跟骨上动脉陷中,又名吕细。

大钟　足跟后踵中,大骨上两筋间。

水泉　太溪下一寸。

照海　内踝下,红白肉际软骨中。

复溜　内踝上二寸,筋骨陷中,与交信相隔一筋。

交信　与复溜相隔一筋。

筑宾　三阴交上三寸,后开寸二分,大筋上,小筋下。

阴谷　膝内辅骨后,大筋下,小筋上。

横骨　横骨中央,弯曲如仰月陷中。

大赫　气穴下一寸,即平中极。阴维②。

气穴　四满下一寸,即平关元,又名胞门,名子户③。

四满　中注下一寸。

中注　肓俞下一寸。

肓俞　平脐开一寸五分。

---

① 小:原作"少"。"少"通"小"。
② 阴维:大赫,别名"阴维"。见《针灸甲乙经》。
③ 又名胞门,名子户:原作"右名胞门,名寸户"。又,音近误。寸,形近误。

商谷① 石关下一寸。

石关 阴都下一寸。

阴都 通谷下一寸。

通谷② 幽门下一寸。

幽门 平巨阙,开一寸五分。

步廊 神封下一寸六分。

神封 灵墟下一寸六分。

灵墟 神藏下一寸六分。

神藏 彧中下一寸六分。

彧中 俞府下一寸六分。

俞府 璇玑旁开二寸。

手厥阴包络经

天池 乳后一寸,下五分。

天泉 曲腋下二寸。

曲泽 臂内廉横纹正中。

郄门 掌后五寸。

间使 掌后三寸。

内关 掌后去腕二寸,两筋间。

大陵 掌后正横纹陷中。

劳宫③ 掌心屈中指无名指取之,居其缝中。

中冲 中指端,去爪甲角韭叶许。

---

① 商谷:商曲,别名"商谷"。见《针灸集成》。
② 通谷:腹通谷。
③ 劳宫:《针灸资生经》:"屈中指,以今观之,莫若屈中指、无名指,两者之间取之为妥"。

足厥阴肝经

大敦　足大指聚毛中。

行间　足大指缝间动脉中。

太冲　足大指本节后二寸,脉中。

中封　内踝前一寸陷中(悬泉①)。

蠡沟　内踝上五寸(交仪②)。

中都　内踝上七寸。

膝关　犊鼻下二寸旁陷中。

曲泉　膝内辅骨,大筋上,小筋下。

阴包　膝上四寸,股内廉两筋下。

五里③　横直髀关气中④下三寸,阴股中动脉应手。

阴廉　五里上一寸。

急脉　曲骨旁开二寸五分。

章门　脐上二寸,横取六寸,到腹,季肋端陷中(脾募)。

期门　直两乳下第二筋⑤端旁一寸五分(肝募)。

手少阳三焦经

关冲　无名指外侧去爪甲角韭叶许。

液门　小指次指歧骨缝中。

中渚　液门下一寸。

阳池　手表腕上,从指本节直横至腕。

外关　腕后二寸。

支沟　腕后三寸。

---

① 悬泉:"中封"穴别名,见《备急千金要方》。
② 交仪:"蠡沟"穴别名,见《针灸资生经》。
③ 五里:足五里。
④ 气中:气冲。
⑤ 筋:疑误,当作"肋"。

会宗　腕后四寸①。

三阳络　臂上大交脉。

四渎　肘前五寸,外廉陷中。

天井　肘外大骨后,肘上一寸筋骨罅中。

清冷渊　肘上二寸伸肘举臂取之距。

消泺　臂臑上二寸,后开一寸少。

臑会　肩前廉出肩头三寸宛宛中,消泺后二寸。

肩髎　肩臑上上陷②,斜举臂取之,肩髃后一寸二分纵下③。

天髎　缺盆中上毖骨际陷中,肩外俞上一寸。

天牖　完骨下,发际上。

翳风　耳后尖角陷中,按之引耳中痛。

瘈脉　耳本后,鸡足青络脉。

颅息　耳后间青脉中。

角孙　耳廓中间,开口有空。

丝竹空　毛尾陷中。

和髎　耳前锐发下,横动脉中。

耳门　耳前起肉,当耳缺者陷中。

足少阳胆经

童子髎④　目外去眦五分。

听会⑤　耳前目峰文前,上有下关,下有耳门。

客主人⑥　下关上五分,开口有空。

---

① 腕后四寸:《针灸甲乙经》作"在腕后三寸空中"。
② 肩臑上上陷:当作"肩臑上陷中",存疑。
③ 纵下:《针灸集成》作"微下陷中"。
④ 童子髎:童,古同"瞳"。即瞳子髎。
⑤ 听会:腧穴定位存疑。
⑥ 客主人:上关穴别名。

颔厌　曲周颞颥上廉。
悬颅　曲周颞颥中廉。
悬厘　曲周颞颥下廉。
曲鬓①　耳上发际曲阳陷中，鼓颔有空。
率谷　耳上入发际寸半，嚼面取之。
天冲②　耳后发际二寸，前上如前三分。
浮白　耳后入发际一寸。
窍阴③　完骨上，枕骨下，动摇有空。
完骨　耳后入发际四分。
本神　曲差旁一寸五分直目上，入发际四分。
阳白　眉上一寸，直瞳子。
临泣④　目上直入发际五分。
目窗　临泣后寸半。
正营　目窗后寸半。
承灵　正营后寸半。
脑空⑤　承灵后，夹⑥玉枕骨中下。
风池　脑空下，发际陷中。
肩井　肩上陷中。
渊腋　腋下三寸，举臂取之。
辄筋　腋下三寸，后前行一寸着胁。
日月　期门直下八分（胆募）。
京门　监骨下，腰中夹脊，季肋本（肾募）。

---

① 曲鬓：《针灸甲乙经》："在耳上入发际曲隅陷者中，鼓颔有空。"
② 天冲：《铜人腧穴针灸图经》："耳后入发际二寸，耳上如前三分。"
③ 窍阴：头窍阴。
④ 临泣：头临泣。
⑤ 脑空：《针灸甲乙经》："在承灵后一寸五分，夹玉枕骨下陷者中。"
⑥ 夹：原作"侠"。

带脉　脐上二寸①,两旁各开七寸半。

五枢　带脉下三寸。

维道　章门下五寸三分。

居髎　章门下八寸三分。

环跳　髀枢中。侧卧,伸下足,屈上足取之。

风市　以手着腿侧,中指尽处。

中渎　髀关外,膝上五寸分肉间。

阳关②　阳陵泉上三寸,犊鼻外陷中。

阳陵泉　膝下一寸,腑③外廉陷中,伸而得之。

阳交　外踝上七寸。

外丘　外踝上六寸。

光明　外踝上五寸。

阳辅　外踝上四寸。

绝骨　外踝上三寸。

丘墟　外踝下微前骨缝中。

临泣④　去侠溪一寸半。

地五⑤　去侠溪一寸。

侠溪　歧骨间,本节前陷中。

窍阴⑥　小指次指外侧去爪甲角韭叶许。

手太阳小肠经

少泽　小指端外侧,去爪甲角韭叶许。

---

① 二寸：疑作"二分"。见《针灸大成》。
② 阳关：膝阳关。
③ 腑：当作"腨",即"腨"。
④ 临泣：足临泣。
⑤ 地五：地五会。
⑥ 窍阴：足窍阴。

前谷　小指本节前陷中。

后溪　小指本节后陷中。

腕骨　手外侧,腕前起骨下陷中。

阳谷　手外侧,腕中锐骨下陷中。

养老　踝骨上一空。

支正　手外侧,腕后五寸。

小海　肘内大骨外,去肘端五分。

肩贞　肩髃骨后,两骨罅间。

臑俞　肩髎后,大骨下,胛①上廉陷中,举臂取之。

天宗　秉风后,大骨下陷中。

秉风　天髎外,肩上小髃骨后,举臂取之。

曲垣　肩中夹曲膞②陷中。

肩外俞　肩胛上廉去脊三寸。

肩中③俞　肩胛骨内廉,去脊二寸。

天仓④　颈大筋前,曲颊下,挟扶突后,动脉应手陷中。

天容　耳下,曲颊陷中。

颧髎　面鸠⑤骨下廉,锐骨端陷中。

听宫　耳中珠子。

足太阳膀胱经

睛明　目内眦头外一分。

攒竹　眉头陷中。

---

① 胛:原作"脾"。《针灸大成》作"胛上廉陷中"。据改。以下肩外俞、肩中俞同。
② 膞:疑误,当作"胛"。
③ 中:原作"寸"。肩中俞,见《针灸甲乙经》。
④ 天仓:宜作"天窗"。
⑤ 鸠:疑误,当作"颅"。

曲差① 夹神庭旁一寸五分。

五处 上星旁一寸五分。

承光 目直后上,入发际二寸五分。

通天 承光后一寸五分。

络却 通天后一寸五分。

玉枕 后发际上二寸,去中行一寸五分。

天柱 夹项后发②,大筋外廉陷中。

大杼 在一椎下,平开二寸。

风门 在二椎下,平开二寸。

肺俞 在三椎下,平开二寸。

厥阴俞③ 在四椎下,平开二寸。

心俞 在五椎下,平开二寸。

督俞 在六椎下,平开二寸。

膈俞 在七椎下,平开二寸。

肝俞 在九椎下,平开二寸。

胆俞 在十椎下,平开二寸。

脾俞 在十一椎下,平④开二寸。

三焦俞 在十三椎下,平开二寸。

肾俞 在十四椎下,平开二寸。

气海俞 在十五椎下,平开二寸。

大肠俞 在十六椎下,平开二寸。

关元俞 在十七椎下,平开二寸。

小肠俞 在十八椎下,平开二寸。

---

① 曲差:此穴前疑漏"眉冲"穴。
② 发:当作"发际",疑漏"际"字。
③ 厥阴俞:"俞"字原阙,补。以下气海俞、大肠俞、关元俞、小肠俞、膀胱俞、白环俞,均同。
④ 平:原阙,据前后文补。

膀胱俞　在十九椎下,平开二寸。

脊中①　在二十椎下,平开二寸。

白环俞　在二十一椎下,平开二寸。

上髎　在十六椎下,平开脊五分。

次髎　在十七椎下,平开脊五分。

中髎　在十八椎下,平开脊五分。

下髎②

会阳　尾尻骨两旁。

附阳③

魄户

膏肓

神堂

噫嘻

鬲④关

魂门

阳纲

意舍

胃仓

肓门

志室

胞肓

秩边

承扶　尻骨臀下,阴股上纹中。

---

① 脊中:中脊俞,别名"脊中"。见《灵枢·刺节真邪》。
② 下髎:原文有穴名,无定位。以下"附阳"至"秩边"穴同。
③ 附阳:即"附分"穴。
④ 鬲:通"膈"。

殷门　浮郄上三寸。

浮郄　委阳上一寸。

委阳　承扶下六寸。

委中　腘中央约纹,动脉陷中。

合阳　约纹下三寸。

承筋　腨肠中央陷中。

承山　兑腨肠下,分肉间陷中。

飞扬　外踝上五寸①。

附阳　外踝上三寸。

昆仑　外踝后五分,跟骨上陷中。

仆参　足跟骨下陷中,拱足取之。

申脉　踝直下,红白肉际软骨上。

京门②　申脉前。

京骨　小指外侧,本节后大骨下。

束骨　小指外侧,本节后赤白肉际陷中。

通谷③　小指外侧,本节前陷中。

至阴　小指外侧,去爪甲韭叶许。

手阳明大肠经

商阳　食指内侧去爪甲角韭叶许。

二间　食指本节前内侧陷中。

三间　食指本节后内侧陷中。

合谷　歧骨间陷中。

阳溪　手腕中上侧,两筋间陷者中。

---

① 外踝上五寸:《灵枢·经脉》:"去踝七寸。"《针灸甲乙经》:"在足外踝上七寸。"
② 京门:当作"金门"。疑音近误。
③ 通谷:足通谷。

偏历　腕中后三寸。

温溜　腕后六寸。

廉下①　去上廉一寸。

上廉　三里下一寸。

三里②　曲池下二寸。

曲池　肘外辅骨,屈肘横纹头,拱胸取之。

肘髎　肘大骨外廉边③,大筋陷中。

五里　肘上三寸。

臂臑　肘上七寸,胸内端,平手取之。

肩髃　肩端两骨间,陷者宛宛中。

巨骨　肩尖端上行两叉骨罅间陷中。

天鼎　颈缺盆上,直扶突后。

扶突　人迎后二寸五分。

禾髎　直鼻孔下,夹水沟旁。

迎香　鼻下孔旁五分。

足阳明胃经

承泣　目下七分,直瞳子陷中。

四白　目下一寸,正视取之。

巨髎　夹鼻孔旁八分,直瞳子,平水沟。

地仓　夹口吻旁四分,外如近下。

大迎　曲颔前一寸二分。

车颊④　耳下八分,开口取之。

---

① 廉下：当作"下廉"。
② 三里：手三里。
③ 廉边：廉,边缘。"边"疑为衍字。
④ 车颊：当作"颊车"。

下关　客主前动脉下廉,合口取之。

头维　额角入鬓际,本神旁一寸五分,神庭旁四寸。

人迎　颈大筋动脉应手,夹结喉两旁一寸五分。

水突　颈大筋前,直人迎下,气舍上。

气舍　俞府上,人迎下,夹天突旁两寸。

缺盆　肩下横骨陷中。

气户　巨骨下,俞府两旁各二寸。

库房　气户下一寸六分,去中行四寸。

屋翳　库房下一寸六分,去中行四寸。

膺窗　屋翳下一寸六分,去中行四寸。

乳中　乳头中心。

乳根　乳下一寸六分,去中行四寸。

不容　乳下两寸六分,去中行三寸。

承满　不容下一寸,去中行三寸。

梁门　承满下一寸,去中行三寸。

关门　梁门下一寸,去中行三寸。

太乙　关门下一寸,去中行三寸。

滑肉起①　太乙下一寸,去中行三寸。

天枢　夹脐旁二寸。

外陵　脐下一寸,去中行二寸。

大巨　脐下二寸,去中行二寸。

水道　脐下五寸,去中行二寸。

归来　脐下七寸,去中行二寸。

气冲　脐下八寸,去中行二寸。

髀关　伏兔后交纹中。

---

① 滑肉起:滑肉门。见《类经图翼》。

伏兔　膝上六寸。

阴市　膝上三寸。

梁丘　膝上两寸。

犊鼻　膝髌下骺上形如牛鼻。

三里①　膝盖下三寸骺骨外大筋内。

上廉②　膝盖下六寸骺骨外。

条口　膝盖下八寸。

下廉③　膝盖下九寸。

丰隆　外踝上八寸，腑④骨外。

解溪　脚背弯陷中。

冲阳　二指本节歧骨后二寸。

陷谷　二指本节外间陷中。

内庭　脚板前二指本节纹。

厉兑　大指次指之端，去爪甲如韭叶许。

任　脉

会阴　两阴中间，女子即玉门头。

曲骨　横骨上，中极下一寸，毛际陷中。

中极　关元下一寸，即脐下四寸，膀胱募。

关元　脐下三寸，小肠募。

石门　脐下二寸，三焦募。

气海　脐下一寸五分。

阴交　脐下一寸。

---

① 三里：足三里。
② 上廉：上巨虚，见《千金翼方》。又名"巨虚上廉"，见《灵枢·本输》。
③ 下廉：下巨虚，见《备急千金要方》。又名"巨虚下廉"，见《灵枢·本输》。
④ 腑：当作"骱"，即"骱"。

神阙　即脐中。

水分　脐上一寸。

下脘　建里下一寸。

建里　中脘下一寸。

中脘　上脘下一寸。

上脘　巨阙下一寸。

巨阙　鸠尾下一寸。

鸠尾　两歧骨下䩚骨①端无骨者，以歧骨下一寸为穴。

中庭　膻②中下一寸六分。

膻中　横量两乳中心陷中。

玉堂　紫府③下一寸六分。

紫府　华盖下一寸六分。

华盖　璇玑下一寸六分。

璇玑　天突下一寸六分。

天突　结喉下一寸宛宛中。

廉泉　结喉上中央，仰面取之。

承浆　唇棱下陷中。

督　脉

长强　脊骶骨端。

腰俞　二十一椎中④。

阳关⑤　十六椎下。

命门　十四椎下。

---

① 䩚骨：当作"蔽骨"。
② 膻：原作"胆"，疑误。
③ 紫府：即紫宫。
④ 中：当作"下"。
⑤ 阳关：腰阳关。

玄枢① 十三椎下。

脊中 十一椎下。

中枢 十椎下。

筋缩 九椎下。

至阳 七椎下。

灵台 六椎下。

神道 五椎下。

身柱 三椎下。

陶道 一椎下，俯而取之。

大椎 一椎上面宛宛中。

哑门 入发际五分。

风府 入发际一寸。

脑户 入发际二寸半。

强间 入发际四寸。

后顶 百会后一寸半。

百会 顶中央，直两耳尖。

前顶 入发际三寸半，骨间陷中。

囟会 入发际二寸。

上星 入发际一寸。

神庭 入发际五分。

素髎 准头。

人中 沟中央。

兑端 唇上端。

龈交 唇内齿上龈缝中。

---

① 玄枢：悬枢。

急症治法

各种急症

春瘟①、夏中暑、秋瘟②、冬伤寒,又有邪风症,中则倒地不省人事,及酒后伤寒种种。

治法

百会(及前后左右各开一寸,梅花五针),风府,风池,太阳穴(如"品字形"三针),人中(深针),承浆(深针),手合谷,曲池,间使(掌后三寸),手十二穴(针针见血),天突,中脘及面③通关,丹田,足三里,太冲,委中(如足麻木用之),小肠俞(小便不利用之)。见鼻梁青色则针肝俞及膈俞,如痰多则针肺俞及膏肓俞。如痰响如锯声,则针尺泽及通关。如舌下有青紫纹,则针金津、玉液(舌下筋之两旁有两筋)。严禁卧倒(如卧则邪风盖顶,针后亦然)。均封针口,禁多灸,多留针,多深针,针针到地。

附　　　　腰　痛

肾俞、委中、阿是穴。肾俞以下,遍灸之。

---

① 春瘟:这里主要指四时温病,当作"春温"。
② 秋瘟:同上,当作"秋温"。
③ 面:似衍文。或作"两",形近误。

偏头风

（学者意见，肝风）

百会，风府，风池，太阳，大椎，颈大筋，曲池，列缺，合谷。如有痰者，开尺泽，肺俞，胃俞（泻），肺俞（泻）。如小便不利，则泻大、小肠俞），肝俞（泻。学者意见），内、外昆仑，三阴交，足三里，以上均泻。阿是穴。

齇鼻

（红鼻子）

泻肝俞，泻肺俞，针灸阿是穴。

眉骨风

灸阿是穴，针三阴交，内、外昆仑（左眉针外，右眉针内），绝骨。

眉麻痹

（又喉作噎）

针中脘，灸眉部。

面生风毒及虫毒

针阿是穴、合谷、列缺。

痧症

病状：发热气促，头腹疼痛，手足筋胀，呕吐。

治法

百会（梅花穴，补泻兼及，前后左右各开一寸），风府，风池，太阳（品字穴，出血），颈下大筋，肩井，肩髃，肺俞，心俞，膏肓俞，内患穴（以上均兼补泻），脾俞，胃俞，大肠俞，小肠俞，肾俞（以上均泻），曲池,尺泽反通关①,手三里,外关,十宣(放血),合谷,天突,乳上各穴(直上四针,中间三针),中脘及通关,环跳,风市,阳陵泉,足三里,绝骨,太冲,足八穴放血。

以上仅灸三里、合谷,头部微灸,封针口。其余均不用灸。

附　　绞肠痧

金津(放血)、玉液(放血)、丹田(泻)。其舌下如有蓝绿色,要挑破放血。

附　　鸡毛癍

(心烦发热,要呕吐,似寒毛疔之类)

用糯米粑粑在背心上、腰上、胸前、周身擦之。将粑粑劈开,见其中有鸡毛,则是此症之证。然后杀鸡取毛,煮水沐浴即愈。

彪蛇痧

(其人呕吐下利,发热身疼痛,舌下有紫青色)

乳上两旁,每边三路,以手括之,见有青色,以利针破之即愈。

又,以冷水拍尺泽、委中,见有紫黑色黄豆大者,以利针破之即愈。

脚肚痧

(此症苦上②居多,暑天饮冷水及浮涉冷水。发病时脚软,脚肚紧张,可针)

委中(放血),承山(放血),风市,三里,绝骨,太冲,阳陵泉。要呕者可针天突,肚痛者可针丹田。此症不用灸。

---

① 尺泽反通关:"反",疑作"及",形近误。文中多处作"尺泽及通关"。
② 上:疑误。据症状、病位,当作"下"。

此症药方：
蔓荆子三钱，荆芥二钱，青蒿一钱，葛根一钱，香薷一钱。

鼻衄

尾闾，命门（十四椎下），志室（肾俞，各开寸半，泻肾火），俞①（因火气太甚，故开此泻火），肺俞（泻），大、二、三椎（泻），哑门，风府，百会，上星（发际一寸），合谷（泻），三里（泻），肺俞②（泻），小肠俞（泻），太冲（泻），以上各穴均封针口。

又救急法：大、二、三椎各一针，风府、风池用冷水拍之。

鼻塞不闻香臭

针迎香，灸上星。又法，针神庭。

风热脚气症

（附治风热脚气症）

病状：大腿、脚跟均疼痛难忍，筋肉红色，行步艰难。

治法

环跳、风市、绝骨、太冲、阳陵泉、血海、委中（放血）、阴陵泉、阿是穴（深针，多灸）、大肠俞、小肠俞，以上均泻。

此症医至八九日，后只用补针，十日后灸而不针。善后，补丹田、足三里。

下颚生瘤及疮毒

（附治下颚空处生瘤及诸疮毒法）

---

① 俞：有阙文。疑为"心俞"。
② 肺俞：前文已见。此处疑为"肝俞"。

阿是穴、肝俞、合谷、三里，均泻。

注意：肉瘤、血瘤恐针则出血不止，故不宜针。针肉瘤，恐生疮。

附　　　　　　小儿腹泻

灸丹田三四壮，灸脐中三四壮。

附　　　　　　角弓反张

灸印堂或两眉正中。

痞　块

（治痞块法）

此症有由气结成者（按之行动），有由血结成者，有由痰结成者，有由脾胃消化力弱结成者。气结易愈，痰血等难愈。必使泄泻，将块消尽，始可。（注意）如患在肚脐两旁各开二寸处天枢穴者，则不能针（离此穴上下左右皆可针）。

病状：面色黄，不嗜食，虽行动患处疼痛。此痞块多在左边及小腹部，有凸然现出者，有不见形影者。

治法

头三日开百会、风府、风池，以上兼补泻。肺俞、膏肓俞、内患穴、三焦，以上补。大肠（泻）、小肠（泻）、脾俞（补）、胃俞（补）、尺泽及通关（以上补泻兼）。丹田（补）、阿是穴（深针五针，多灸）、合谷、三里（以上补泻兼）。以上各穴，均封针口。

三日后，头部[①]不针。以后隔一日，针头部一次。如已泻动，则大肠俞可隔一日开。如小便长，则小肠俞不开。如积滞已从大

---

① 部：原作"邰"，据后文当作"部"。

便下出,则病愈,可补丹田。

坛臌

(附坛臌治法,一名埋臌,一名单臌胀)

病状:面色黄,气喘,不思饮食,行路艰难。

此症皆由气血痰虫积成者,有从丹田起者,有从中脘起者,形如坛状。顺生者,口在中脘,底在脐中;逆生者,口在脐中,底在中脘。若已成形,不能治矣。如未成形,可照上治痞块法治之。

足大指青黑

(附治足大指青黑经验)

两大脚指离爪甲少许,色青黑,不肿,惟疼痛非常。针阿是穴遂至晕针,大汗不止(即成风癣症矣)。

治法

先针头部各穴,还阳九针,次十二大穴、丹田、肾俞(补)、小肠俞(补,因肾气不足)、阿是穴、神门。

预防中风

(附预防中风之法)

三里及手大指、食指、无名指、小指间各本节后麻痹,及十指无故自动者,三日后必中风。宜急治之。

预防治法

灸百会,灸大椎,针丹田(补),针尺泽及通关,姜艾灸脐中三百壮。

缩阴、缩阳及泄不止

(治缩阴、缩阳及泄不止法)

灸会阴,长强亦灸。

大肠热或大肠下血及痔疮

（治大肠热或大肠下血及痔疮等症）

槐花一二斤、猪大肠一条（俗名静瓶）。以槐花贯入猪大肠，紧封煮熟，阴干（风檐下久挂，干之），磨碎，调蜜为丸，每服五六钱，至愈为上，大效。

建里附近内痛

（治建里附近内痛）

此处是消化运动之所，上至中脘，下至水分，左右及章门一带，痛极，肉热不可忍，上连头部，下引肚腹，叫苦不已，扶起为难。

病源：热集大肠不通，或多食油炸物件，或饮食过分，有以致之。

此症针中脘、水分、泻大小肠俞，皆无大效。嗣开三焦俞稍愈，又针大肠俞，用鸡爪针（到地）乃大下疵，遂大泻而愈。得其治法如下。

治法

泻三焦俞及中、下脘穴，泻大肠、足三里。善后，补丹田，泻足三里。

附　　　　脐至下脘大根隆起

治法

此症针会阴要穴。

脐至下脘内有大根，硬而极痛，时起时伏，痛连心肝，至于昏倒。

治法

针中脘至脐上一带，通泻，不暖针，不灸。其次针内庭、涌泉、太溪、三阴交、阴陵泉、血海、风市对过一穴、会阴(泻针五分)。

眼毛入眼

(附眼毛入眼,肾风)

针眼部各穴、临泣,泻肾俞。

小儿疳积

(腹内有积,手足厥冷,有有形者,有无形者。此症专指小儿言之。)

治法

头部各大穴、上脘、中脘及通关,又各开一寸二穴,建里穴,补丹田。

因其手厥冷,针曲池、外关、合谷。因其足厥冷,针太冲、三里,补脾胃,泻三焦俞、大肠俞。

附 小儿积症

(食积、虫积均用此法,此法即上法之通常可用者。)

治法

头部各大穴、上脘、中脘及通关,又各开二寸,补丹田,补大椎、膏肓俞、肺俞、脾俞、胃俞、三焦俞,泻肝俞、大肠俞、尺泽及通关、合谷、太冲、三里。

鼠 疫

(治鼠疫法)

病源:起于地气,地板下或砖下开视,有毛鼠先受之,身上有虫,飞入人之鼻孔内,遂发生一种时疫。

病状:起初恶寒发热,眼红气促,如大热症,又不专作热症治。或手足或头身起红色核,凸起如桃枣。然此症发生先起核,而后发热者易治,先发热而后生核者难治。其危险界在二三日之间。过七日则稍稳,死则遍身青黑,十指甲黑,故又曰黑死症。

治法

医者自带辟瘟散塞鼻中为要。头部十五针(见前大热症)。又太阳梅花针放血,人中(泻),承浆(泻),以上均不用暖针。大、二、三椎接骨缝中,风门(二椎下每边前后各一针)。背部各穴全针,不暖针,灸封针口。天突至膻中各穴(见前大热症)、中脘及通关,以上各穴均泻。气海(先泻后补)、环跳、风市、阳陵泉、足三里、绝骨、八穴放血、委中(放血,平开三针)、承山(放血)、太冲,以上均泻。曲池、尺泽及通关、外关、手十宣(出血更佳)、八穴(放血)、合谷,针核(医者问病人核所在处,针之)、核处梅花穴(正中一针放血)。医者面向外,不可沾其血与气。

灸法:百会,风池,太阳,大、二、三椎,合谷,三里,均一灸。

医后用熊胆、牛黄、红花煎水服之,取渣敷核处。

又蛇须石①置核上,毒完则石自下,洗净,下次可用。

又田中蚂蝗②放核处,吮血尽则愈。

又金珠花③、荷叶捣碎,投核处。

又服方:桃仁八钱,红花七钱,生地五钱,连翘三钱,菊花三钱,白芍三钱,银花三钱,甘草二钱,羚羊角钱半,生石膏五钱,久煎,每日服二剂。

鼠疫起核良方:

桃仁八钱,红花五钱(后下),连翘三钱,赤芍三钱,生地五钱,葛根二钱,当归钱半,柴胡二钱,厚朴一钱,甘草二钱。

治鼠疫有核未发热者:

百会、风府、风池、太阳、大椎、大肠俞、小肠俞、合谷、足三里、

---

① 蛇须石:当作"蛇顶石"。存疑待考。
② 蚂蝗:即水蛭。
③ 金珠花:当作"金银花"。

足八穴（放血）、委中（放血）、核处阿是穴（多针出血），灸法（均封针口）。

附　　中风邪

一女子年二十上下，耳不闻声，口眼歪斜，叫之不应，日如此者二三次。太阳青紫色，鼻尖青色，嘴唇青黑色，耳黑暗。断定系中邪风。

百会梅花针（前后左右各一寸），风府，风池，大、二、三椎，风门，肺俞，肝俞，三焦俞，肾俞，大、小肠俞，膀胱俞，曲池，合谷，手八穴。两乳直上三针，膻中、中脘及各开二寸二针。中脘至小腹天应穴约二十针。风市、足三里、足八穴，以上各穴均泻。

惟头部、太阳、合谷、三里封针口。

注意：凡针合谷、三里，不拘何症均封针口。

凡遇胁下禁针处生疮时，可以灸代之。

心迷乱①

附治周明光家女人，心迷乱，不明事情，食物投秽，自破衣服种种，似疯非疯。

治法

开诸心穴，化痰，驱风，顺气，十二鬼穴。

搭手痈

（搭手痈治法）

（一名腰花，在腰部者，有在肩部者。此症有因受煤炭毒气而起者，有受潮湿而起者。）

---

① 心迷乱：原无，据目录补。

痛连头背,屈伸为难,顶平而起,色紫红,大如茶碗,坚硬背龟,围腰黑点,如铜元大,中间小子,极痒,饮食不思,夜不能眠,气促咳嗽。

治法

头部各穴,颈大筋,肺、膏肓、脾、胃各俞,竹马穴,肾及大小肠俞,尺泽,合谷,天突,乳上各二穴,上脘,中脘,丹田,阴陵泉,三阴交,委中,三里,太冲。龟背,阿是穴(七八针,多灸);搭手痛,阿是穴(此处沿患①一路针之,均三四分,惟内肾处浅针)、颈大筋阿是穴(沿患针之,多灸)。

医至十日后,愈其半,视情形减针。惟阿是穴及大肠俞日日针之,再治十日愈全。

附记:凡开心俞,不开竹马穴。此症因是疮毒,故开心俞。

附右边小腹下有一大根,起伏作痛不可忍

治法:承山(放血),委中(平开三针,放血),三阴交,足三里,阴陵泉,血海直上至阿是穴。

此症刺一日愈其半,如法治三日,痊愈。

注意:大凡何家之症,即寻何家经络针之(来路,去路,均须开之)。

大腿丫②内一它③

又大腿丫内一它如鸽蛋大,针阿是穴(加针血海以下各穴,为佳)。

---

① 沿患:指沿患处。
② 大腿丫:指大腿内侧。
③ 它:蛇,本义虫。形容大腿内侧块状物。

蛇 头 疮

手食指头上生一蛇头疮,先请西医专治阿是穴,总之患处出水不止,后用针灸沿尺泽、手三里,内附一路针至患处,均见血。又在患处三针,出血,即日愈。

注意:据此则阿是穴之来路去路,非绝其源流、尽其根株不可。

麻 脚 瘟

(麻脚瘟治法)

地土邪风,人受之,从脚心起,麻至小腹,人即不起。初起头昏,医者须于未至小腹数时前治之。丹田(补针,灸),环跳,风市,阳陵泉,三里,绝骨,太冲,然谷,涌泉,鬼眼穴,伏兔(不针只灸),委中(放血),承山(放血),足八穴(放血),解溪(平开,放血)三针,以上各穴均泻。

此症每日医二回,如已危极,则泻涌泉。

脚 气 冲 心

病源:多由气不通而成,有肿者,有不肿者,三四日死人。

治法

中脘及两通关(七八分,不灸),神门(不灸),灸伏兔,泻太冲,泻涌泉,太溪放血,承山放血,委中放血,环跳,风市(如脚有浮肿),天应穴,以上均灸。不宜饱饭,二三日愈。

如口味不好,须补脾、胃俞,丹田。

各 症 气 痛

(附气痛)

胃、脾、胆、肾、肝均有气痛。医者认定何处痛,为何项气治之。气海、三里、太冲。何家之症,泻何家之穴。

如胸痛两边,则泻三阴交。心痛,则泻神门(心以上痛,均泻神门)。膀胱气痛,则泻小肠俞。

附　　　　　小便不正

中极(灸),关元(灸),毛际(灸),丹田(补),膀胱(补),肾俞(补)。

牙缝流血

(附牙缝流血不止,肾热)

肾俞(泻),三焦俞,脾俞,胃俞,大、二、三椎,膏肓俞,心俞,颈大筋,绝骨(主泻周身骨热),三里,以上均泻。

附　　　　　牙齿痛

肾俞、地仓、颊车,以上均泻。牙龈如红肿,可将针入口,刺肿痛处出血,若流血可用冷水漱口。又泻肝、胃、胆各俞,合谷,三里。

喉　蛾

(喉蛾治法,一切风火喉症同)

病源:主脾胃为多。有多食油炸物生火而成者;有痰湿者;有食生凉冷物太多,热不中寒,气压逼而成者;有沾染时症者。有起在小舌下,两边者谓之双蛾,一边者为单蛾。

小舌红黑肿,利针刺破出血。

小舌落下,筷子点盐水投小舌。

治法

百会,风府(三四分),哑门(三四分),风池,如太阳痛或头昏重,针眼角。天仓(六分),颈大筋(前后各一针),天突,尺泽(化痰热)、少商(磁针放血)、合谷、大椎、膈俞、三焦俞、肝俞、肺俞、胃俞、脾俞、大、小肠俞,以上均泻。肾俞(补泻兼)。

用利针刺喉内患处三四分,出血,足三里(泻)。

白 喉

天仓、肝俞、肺俞、风府、风池、哑门均泻,少商(磁针放血),足三里、尺泽、合谷均泻。

尿硝焙灰吹患处,可去白。

(指甲置瓦上焙枯砰,地上摊冷,吹喉,一日三次,必愈。)

黄肿已穿

(附黄肿已穿者)

(有一小儿,肿极已穿,出水不已,人尚未死而救之。)

治法

此等症全不用针,专用灸。

百会、上星、大椎、太阳、尺泽、合谷、阿是穴穿处、水分、丹田、脐中(专恃上三穴救命)、中脘、肾俞、脾、胃俞、环跳、风市、阴陵泉、足三里、三阴交、绝骨。

又,足肿处全灸之,七日愈。

盖灸水分则水不乱漏,灸丹田则火足而能食。

小 儿 急 症

(小儿急症治法)

不哭不热,面白唇白,手足冷,不呵呕,不下利,或中风邪,或调理不善,一时发厥。

治法:人中(先针,深针)、承浆(浅针)、百会(次针)、风府、风池、大椎、曲池、合谷、中脘、丹田、肾俞、三里、太冲、太溪(灸,不针)。

此症先灸百会,其余各穴均灸。

(治痰厥加穴如下:肺俞、膏肓俞、天突、尺泽及通关)

脚　软

(有急起不能行者,有日久不能行者)

或因出汗多,伤风;或因行路远脚热,过寒水受凉。

治法

先针太冲,次丹田、环跳、风市、阴陵泉、阳陵泉、足三里、绝骨(如路遇无火,不灸,则加针委中、承山放血)、然骨。针完即刻能走。

此症或路遇,或在人家,可灸则灸,无火不灸亦可。

头　旋

(一人头旋转不能起身,卧床似床旋。此症一因虚极,一因风火)

治法:百会、上星、风府、风池、太阳、尺泽及通关、神门、合谷、手八穴、上脘、中脘、气海(先泻后补)、肾俞、肝俞、三焦俞、小肠俞、三里、太冲、足八穴,泻涌泉(灸封针口)。视体之强弱而加补泻。此症二次而愈。

哮症治法

此症由历年积累而成。其始误服医药所致。

百会、风府、风池、大椎、二椎、风门、肺俞(补,十余灸)、噫嘻(补,十余灸)、肾俞(补)、膏肓俞、天突(二灸)、膻中(浅针)、中脘(补,二灸)、丹田(补,二灸)、尺泽及通关(廿二灸)、合谷(灸)、三里。如兼痰饮者,亦不过半月断根,能于哮发时治之更妙。

中风(口鼻歪斜)

(附中风口鼻歪斜,已有八九年之久,夜见鬼。)

颊车(针此穴以三十二相铜钱含口中,两针齐开)、颧髎、人中、承浆、百会、风府、风池、太阳、大椎、肺俞、尺泽、列缺、合谷、三里、绝骨。

两腿生疮

(附体虚两腿生疮溃烂)

虚人,两腿不红不肿,自环跳下生疮,成个如杯大溃烂,深约三分至六分不等。其沿边如铜镯红边。

治法

环跳(补),风市(补),阴、阳陵泉(补),三里(补),绝骨(补),太冲(补),丹田(补),脾俞(补),胃俞(补),灸阿是穴(不用针,由外入内,多灸)。

疯癫

此症有三种,如下:

(一)痰迷心窍

治法

百会五针兼风府、风池(泻),大、二、三椎兼肺、膏肓、胆、心各俞兼肝、三焦各俞(泻),大、小肠(泻),人中、承浆,上脘(泻),中脘及通关(泻),又各开二寸,尺泽、神门、合谷、三里、涌泉(泻),太溪(泻)。

(二)鬼魅

治法

照痰疯各穴针之,加十二鬼穴。

(三)大热症之疯癫

治法

照痰疯各穴针之。

附　　　　老鼠偷粪门

此症从会阴穴起，分两条硬根直至粪门，一路发烂，臭气难闻。

治法

沿患起处密针多灸，泻大肠俞。

处方：银花五钱，甘草二钱，槐花四钱，石斛四钱。

晕　针

（晕针救法）

（大凡医者，入门见其人有风象，鼻、眼、面三者皆带青色，则须防之。）

凡诊病人，须问其人向来有无风症。如素体弱，或常耳鸣，或常身痒，则不能不作晕针之准备。但凡晕针者，其病立痊。

凡病人有上[①]之三项者，听针何处皆晕针。凡晕针之状况，欲呕不呕，心烦气闷，看看叫之不应，眼白唇白，大汗不已，四肢厥冷，不省人事，此晕针之状况，大概如是。最忌睡倒。晕针时之改针（下列针之次序，先开门，后逐贼，法也）。

百会、风府、风池、太阳、人中（视体强弱，针二三分）、承浆、曲池、合谷、三里、太冲、膻中、中脘及各开五分通关、丹田。以上百会二灸，余均一灸。又，人中、承浆不灸（专言改针时不及灸），先灸头部及大椎。又，如正开针时晕针，则速灸头部。

凡治晕针，通常先泻后补，灸后令吃热茶数口，即清醒矣[②]。

附经验：有某素有头冷之证。黄先生欲针天应穴，先灸大椎，绝其去路，然后针之。针后背部大热如火，竟不晕针，亦预防之法。

晕针晕倒：凡晕针，万不可卧倒，恐地风寻入内，以身卧，愈恐邪风盖顶。慎之。

---

① 上：原作"右"，今据行文改作"上"。下同。
② 矣：原作"灸"，疑形近误。

光眼瞎子

如瞳人反背者,不治。若瞳人不反背,以及生翳或水亏眼矇或鸡毛眼等均治之。

治法

补肾俞(十三椎下,十四椎上),节骨中轻针一分。又上穴各开一寸(针二分,灸四壮)。眼部六穴,临泣,二白穴(内关上一寸,各一针四分),合谷,三里,光明(外踝上五寸),艾灸大、小骨空各三壮,头部各穴。

手足不仁

(附手足皮色青似班①黑,手指无力,不能握物,麻木不仁,屡履不稳。)

治法

环跳灸,风市灸,阳陵泉灸,三里灸,绝骨灸,仆参(外昆仑下二寸中,腕后一寸,红白肉际),内、外昆仑灸,解溪平开三寸灸,头部各穴灸,肩髃灸,曲池灸,尺泽灸,曲池灸,阳池(手背总穴),合谷灸,液门(手小指次指歧骨,人中上五分,针一分)。手足八穴放风,不灸,恐风入。班点,阿是穴(灸之)。上法十日后,泻大肠俞,补肾俞,泻肝俞,委中放血,承山放血,解溪(平开三针放血),内、外昆仑放血,内外昆仑肿者,可用一针两穴法。

附 鬼邪症

(忽然不醒人事,呼之不应,面青唇白,眼合口闭。)

治法

人中、承浆、间使(二针齐下针六分,二针同搅。此穴:手板横纹后三寸)、头部各穴(回阳后各针)、合谷、三里。

---

① 班:通"斑"。下同。

禁　穴

(附禁针之症及穴)

肉瘤、血瘤(二症禁针),囟门,脐中,乳中,天枢,老年关元以下,胁下,老年玉茎(深针,泻),老年严防泄肾气之各穴。委中一寸五分以下至承山以上。膝下外廉绝骨上二寸以上。内肾。

鹅　掌　风

(似癣,痒极,生至手之中心即死。其风由心经而出,晕针居多。)

曲池、手三里、神门、手八穴。患处密针(针先外后内,灸由内出外)。心俞、肝俞、骑竹马穴(一说不晕针者不针此穴)。

浑　身　肉　痛

(即是皮痛,手按不痛,不按仍痛,是血热风火入皮使然。)

治法

百会,风府,风池,太阳,大、二、三椎,肩井,肩髃,曲池,合谷,肺俞,膏肓俞,肝俞,大、小肠俞,中脘及通关,胸部阿是穴,气海,三里,太冲。

气短及气促

此症有二种:一因虚,一因实。

甲:因虚而气不足以致气短者,其上下气不相接,体弱面白,是谓气短。

治法如下:天突,膻中,灸血池,灸中脘(如痰多咳嗽,加两旁通关),合谷,三里,太冲。

乙:因实者,原丹田火旺,气往上冲,面带红色,是谓气促。

治法如下:百会,大椎,肩井,肺俞,膏肓俞,肝俞,肾俞,大、小肠俞,三焦俞,膈俞,气海(泻),膻中(泻),中脘,天突(针而不灸),

神门(泻)、合谷(泻)、足三里、太冲(泻)。

附 要 穴

复溜：无论男女何病，至病急脉微者，针复溜穴，同时针之，同时搅之，脉复为度。此穴右①内踝上二寸，大骨后到大筋前侧陷中，与交信只隔一筋。

交信：女子漏血不止，月水不来，小腹偏痛，盗汗。男子气淋，癞疝，阴汗，大小便难。针此穴。

气衰脱骨

（附年壮气衰脱骨，或肩脱手不能举，或足之接骨，脱不能动，脱骨之两端附近灸之。）

补脾胃，补气海。

咽喉症

少商、阴交（脐下一寸）、照海（内踝下二寸，近白肉际）、合谷、百会、尺泽、太冲、足三里。

五痫症

神门、鬼眼、间使（掌后三寸，两筋间）、中脘（脐上四寸）、肺俞、申脉（足外踝下二寸，红白肉际）、膏肓俞（四椎下五椎上，各开三寸半）、足三里、心俞（五椎下各开二寸）。

（《正字通》：痫，有风痰，有惊邪，皆兼虚与痰。《方书》：小儿五痫，五脏各有畜所属。心痫其声如羊，肝痫其声如犬，脾痫其声如牛，肺痫其声如鸡，肾痫其声猪，发则卒然倒仆，口眼相引，手足

---

① 右：疑误，当作"在"。下同。

搐搦，口吐涎沫，食顷乃苏。哺乳多，则主痫病。）

瘵　症

百会、合谷、肺俞、膏肓俞、中脘、足三里、期门（直乳下第二肋端旁一寸半）、四花、天突（喉下横骨上窝中）、丹田、大椎。

咳嗽症

（兼治内伤，吐血，吐白痰。如已成痨，则参照痨症。）

大椎、天突、肺俞、丹田、中脘、期门、合谷、肾俞、足三里、四花、膏肓俞。

头痛头晕偏头通治

百会、列缺、太阳、曲池、太阴、眉心（两眉正中禁针，针则晕针）、风池、足三里、合谷、头维（额角入发际，耳前上一寸五分）、风府。

（《经》曰：小肠移热如大肠，为伏瘕。《正字通》：腹中积块坚者，曰癥，有物癖瘕。《方书》：腹中虽硬，忽聚忽散，无有常准，谓之瘕。言病瘕，未及癥也。）

呕泄症

神阙、丹田、天枢、天突、水分（脐上一寸）、百会、合谷、足三里、少商。

疟　疾

（疟疾兼治风寒）

百会，丹田，风池，天突，大椎，太阴，肺俞，太阳，三椎，合谷，眉心，足三里，曲池（肘外辅骨横纹陷中，拱胸取之），风府禁灸，神阙，天枢，翳风（耳背下陷中，风寒加此）。

(头维：神庭旁一寸五分曲差,曲差旁一寸五分本神,本神旁一寸五分头维。)

眼 痒 痛

光明(足外踝上四寸八分)、通里(二穴,在腕后一寸。阴络别走太阳)、合谷、临泣(目上直入发际五分)、手八穴、当阳(瞳子直上,入发际一寸)、风府、印堂、照海(内踝下一寸,针三分)、小骨空(手小指二节尖上,灸九壮)、大骨空(手大指二节尖上,灸九壮)、肺俞、地五会(足小指,次指同上一寸,禁灸)、眉头、太阳、小眼角尾、风池、胆俞、大肠俞、膀胱俞、小肠俞、肝俞、上星(鼻直上,发际一寸)。

胸 膈 痞 结

涌泉、膻中、列缺、少商、内关(腕后二寸,两筋间)。

腹 坚 胀

(腹坚胀脐及小腹亦坚甚)

水分、膈俞、中极、肾俞、三焦俞、气海。

梦 遗 失 精

曲泉(膝内辅骨下,大筋上小筋下,横纹尖陷中。针六分,灸三壮)、照海(内踝下一寸,针三分,灸七壮)、太冲(腧土也)、肾俞、三阴交、精宫(一名志室,肾俞再名,开寸半)、关元(脐下三寸,针八分,灸百壮)、厉兑(足大指,次指端外侧去爪甲如韭叶。针一分,灸一壮)、膏肓俞(灸百壮)、曲骨(二穴①,在阴横骨中央,如杯,中央是穴。不针,灸二十壮)、中极(脐下四寸)、大赫(横骨上一寸,关元

---

① 二穴：当作"一穴"。

左右各开一寸)、然谷(足内踝前陷中)、中封(二穴,足内踝前一寸,伸足取之,筋前陷中。针四分,灸三壮)。

膀 胱 气 疼

委中、委阳(膝脘①后横纹尖外廉两筋间,委中外二寸,屈伸取之)。

小腹疼(参后奔豚)

肝俞、膀胱俞、阴谷(曲泉后,横直寸半)、水分、足三里。

尿　血

胃俞、三焦俞、劳宫、太冲、气海、小肠俞、膀胱俞、曲泉(膝内辅骨下,大筋上,小筋下)、大敦、肾俞、关元、少府(手小指本节后骨缝中)、丹田。

四 肢 浮 肿

曲池、液门(小次指又后)、通里、行间、合谷、三阴交、中渚(液门下一寸)、内庭、阳陵泉、中都(内踝上七寸)、期门。

赤 白 痢

脐中、内庭、天枢、照海、气海、隐白(针三分,禁灸)、中脘、内关、申脉、外关。

膝肿(不能曲折)

阴市(膝上三寸,针三分,禁灸)、梁丘、风市、委中、阴陵泉、中

---

① 脘:文中多处"脘""腕"混称,此处疑作"腕"。膝腕:腘窝。

脘、胆俞、环跳、阳陵泉、足三里、悬钟(即绝骨)、两曲䯒①横纹头四灸。

食 不 化

气海、合谷、脐中、足三里、中脘、天枢、天突、百会。

五淋七症(白浊)

大敦(针二分,灸三壮)、足行间(足大指、次指缝后五分。针三分,灸三壮)、太冲(行间后。针二分,灸三壮)、中极(针八分,灸七壮)、气海(针八分,灸七壮)、关元(针三分,灸七壮)、肾俞(针三分,灸三壮)、足三里。

五痫吐沫

后溪(手小指外侧本节后陷中,横纹尖,尽握掌取之)、心俞、神门(针三分,灸三壮)、肺俞、风池、百会、鸠尾(心蔽骨下五分。针三分,禁灸)、上脘(脐上五寸)、涌泉(足心陷中,屈脚卷指宛宛中,针三分,灸三壮)、风府、太冲(针三分,灸三壮)、合谷、间使(手掌后横纹上三寸,两筋间陷中。针三分,灸五壮)、阳跷(即申脉。外踝下二寸)、足三里、鬼眼(四穴。手足大指边,两大指排合取之)。

浮肿及膨胀

肺俞、胃俞(十二椎下各开二寸)、大肠俞、膀胱俞、三阴交、水分(禁针,百灸)、神阙(禁针,百灸)、中脘、气海(针八分,灸百次)、天枢(脐旁各开二寸)。

---

① 䯒:即"胻",股胫之间。

伤 寒

(治伤寒头痛身热)

百会、风门、风府、三焦俞、风池、合谷、曲池、足三里、鱼际。

心膈、头、四肢热,周身不安

(治心膈热,头热,四肢热,消渴,足无力,周身不安之症)

百会、风府、风池、太溪、三阴交、委中、足三里、肺俞、合谷、四椎下各开三寸许、六椎下各开三寸半、十椎下各开三寸半、十一椎下各开三寸半。

小儿四五岁不言

心俞(灸三壮)、内踝尖上(灸三壮)、哑门、通里。

阳 虚 无 子

(有苏某,年六十三岁,阳虚无子)

治此症全不用针。口水不收,灸合谷、三里、颊车。痰多,灸肺俞、尺泽。手足无力,真阳已亏,灸神阙、丹田、气海、中脘、水分。足不能行,灸环跳、风市、阳陵、悬钟、昆仑、申脉、太冲。提其阳气,使其流通,灸百会、大椎。

以上诸病治十日痊愈,再用后法种子。

计其年数六十有三,艾灸神阙六十三壮(添其真阳之气),灸精舍、气海暖精补气。次年果得老蚌生珠矣。

霍乱惊风转筋反张

(治霍乱惊风转筋反张)

百会,大椎,人中,风府,风池,鼻交颎中,肝俞,肾俞,胃俞,乳根(乳中下一寸六分,去中行四寸),神阙,气海,天枢,曲池,合谷,足三里,绝骨,环跳,风市,委中,承山,附阳(昆仑上三寸),内、外踝尖,内、外昆仑,复溜(内踝上二寸),申脉,丘墟(外踝下,微前陷中),足踵,仆参(昆仑下二寸),金门(外踝正下),足行间,至阴(足小指外侧,去爪甲韭叶许)、太冲。

注意伤寒无汗,泻合谷,补复溜;若汗多,补合谷泻复溜。

石 淋

(凡成石淋须灸尾闾、白环俞一带,灸至石散为止,法艾灸能灸化其石)

关元(针八分,灸百壮。妇人针此穴,无子)、大敦(针二分,灸三壮)、气门(关元左右各开三寸)。

血 淋

气海、关元。

热 淋

阴陵泉(针五分,不灸)、气冲(二穴,天枢下八寸,去中行二寸。灸七壮,禁针)、关元。

乳 痈

足临泣(二穴,足小指次指本节后一寸陷中)、神门、足三里、内关、竹马穴、膈俞、太溪(内踝后,跟骨上动脉中)。

小 肠 疝

(治小肠气、疝气)

气海(针八分,灸百壮)、关元(针八分,灸百壮)、中极(针八分,灸百壮)、横骨(在横骨两旁夹茎。针五分,灸百壮)、小肠俞(十八椎下各开二寸。针三分,灸三壮)、膀胱俞、大敦、足三里、肾俞、玉茎根挨横骨下左右各一穴。

治诸疝通常之法：太冲、关门(平建里,再各开二寸,乳下六寸。针八分,灸五壮)、关元、行间(针三分,灸三壮)、水道(天枢下五寸,去中行二寸。针八分,灸五壮)、大敦、三阴交、中封(右足内踝前一寸,微下些。针四分,灸壮)、足三里、蠡沟(二穴,一名交仪。左足内踝上五寸。针二分,灸二壮)。

吐血唾血

风府、大椎、膻中、上脘、中脘(泻)、气海(泻)、关元(泻)、三里(泻)、肺俞(泻)、肝俞(泻)、大陵(掌后骨下两筋间陷中,手板综穴,心脉太近,小心下针)、合谷、外关、中冲、委中(泻)、太冲,以上均泻。

上法使阳气下坠,则血不妄行。

善后,使血归经,补血海、血池(灸代之)、补气海、三里、合谷。

吐血险症,全不用灸。下气逆行,在泄下流。如至急时,急泻太冲、涌泉,使气血下行,是其总诀。

鼻 塞

百会、大椎、合谷、肺俞、囟会(上星后一寸)、临泣(目直上,入发际五分。针三分,得气即泻)、神庭(鼻梁上,直入发际五分)、上星(鼻梁上,直入发际一寸)。

小 儿 吐 乳

中庭(膻中下一寸六分。针三分,灸五壮)。

大便闭塞

肠遗(中极,左①脐下四寸,左右各开二寸半)、肠绕(中极左右各开二寸)、二穴均灸随年壮。

小腹胀满

大巨(在石门,脐下二寸,左右各开二寸半,灸随年壮)、水道(在大巨下三寸,左右各开二寸,即脐下五寸,左右各开二寸。针七八分,灸五壮)。

腹内瘀血

(腹内有瘀血)

三里兼承山二穴,泻之则腹内瘀血可愈。

三里兼内庭二穴,治肚腹诸病之妙诀。

鼻衄

(鼻衄症,泻督脉)

委中,承山,飞扬(昆仑上五寸,大骨下),昆仑(外踝后五分),大、二、三椎,尾闾,上星,风府,灸百会。

阴卵偏大入腹痛

太冲、独阴(在足次指下横纹中)、三阴交、关元(脐下三寸)。

痰积成块

肺俞(灸百壮)、期门(灸三壮)。

---

① 左:当作"在",疑形近误。下同。

奔豚气

(奔豚气,小腹痛也)

气海(百壮)、期门(灸三壮)、独阴(灸五壮)、章门(期门下一寸,灸百壮)、肾俞(随年数以置灸壮)、太溪(灸三壮)、太冲(灸三壮)、三阴交(灸三壮)、大足指甲根(灸三壮)。

腹中积聚,气行上下

中极(脐下四寸。灸百壮)、悬枢(十二椎下,伏而取之。灸三壮)。

痞块

(痞块,专治痞根穴)

痞根穴(十二椎下,左右各开三寸半)、阿是穴(块头中尾,均针之,灸之)。

脐下结块如盆

关元(三十壮)、间使(掌后三寸两筋间。灸三十壮)、太冲(灸三壮)、太溪(灸三壮)、三阴交(灸三壮)、肾俞(以年数为壮数)、独阴(灸五壮)。

伏梁(及奔豚积聚)

(伏梁,如果之伏于小腹也,痛而凸出者。)

脾俞、三焦俞、中脘、章门、独阴、太冲,以上视病轻重而用针灸自愈。

一、合谷。

二、睛明。

三、列缺:治头面一切症。针列缺须用左手指甲扶护脉,病人手脉一边,如不护脉,则恐误针手脉,出血不止。又针此穴时,少诊病人之脉,恐遇反关脉中发生危险也。

取穴法:两虎口相叉,以十指尖搭于彼手螺骨至手膊处之陷中,均在肝肾二脉外方之际,最急传①脉。

四、鱼际凤眼:酒醉发昏用之。

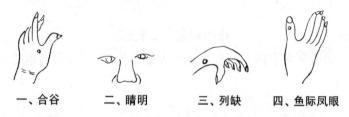

一、合谷　　二、睛明　　三、列缺　　四、鱼际凤眼

五、太渊:抬起大指,与手膊螺骨接处陷中。针时用左手指甲护心脉及肺脉一边。

六、三阴交:右膝下内踝上三寸。

七、神门:在掌后,两骨中去横纹(脉下)二分以上。

八、劳宫:屈中指作直角形,指尖搭手掌之处,去神门一寸内。此穴是代正中心之劳宫穴,因中心通心脏,不易针也。

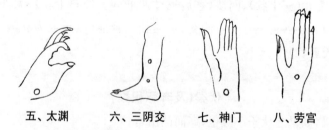

五、太渊　　六、三阴交　　七、神门　　八、劳宫

九、承山:鱼腹尽处为承山。医脚跟生疗,放血立愈。

十、太溪:内螺下往后跟处,尖斜去一寸为太溪。此处有动脉。

---

① 传:存疑待考。

十一、阴陵泉：右委中横纹尽处。又阳陵泉对面横纹头上取之。

十二、委中：足膝内方横纹陷。

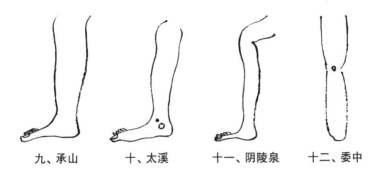

九、承山　　十、太溪　　十一、阴陵泉　　十二、委中

十三、血海：在小螺上行三寸，其实在大筋之上方，其下亦可取之。

十四、三里：三里在膝盖外方，当面眦①起处，空骨外下方陷中。以手合膝盖四指尽处即是。针时令脚板面内，显明当面骨②，以左大指护骨下针。又三里穴外方一带尽是经络，针者留之。

十五、解溪：此三穴足弯前面两骨相接处，放血用之，大热症用之。

十六、昆仑：在内者为内昆仑，在外者为外昆仑。放血用之。

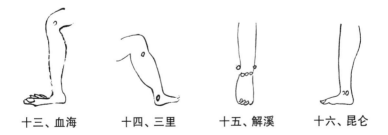

十三、血海　　十四、三里　　十五、解溪　　十六、昆仑

---

① 眦：俗称眼角。当面眦，参后文"当面骨"，疑为犊鼻处。
② 当面骨：胫骨。

十七、二白穴：去脉①下横纹上四寸，手膊大筋内、次经内。系医痔疮、眼病、淋病者。

十八、尺泽及通关：此三穴不确，则针中脘各开五分即可代之。通常针此二穴即不针中脘之二穴。

十九、内庭：凡气不舒、肚痛及上、中、下三焦病均用。

二十、风市：以手垂直腿外边正中，以中指尖所到之处，两大筋相合陷中是也。

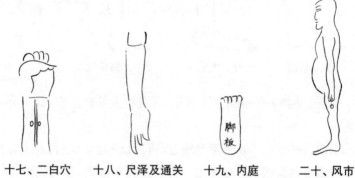

十七、二白穴　　十八、尺泽及通关　　十九、内庭　　二十、风市

二一、血池：天突两旁内骨内窝中即骨②，此一穴下针宜注意，过深则出血不止。

二二、攒竹：两眉之头有小陷中，针时至深不过半分，因此穴通心经，深则立死。又针此穴时，针要往上挑，不可直刺，恐过深不知也。

二十三、肩井：在肩上大筋后，次筋上内边，去颈四指，外边去

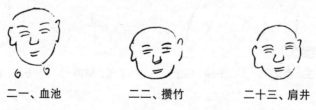

二一、血池　　二二、攒竹　　二十三、肩井

---

① 脉：疑作"腕"。
② 骨：疑误，当作"是"。

肩大骨四指。此穴凡手不能上举针之。

二十四、鬼眼穴：在膝盖下方两边陷中，各二穴。

二十五、阳谷：在阳溪对过陷中。

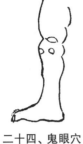
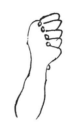

二十四、鬼眼穴　　　二十五、阳谷

四花穴（治劳病）：先以绳从大椎正中量，双绳绕颈量至心坎，即鸡心骨骨边，再用此绳从喉骨向后绕颈，此双绳头所至之处即四花穴中心。再另用一绳，量本人之口长，为一寸。从四花穴之中心，向四方各开半寸，即四花穴。以墨点记。

用此穴即不用内患穴。

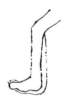

内患穴：取硬绳，从足大指男左女右阴边指尖量至委中横纹止，记其长。再从鼻尖经百会至背某处，以墨点记。然后量病人从左口角至山根，再由山根牵至右口角，其长若干折中。以中点置背上墨点上，其两端即为内患穴。治痨病通用肺俞、噫嘻等穴，至最重则用内患穴。

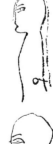
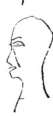

阴独：足背五四指叉后五分，下胎用。

侠溪：去阴独一寸，医眼用。

内患穴

大经穴：在肩上大筋之后，肩俞两骨相接处。

天仓：耳垂后下，腮后（亦腮骨）陷中，针微向前下。可针八分，灸一壮。

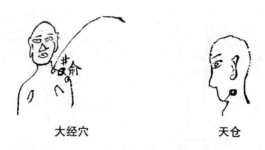

大经穴　　　　　　　　天仓

手三里：在曲池直下，即臂之横纹起下行三寸，在大骨外边三寸处。手握用力时，大骨外大筋内，所谓遍爪者之外边。用手大指甲重按之，有长条陷中者即是。

复溜：凡人已昏倒，而脉不动者，可针两足复溜穴。在三阴交下一寸，内踝上二寸骨下。二穴均同时刺之。医者以两手持两针摇动，问主人脉来否。如脉已来，则再摇十余下方止。如稍间脉又不动，则再如法针之，摇之数十下，脉必再来。以后脉如再停，则可解出矣。

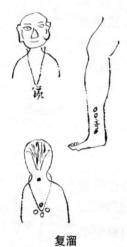

复溜

针灸医案

李长泰 著

张翠红 纪 军 校注

校注说明

1. 本书以民国二十五年(1936)上海中医书局铅印本为底本。本次点校以尊重底本原貌为原则,底本中部分专业名词术语与现代通行的说法不一致的,或表述方式为方言的,不加改动,有必要者出校说明。

2. 原书为繁体竖排,本次整理改为简化字横排。凡原直排本中表上述之意的"右",一律改为"上"。

3. 采用现代标点方法,对原书进行重新句读,并对部分疑难字词和专业术语加以注释。

4. 底本正文标题与目录不一致的,参照目录予以律齐。

5. 对异体字及明显的刊刻错误,一般予以径改,不出校记。例如,"臟"改为"脏","查"改为"楂","炙"改为"灸"等。

6. 通假字一律保留,并于首见处出校说明。

《针灸医案》目录

序一 ·············· 959
序二 ·············· 961
序三 ·············· 962
序四 ·············· 963
凡例 ·············· 965

上编 ·············· 967
  医案五十则 ········ 967

下编 ·············· 997

用针各法 ·········· 997
用灸各法 ·········· 1000
针刺各种杂症法 ····· 1001
针穴选择 ·········· 1007

附编 ············ 1017
药治各种杂症方 ····· 1017
花柳症治法 ········ 1029
外科灼丹法 ········ 1030
药品选择 ·········· 1032

序 一

我国医学,发明最早。相传神农尝百草,黄帝作《内经》,后之言医者多宗之。故《周礼》"医师掌医之政令",谓之医官。五代有翰林医官使。宋制翰林医官院使,设正副二人。明仿儒学之制,置医官,谓之医学,分正科典科①。清代尚沿其例。自海禁大开,西洋传来之医学,由解剖学、生理学、药物学、细菌学组合而成,纯以科学方法行之,虽与我国诊治不同,要皆救世济人,以博爱为宗旨则一也。我沧李书春先生,赋性恬静,和蔼近人,讲求医学,饶有心得。前在唐山启新灰厂充当医官,活人无算。旋沧后,施医疗病,无间寒暑,尤善针法。遇有危险奇难等症,施以针灸,立可起死回生,且对人最和善,每值病家延请,夜则振衣而起,昼则徒步而行,毫无推托迟延之习,其天性使然也。生平酷好记载,凡经历大小诸症,配合各种药方,汇集成册,定名《针灸医案》,用备遗忘。不愿出而问世,兹由冯君席臣诸公发起,在缸市街王君宝华宅内设立沧县针药学校,受业者极广。遂经王君宝华议,印先生之记载,以广流传,一致赞成。故斯书之内容,既可作经验良方,又得李先生随时指导,俾得真传,则医学昌明,与

---

① 正科典科:明清府医学官名。清梁章钜《称谓录·医学官》:"礼部则例,凡直省医学官,府曰正科,州曰典科,县曰训科。"

西医并行不悖,洵①济世之宝筏,民众之福星也。余不敏,爰叙其颠末②,以志钦仰。

民国二十五年夏历丙子正月
同里姜苹韵笙拜序

---

① 洵:读作"恂"。诚然,确实。
② 颠末:始末。

序 二

夫医者,济人生命之术也。参术不精,不足以济人;术精矣,而无济人之心,又奚①足重?渤海李公书春,慈心于物之士也,行方智圆,薪传有素。本其针灸脉药之学,精心毅力,随时济人。邑之贫者,并药资而助之。力矫世俗酬应之习,已行之有年矣。且医之难者,莫难于临症。李公施术,缘其认证确,故某也宜针,某也宜药,无不应手奏效,往往于人之不能治者而力挽回之。邑人敬爱之余,请将先生平日所历疑难脉案,择要付诸梨枣②。谅③此书一出,后之学者,将有所模范,又岂仅行一时济人之术哉?信观摩久而知之切,特赘数语,以志景仰之思云。

民国十三年甲子秋八月古燕后学沈志信敬序

---

① 奚:疑问代词。哪里,怎么。
② 梨枣:雕版的代称。古代印书的雕版,多用梨木或枣木刻成,故以梨枣代称雕版。
③ 谅:推想,料想。

序 三

尝考天下至仁之心，未有出于医右者。是故神农忧民疾而尝百药，黄帝忧民疾以作《内经》，岐伯作针灸，雷公炮药性，伊尹作汤剂。古之圣人，用心之苦，忧民之痛，可谓极矣。愚有志习学医药，而心中尤慕针灸，缘长见药饵之不能治疗者，一施针灸，立奏奇效。即药饵之能治者，亦不如针灸之捷。后世医家，惰于研究，不知针灸之玄妙，妄言针灸不及药饵，以致良术失传，使有志习学者，苦无精于针灸之人为憾，良可叹也。昔年天瘟流行，药家束手。余独见李公针法精通，沧邑城乡市镇之得其起死回生者比比皆是，足征李公得有真传也。然对于病家多不索谢，尤为人所钦佩。余慕其术，复慕其品，因就学焉。今已略有所得，治症亦每奏效，庶不负李公指引之心。今李公将治疗各症，择要汇编，并令余将所治疗各症略择一二，以赘篇末。余素无学识，虽习医二十余年，未有知者。民国十一年，沧县时疫传染，速而且广，医治稍迟，即行毙命。余鉴于此，始应亲友延请，何敢自矜①，惟师命是从，义不容辞，责无旁贷。故借此以补末篇之空白而已。

沧县两等小学校校长朱寿山题

---

① 自矜：自我夸耀，抬高自己。

序 四

溯自上古之世，智化未开，只有祝由一科。迨至神农帝出，因庶民有疾，辄即束手待毙，乃尝百草以医民之疾苦，而医道兴焉。然医道虽兴，尚未完善。复有黄帝继之作《内经》，岐伯定砭针，雷公制百药，自是医道方始完备。迨后各代名医辈出，其立论各有所长短，非若先圣之精，然终不失先圣忧国忧民之大义。近日之医，殊异于昔，胸无三尺之学，辄以名医自居，或泥于一方，或固执书理，甚或有无识之辈，临证不辨虚实，用药不择寒温，用针不明补泻，施以霸术，以求天幸。病家身体强壮者，幸而犹愈，则自矜其功不绝于口。其病症与治法相背者，药一入口，针方及穴，旋即毙命，则归咎于天命，非人力所可挽回。似此类者，不胜枚举。不特有失古圣立医之宗旨，亦为天下之罪人也。愚自廿一岁从张公学针，廿四岁从贾公学药，张公为我沧邑最精于针者也，贾公为我沧邑最精于药者也。愚得二公指引，复蒙尹公修饰，又自加深究，遇有善于针药者，则以师礼事之，自此心中略有所得。然每一临症，无不谨慎万分，深恐差之毫末，追悔莫及，以误生命而丧名誉。今愚年届花甲，数十年来所治各症，幸无颠险。今将数十年治疗各症中择其要者注出，以备参考。愚本无才，何敢自矜。但愿海内同仁有以教之而已。

李书春自序

凡 例

一、此编共分四册。一、二册均系删存数十年内经手疑难验案，其寻常者概从割爱。三册讲明针法并针治，某症应用某穴，纯系亲手经验，非抄录者可比。后附百数十穴名，某穴治某症，将其特点说明。四册屡试不爽之药方，均系自拟，并非成方。后附选择药品，各药品下注明最著最要之点。

一、人异而症案同者取其一，余皆删除，以省篇幅。

一、案中全取成方者，则但①注明用某方。内有用古方加减者，则注明某方加减之，或将该方注明。有杂取而无成方者，则云某某等药，并分量各若干。如病重非轻剂所能奏效者，则注明大剂，某某药各分量若干等类。皆实事求是，无丝毫欺诈。庶即不知医理者，如遇合症，即可照方采用。

一、此编经同人怂恿付印，不敢自矜一得，其中容有疵谬支离之处，敬俟高明正之。

---

① 但：仅，只。

上 编

医案五十则[1]

一

前清光绪二十二年秋月,有青县何辛庄何某之婶母,得疾甚重,两手之脉三日夜不见。先延[2]李墨泉先生诊治,李见脉无,不能立方,乃云:"吾有医友李书春先生,住沧州菜市口,针法甚精,可速去请,如不来时,即云墨泉敬候。"余至病家,乃取:

合谷两穴、尺泽两穴、三里[3]两穴。

针行十余分钟,其脉微动。又行有十余分钟,两手之脉俱全。因之按症服药,竟获痊愈。

按:以上六穴即"提脉针"也。

二

沧县张筱云之长女,乃肃宁县刘殿撰春霖之夫人。正月间由京回沧省亲,至家头疼如破,延余诊治。余切其脉浮缓而迟。此乃经血素不调和,在路复受风邪,经气因而上冲所致。乃先刺:

太阳两穴,出血以散其风邪。次取:

---

[1] 医案五十则:底本无此标题,据目录补。
[2] 延:邀请,请。
[3] 三里:如无特殊说明,一般指足三里。下同。

上星、百会,其疼立止。继取:

足三里两穴,三阴交两穴,以调和其气血。

针行有一句钟①,气顺血和风散,其病如失。

三

前清光绪二十一年六月间,余在沧县河岸闲游,见一乞丐,头向河中匍匐而行。余怪而问之。伊云:身在异域,偶得重病,乏资诊治,谅难再活,投入水中,以免身葬鱼腹。余闻之,心甚不忍,与之诊治。切其脉沉而迟,两手关脉俱无。此乃寒气停结,食水积滞不散,以致心胸急疼。乃与之取:

上脘一寸、中脘半寸、下脘二寸、三里三寸。

针行有一句钟,其症止病失。余囊中有钱数百,尽赠之。其人临行时问余姓氏,乃明告之。逾年数,余因事赴泊镇,彼时尚无铁路,雇一轿车代步。方泊镇北面停车,忽来一人问余何往。余云新至此,拟住秦家店。其人听毕,抢背行李,其行如飞,余在后尾随之。不多时,遂至秦家店内,该人方将行李与余。余意其为劳动界中人,持钱与之,不顾乃去。少时又同两人来,一人手托肉一盘,一人手持酒一瓶,又带铜钱两串交与店主,并云:所到李客之房金,先交汝钱两串,后再结算。说毕,伊将酒肉赠余。余云:素不相识,不敢相扰。伊云:公系沧州李先生否?余曰:是。伊遂云:昔日吾在沧运河岸上,一贫如洗,身得重病,奄奄待毙,荷蒙治好,复赠川资,得反故土,乃有今日。再造之恩,何逾于此?每思大恩,即向北叩祝。天缘相遇,略表吾心,何云不识。余见其意真诚,乃受之。呜呼!一最贫穷之人,图报如此。所以为医生者,但以仁慈存心,不可论其贫贱富贵也。

---

① 一句钟:即一小时。句,量词,用于时间的计量,表示时段,相当于"个"(钟头)。

四

前清光绪十八年，有沧州蔡家胡同内李庆元者，年五十四岁，得中风之症，延余诊治。余见其牙关紧闭，两目不睁，痰喘难布，沉睡不醒人事，面色红赤，此风火上蒸故也。乃取：

人中、合谷、内关、曲池、百会、风府、三里。

针行至半句钟，其口开目睁，云渴，乃进白水一碗。病去八九，复立一方：

生地四钱、赤芍三钱、秦艽三钱、结红①二钱、

木通二钱、川贝三钱、薄荷一钱、丹皮三钱、

防风二钱、乌药二钱、木香钱半、川朴二钱、

白芷二钱、甘草一钱。

竹叶引，煎服，服下病失。

按：此病之得，先因气血亏损，痰火蒸炽于内，复为风邪侵于外，内外相攻，乃有是症。故治之以活血散风、化痰清热为主。

五

前清光绪廿年秋月，有沧县德源号刘姓，乃余堂姊家，其大儿妇赵氏得时令症延余。余适赴侯氏家，伊转至侯家延求。余方至刘氏门前时，见有人焚化纸轿。余云：病既已难救，不必再入内诊视。病家云：病虽十分沉重，但尚有微息。强令余入。见病人仰卧床上，眼睛已定，微有气息。病人内兄云：无论如何，亦祈设法解救。余不得已，先针：

十二井，出血。次取：鸠尾、内关、尺泽、合谷、三里、解溪。行针有半句钟，气渐转，又半句钟，其体温、脉有，遂愈。

---

① 结红：即橘红。

六

前清光绪十九年，有沧县菜市口李万春得急心疼症，十分危险，延余诊治。切其脉断绝。彼时服药不能下咽。乃与之取：

上脘、中脘、下脘、天枢、气海、三里。

又刺：十二井，出血，少时脉有。复立一方，服之即愈：

香附四钱、良姜三钱、枳实三钱、砂仁二钱、

木香二钱、苏子三钱、青皮三钱、川朴三钱、

甘草一钱。

艾叶引，煎服。

按：此症之得，因气逆不顺，结滞心胸，复受寒邪，或先有胃寒之症故也。主治以开胸顺气、暖脾胃为主。

七

前清光绪十八年，有沧州魏家坟孙长庆者，受断肠痧症，十分危急。余至，乃刺：

十二井、委中、尺泽，出血。次取：

合谷、尺泽、内关、中脘、下脘、气海、天枢、三里、解溪。

针行约半句钟，病渐减。适某医师徒后来，见余用针，遂生忌心，遽①云：若吾两人用针，不过三穴，立见奇效，何必十数针？余闻之，遂将针起下。余云：余初学无术，请贵师徒妙手救命。伊二人连刺十余针，病反增剧。病人云：急与我起针，不然我命必丧于二人之手矣。病人转恳于余。余自言自语曰：医本仁慈之道，不可因小节致误生命。及复刺前穴及

舌下金津、玉液，出血，乃愈。

按：此症最难辨别。肚腹急疼吐泻，刺其委中，出黑血者为

---

① 遽(jù)：骤然，突然。

痧，出红血者为结；不吐泻者为气结；上吐下泻者为寒火凝结；单吐者为火结；单泻者为寒结。又有腹疼吐泻，手足抽筋，声哑无音，眼上吊，有冷汗，为阴中代痧；身无黑色汗温者，为阳中代痧；吐出者色红，泻出者亦红，名断肠痧。凡遇此等症者，愿详察焉。

八

前清光绪廿六年，津门失守，有户部街李公燕林，乃余家世交，其兄与侄率眷由运河乘船南下来沧寄住避难。其夫人因被风湿所侵，腹痛气喘，腹胀如鼓，四肢浮肿。彼时燕翁尚未至，其兄与侄新行至沧，举目无亲。适值大乱之时，无处延医，相商与余。余云：请勿忧愁，此症不妨，乃用针三次，病愈。

一次取：合谷、曲池、中脘、建里、三里、复溜。
二次取：建里、水分、气海、复溜、三里、阴陵泉、期门。
三次取：中脘、下脘、气海、天枢、期门、三阴交、三里。

九

前清光绪廿一年，有沧州季家屯韩寿彭之女，于三月间得急症，不吐不泻，腹痛难禁，延李墨泉先生服药不效。此时病至十分危急，延余。余在腹上针至六穴痛止，旋又反复如故。余急将针起下，详审其症。见病人喜覆卧，不喜仰卧，四肢屈而不伸，腰弯如弓。余昔曾闻师云：此症名黑痧症，又名母猪翻，系感受风寒潮湿所致。凡得此症者，其谷道①内深至一寸余，必有紫泡，用针挑破出血即愈。今见此症颇类黑痧症，乃出病室，嘱其母及使女如法治之，果见紫泡五六个，刺破之，疼立止。复延余入病室，余又在其

鼻尖出血、手十宣出血、舌下出血、委中出血，病去大半。

---

① 谷道：肛门。《针灸聚英·卷一(上)》图注："谷道，即后阴也。"

复立一方,服后痊愈:
藿香四钱、木香二钱、沉香二钱、肉桂一钱半、
砂仁一钱半、苏叶钱、川朴二钱、苍术二钱、
益元散三钱。
同煎服。

十
沧县菜市口刘玉廷之母,年七十一岁。十月间受瘫痪症,延余诊治。余切其脉,浮大无力。舌直不能言,四肢不能移动。此系气血先亏,复感风邪所致。乃与之立数方,服后痊愈。
第一方:
当归三钱、紫苏二钱、川朴二钱、香附三钱、
木通一钱、丹皮二钱、乌药钱半、防风三钱、
羌活二钱、白芷钱半、生地二钱、木香一钱、
贝母钱半、川芎二钱、木瓜三钱、甘草一钱。
水煎服。
第二方:
当归三钱、苏子二钱、香附三钱、杭芍二钱、
麦冬三钱、木通一钱、防风三钱、丹皮三钱、
乌药二钱、川贝一钱、川芎二钱、木瓜三钱、
木香一钱、秦艽三钱、红花五分、白芷二钱、
甘草一钱。
水煎服。
第三方:
香附三钱、川芎二钱、当归二钱、木瓜三钱、
乌药二钱半、川贝一钱、秦艽三钱、丹皮三钱、
木香一钱、麦冬二钱、防风三钱、白芷二钱

薄荷一钱、红花五分、苏子三钱、牛膝二钱、
杭芍一钱、木通一钱。
水煎服。
第四方：
当归三钱、熟地二钱、乌药二钱、秦艽三钱、
丹皮三钱、防风二钱、白芷二钱、麦冬三钱、
苏叶一钱、木香二钱、杭芍二钱半、牛膝三钱、
川芎二钱、木瓜二钱、羌活二钱、甘草一钱。
水煎服。
第五方：
当归三钱、秦艽三钱、乌药二钱、防风二钱、
何首乌三钱、白芷一钱、熟地三钱、麦冬三钱、
木香一钱、川芎二钱、木瓜三钱、丹皮三钱、
杭芍二钱、羌活钱半、牛膝二钱、甘草钱半。
水煎服。
以上共五剂，服完痊愈。

十一

沧县南辛庄，有王庆元之子王善者，年四十一岁，七月间得病甚重，及延医至时，已咽喉肿胀，牙关不开，药不能下，已十分危急，转求于余。余审其症，乃乳蛾症也。余见病人生死相关之际，乃急刺：

十二井出血、尺泽出血。又取：

人中、合谷、尺泽、列缺。针行至半句钟，其口开，复在舌下刺出血，乃愈。

复立一方，以清余热，服后其病如失。

生地四钱、元参三钱、丹皮三钱、贝母二钱、
木通二钱、归尾二钱、条芩二钱、知母二钱、

桑皮三钱、青皮二钱、麦冬三钱、杭菊二钱、
甘草钱半。
灯芯竹叶引,煎服。
按:此症其喉中起有白点如绿豆大,俗名白喉风,又名白点风,正名乳蛾,咽喉肿胀,生死甚速。

十二

沧县菜市口,曹五十之女,年十八岁,在天津纺纱厂作工。四月间受病,在津医治不效。至十二月间,回沧调治。因服破血散气之药,病日增剧,延余。余切其脉沉数无力虚极,而又经血不通,实难治疗,乃辞之。其父母相求甚切。余意此病虽虚,不能专补,然又不能下,只得先用活气养血之药调理为稳。为立数方,服后乃愈。
香附三钱、当归三钱、丹皮三钱、熟地二钱、
木香钱半、茯苓三钱、川芎二钱、杭芍三钱、
砂仁钱半、寸冬三钱、木通一钱、乌药一钱、
甘草一钱。
本方连服两剂,病渐减。
当归三钱、麦冬四钱、丹皮三钱、熟地四钱、
党参三钱、茯神二钱、砂仁一钱、益母子[①]三钱、
枣仁二钱、茯苓三钱、杭芍二钱、陈皮二钱、
炙草一钱。
本方连服三剂,病减至半。
党参三钱、当归三钱、杭芍三钱、熟地四钱、
麦冬五钱、益母子三钱、陈皮二钱、茯苓三钱、
木通一钱、紫苏一钱、白术三钱、川芎一钱、

---

① 益母子:益母草的种子,即茺蔚子。

川朴一钱、红花五分。

本方连服三剂痊愈。其母女于正月初二日至余家致谢。

十三

沧县方家花园路小泉先生乃余至交，其夫人于十一月下旬，得气寒结聚之症，心胸急疼，上下不通，深夜间延余。余切其脉断绝，十分沉重。乃取穴刺：

上脘寸半、中脘寸、下脘八分、气海八分、三里五分。

针行有二句钟，腹中作响，上下气通乃愈。

十四

沧县后辛庄王连城之子，年二十八岁，四月间得咽喉之症，延余。余至病家，诊其脉洪大而数，面色赤红，视其口内红肿有小紫泡，如绿豆粒大数个，乃喉痹也。其时病至十分，用药不及，乃刺其：

手十宣出血、尺泽出血、舌下出血、少商出血、商阳出血。继取：

合谷、曲池、间使。

针行至半句钟，立愈。逾二日，其父子来余家致谢。

十五

沧县菜市口张希清，年廿二岁，在津镇署服务得病。经本署医官诊治，三个月未见功效。返沧服药十余日，病亦增剧，恳求于余。余切其脉沉迟，无力主气，然其中气已虚，所受为气聚症，时聚时散。日间结聚三四次，夜间二三次，每聚时肚腹胀满，疼痛难禁。余令其服药三剂，不愈，乃辞不能医。其父恳求甚切。余意此症非用利气之药，势难见功。其元气既虚，难免疏虞。若补之更添其病，补利相兼，断难见功。乃与之取：

幽门、巨阙、中脘、天枢,病稍减。待七日,针:

上脘、下脘、气海、三里,复用艾球在气海灸五壮、三里灸三壮,病大愈。

张因假期已满,返津,约余同往。至津复治一次。取:

中脘、建里、气海、关元、三里,复用艾球在针刺各穴灸三壮。

痊愈以后,伊每回沧必来余家带礼叩拜。

十六

沧县菜市口,翟星五于十月上旬,其全家女眷共六人,同时得疾,先延西医,无法治疗,延余。余切六人之脉,有断绝者,有未绝者;视其面色白而无光;气喘心乱,头目昏花,身难转侧,口不能言,分卧东西两屋,犹如酒醉之状。此冬瘟也,别名蛤蟆瘟,此症最易传染。余乃服烧酒两杯,以防邪气相侵。用针刺:

鼻尖、舌下、十二井、尺泽、委中、耳后紫线上出血。又立一方,清其内热:

藿香五钱、木通三钱、丹皮三钱、竹叶二钱、
生地三钱、川贝二钱、紫苏三钱、菊花二钱、
薄荷二钱、白糖二钱、益元散五钱。

水煎分服,六人乃愈。

十七

沧县西河沿头发公司,马仲三、王芳林二人亦得是症,延余诊治,乃照前方针药并治之,遂愈。

十八

沧县菜市口,刘德秀六月间被马伤膝,伤口广有三寸,深至骨,血流不止,疼痛难忍,赴医院诊治。服西药数日,不效,延误至九

日,心中烦乱,身体寒冷,四肢凉如冰,上焦微有冷汗。延余,余切其脉浮缓而迟,病人两眼上吊。此破伤风也,为之立一方,服之乃愈。

全归三钱、香附三钱、藿香三钱、川朴三钱、

丹皮三钱、青皮三钱、乌药钱半、防风三钱、

羌活二钱、木通二钱、木香二钱、紫苏二钱、

白芷钱半、甘草三钱。

元酒①二两引煎服。

按:此症以活气血,兼散风邪为主。故刘德秀一服此药,立即汗出而愈。

十九

沧县戴家园黄殿宾之妻,年二十八岁,产后十四日,受病延十余日,病益增剧,延余。余切其脉,寸关沉迟有力,尺脉细微,小腹疼痛,日夜不止,面灰色,饭后疼益甚。余索前医之方,俱系寒凉破血之药,以致下焦寒结不散。乃与立方:

归尾二钱、川芎二钱、杭芍二钱、熟地二钱、

木香二钱、丹皮二钱、吴萸②三钱、叶子③钱半、

沉香三钱、香附三钱、甘草二钱、艾叶一钱。

同煎服。

本方服两剂,病渐减,继服后方:

香附三钱、川朴二钱、沉香二钱、木香二钱、

腹皮二钱、吴萸二钱、肉桂二钱、炮姜二钱、

---

① 元酒:即玄酒。一说指古代祭祀时当酒用的水;一说指淡薄的酒,如黄酒。此应指黄酒。
② 吴萸:即吴茱萸。下同。
③ 叶子:存疑待考。

小茴二钱、归尾三钱、砂仁二钱、甘草三钱。
水煎服。
本方服二剂，病去七八。

二十

逾两日，病家复来，适大雪。余云：此症已好七八，待天晴再去，谅亦无妨。自此隔有旬日无信。一日病家忽来，云：刻下病人十分沉重。余问其故。答云：其娘家来人带一药方，服下立即反复如初，刻已十分沉重。并带该方，令余看视。纯系大寒大泻之品，以致下焦复为寒结。余因信医不专，乃推却之。是晚，余赴春和堂药店消遣，偶谈及黄家之事，铺长张先生云：此事吾亦备悉，但恨不明医道，可以不怪，君可再去诊治，如复治好，一可警戒不择医之害，一可使病家感戴仁慈之心。次早，病家果来恳求。余至病家，见病人脐下胀如鼓，疼痛不已。乃复被寒凉之药所伤故，然受病已深，非三两剂药饵可能收效，乃取：

气海、关元、中极、三阴交。针行至一句钟，病人腹内作响，疼止。又立一方：

香附三钱、归尾三钱、川芎二钱、艾叶二钱、
砂仁二钱、肉桂二钱、吴萸二钱、小茴三钱、
牛膝二钱、甘草二钱。

本方服下逾三句钟，由小便利下白汁盆许，次早又利下半盆，其病顿去。翌日，复延余。余云病根已去，不必再行服药，再针一次可也：

三里、三阴交。此症痊愈。

二十一

沧县张官屯鲁景春，受病多日，两胁胀满，胸腹闷疼，饮食咽

下，即行吐出，延余。余切其脉沉迟而滞。此乃寒气与食相结，脾胃受伤，胃不容水谷，脾不来磨食，如钟停摆，冲脉上逆，食水顷刻难容也。乃为之针：

劳宫、内关、中脘、下脘、三里、阳陵泉。又立一方，服下痊愈：

藿香四钱、腹皮三钱、砂仁二钱、枳壳三钱、

青皮二钱、木香钱半、沉香一钱、香附三钱、

苏子三钱、楂炭①一钱、甘草一钱、归尾三钱。

水煎服，方连服二剂愈。

二十二

沧县菜市口张春山之母，年五十二岁，得半身不遂之症，延余。余切其脉浮缓无力，此乃气血先亏，复为风邪所侵以致。每日先疼后麻，腰酸不能转侧。乃与之针：

人中、承浆、曲池、合谷、三里。又为之立一方：

木香二钱、乌药钱半、丹皮三钱、防风三钱、

青皮二钱、紫苏二钱、丹参三钱、全归三钱、

陈皮三钱、砂仁二钱、秦艽二钱、羌活二钱、

甘草一钱。

水煎服。

隔一日，又针一次：

尺泽、外关、间使、委中、三里。又立一方，服后病愈。

二十三

沧县马厂街张润田之夫人，九月间赴其亲冯姓家探亲，晚十一钟时，偶得时令症，延余诊视。余见其口眼紧闭，昏迷不省人事，切

---

① 楂炭：即山楂炭。下同。

其脉全无。张、冯两家均欲令人抬回伊家再治。余因与张系至交,乃云:病人如此沉重,再经一番挫折,恐命不保。余先施针术治疗之,如不效时,再抬不迟。乃取:

合谷两穴、人中一穴。少时,病人口开目睁,即醒人事。复取:

内关、曲池、鸠尾、上脘、下脘、承山。针行有一句钟,其病如失。

按:此病最危险之症也,余治此症多矣。凡得此症者,如病人手背色红,太溪脉不绝,易治,否则难痊。

二十四

沧县许官屯贾莲芳之长女,适何氏①,得病,每日发五六次,发时不醒人事,状若痴迷。延余。余切其脉沉滑而数,两寸尤甚。此乃痰火聚于心胸故也,立方服二剂病痊。

菖蒲三钱、木通二钱、丹皮三钱、茯神三钱、

生地三钱、青皮三钱、黄连一钱、川贝三钱、

化石②三钱、甘草二钱、朱砂一钱。

灯芯草引,煎服。继服后方:

菖蒲四钱、木通二钱、桑皮三钱、知母三钱、

麦冬三钱、青皮三钱、茯苓三钱、条芩三钱、

赤芍三钱、归尾二钱、益元散四钱。

灯芯一撮煎服,服后痊愈。

二十五

沧县戴家园杨泽民之祖母,年近八旬,八月间受病。病人昏迷

---

① 适何氏:适,旧称女子出嫁,即嫁人。适何氏,即嫁给姓何的人。
② 化石:即滑石。

不醒,舌强不能言,两手之脉断绝。病家预备后事,恐不可救也。病人孙女适李氏,闻信来家省视祖母。语其兄佑民云：可速请李先生诊治,万一能治,岂不万幸？果不可救,亦尽我等孝心。延余至,见病人脉俱无,舌强不言,面色红。此乃痰火凝结上攻所致。此症名中气①,最不易辨。乃与之取：

人中、合谷、尺泽,复刺舌下出血。立时脉现病减。为之立方,服药二剂乃愈：

藿香二钱、木香二钱、川朴三钱、枳实三钱、

黄芩三钱、枳壳三钱、茯神三钱(朱砂拌)、木通二钱、

泽泻二钱、甘草钱半。

水煎服。

继服后方：

生地四钱、黄芩三钱、桑皮三钱、香附三钱、

茯神三钱(朱拌)、木通二钱、枳壳三钱、黄柏二钱、

知母二钱、甘草二钱。

水煎服。

二十六

沧县南辛庄李长生之母,年六十四岁,患痢疾病。每日下痢三四十度②,病日深一日,殆至声哑气微,米浆不下,两眼上吊,十分危急之时。延余。余切其脉洪浮数而无力,论脉实为绝症,辞之。因全家相求甚哀,勉为之立方。幸而痊愈。

党参三钱、当归二钱、白术三钱、茯苓三钱、

砂仁一钱、黄连钱半、乌梅二个、莲肉二钱、

---

① 中气：病证名,类中风之一,见《太平惠民和剂局方》附《指南总论》,又名气中。
② 度：次。

楂炭二钱、黄芩二钱、杭芍二钱、细茶三钱。
水煎服。继服后方：
生地三钱、熟地三钱、木通钱半、台参①三钱、
丹参三钱、藿香三钱、砂仁二钱、陈皮二钱、
楂炭三钱、榔炭二钱、茯苓三钱、白术三钱、
杭芍二钱、甘草一钱、荷叶半两。
水煎服。痊愈。

按：此症之得，由于湿热，而年迈之人，气血已亏，虽曰痢无补法，临症亦当权变，不可腻于章句，泥于成方，以致气血两亏。余用理气养血。清热化滞之药，故得收效。

二十七

沧县菜市口陈国太，年六十二岁，患劳伤之病，痰中带血，气喘难仰，虚火上蒸，三日不食，延余诊治。余切其脉，左右尺脉俱浮数无力，中气虚极。其妻恳求余用针。余云：此症无须用针，服药可也。为之立方，服药三剂痊愈。

生地三钱、麦冬三钱、知母三钱、陈皮二钱、
青皮一钱、槟榔一钱、川贝二钱、百合二钱、
秦艽三钱、丹皮三钱、木香一钱、白术二钱、
茯苓三钱、元参三钱。
灯芯引，煎服。继服后方：
何首乌五钱、丹皮三钱、生地三钱、麦冬四钱、
茯苓三钱、知母二钱、桑皮三钱、党参三钱、
川贝钱半、甘草钱半。

---

① 台参："台山党参"的简称。山西党参的主要产地，一是长治县（旧属潞安府），一是五台县（野生党参主要产于五台山），所以又有"潞参"和"台参"之别。

水煎服。本方连服二剂收功。

二十八

沧县南辛庄马龙,年四十五岁,三月间受病,每日早晚有汗,忽冷忽热,全身筋骨疼痛,咽喉红肿,喘咳不已,延余诊视。切其脉洪数,乃春瘟也,为之立数方,痊愈。

生地三钱、元参三钱、桔梗三钱、桑皮三钱、
麦冬三钱、当归二钱、青皮二钱、枳壳二钱、
杏仁三钱、紫苏二钱、川朴三钱、川贝二钱、
知母二钱、薄荷一钱。
水煎服,继服后方:
全归三钱、青皮二钱、骨皮三钱、桑皮二钱、
寸冬三钱、木香一钱、防风二钱、羌活一钱、
杏仁三钱、生地三钱、条芩三钱、木通二钱、
甘草二钱。
灯芯竹叶引,煎服。痊愈。

二十九

沧县方家花园曹万青次媳,六月间得病,延余。余切其脉时有时无,舌强不能言,全身骨痛筋抽,两手屈不能伸。此乃先因气恼伤于五内,复被风邪侵于外卫,皮肤受风邪,日久内侵,转于肌,肌转于血,血转于筋,筋转于骨,内外相攻,故舌强难言,全身骨疼筋抽也。症名刺骨风,最难治疗。此症方书亦未专载,故多不留意。余昔日曾闻吾师谈及,故遇此症,略有识别。乃与之取:

百会、人中、合谷、曲池、尺泽、鸠尾、中脘、气海、三阴交、阳陵泉、解溪。以上共十七针,行有一句钟,其病如失。

三十

沧县城内贾玉兰之妻，年二十七岁，得时令症，延余。余切其脉已绝，四肢筋抽。此乃受风寒暑湿而得。乃刺其：

委中。继取后穴：

合谷、尺泽、三里、解溪。行有一句钟乃愈。复立一方收功：

藿香四钱、砂仁三钱、木瓜三钱、川朴三钱、

紫苏二钱、蔻仁钱半、陈皮三钱、化石二钱（砂拌）、

艾叶一钱、木香钱半、甘草二钱。

水煎服。痊愈。

逾日贾至余家致谢。

三十一

沧县庆兴和刘德厚之弟，宴会于燕春楼受病，回家延两医，有云火者，有云寒者。一用针，一立方。用针，刺腹上三针，手足八针；开方服药。二人相争，均未见效，延余到家。诊脉后，余云：此症属寒，宜用火针。此时，前医适将起针。余云：如即起针，病人立毙。乃取香火灼于针上。少时，热气达于腹内，腹中作响，寒气赶散，上下通畅，其腹疼立止，乃愈。

按：寒症非不可针，惟须用香火或艾火灼针，使热气随针入腹，以助针力，使寒气得热化解。若只用针，愈助寒气。有针在穴，当时无任何疼苦，若一起针，病人立毙。如不知此症之危险，妄行施针，误杀人矣。呜呼！医道不明，生死反掌，可不慎哉？

三十二

沧县宗家口仲先生之女，产后半月得病，其婿马姓同其岳丈岳母烦余邻人白大祥介绍延余。余切其脉寸关沉迟，尺脉不见。脐下结块坚大如碗，疼痛不已，至夜病益剧，叫苦不已，不熄灯已五日

矣。余索前医之方，有热补者，有寒泻者，以致寒热之药相攻，血气因愈固结不散所致。然病势已深，药力难见功效，乃取：

气海、关元、足三里、三阴交，复用艾灸气海三壮、关元五壮。连针灸三次痊愈。

三十三

沧县菜市口陈庆云之妻得乳症，肿大如升，呼痛不止，增①寒壮冷，周身难过，延余。余用三棱针在其乳前后上下黑紫线上刺出血即愈。惟刺时血流愈多愈妙。复立一方，服下痊愈。

归尾四钱、丹皮三钱、白芷三钱、赤芍三钱、

生地四钱、贝母三钱、知母二钱、木通二钱、

桔梗三钱、红花五分、甘草一钱。

水煎服。

按：此症之得不一，或因儿吹，或受风邪，或压伤搁伤②，以致血液滞住。若在三日之内易治，如内已成脓，必溃烂成疮矣。

三十四

沧县南辛庄张文焕，年三十六岁，七月间胸前起一红线，两臂麻木不仁，增寒壮冷，心中烦乱不安。延余诊治。余用针刺：

红线头出血、红线中出血、红线尾出血，立愈。

按：此症之得，非受病一时。先缘受外邪渐侵入内，日久方发。例如春受症则夏发，夏则秋发，秋则冬发，冬则春发。症名走线疔，初起时起于脏腑，现于四肢。如起于手者，走于肩，易治，走至胸，难治，入内即死；起于足者，上走至膝，易治，走至脐，难治，入

---

① 增：通"憎"。《论衡》："不惧季氏增邑不隐讳之害，独畏答懿子极言之罪，何哉？"
② 搁伤：即硌伤，凸起的硬物与身体接触，使身体感到难受或受到损伤。

内即死。此症之形,乃一红线,长尺许,宽分余。凡遇此症,急速先以针治疗之,后或用药亦可。因其生死最速,药力难达病所,急用三棱针刺其头、中、尾,去其恶血,立愈。其流出之血,如红色或淡红色,无他病相杂;如血黑色,即兼带时气也。

三十五

沧县菜市口金凤章之母受积聚症,腹内结块坚大如碗,疼痛难禁,后背麻木不仁,延余。余切其脉沉而迟,乃因寒凉而得,余为之取:

中脘、下脘、气海、委中、三里。

用艾球灸中脘三壮、下脘三壮、气海五壮。复立一方,服下痊愈。

香附三钱、川朴三钱、良姜二钱、肉桂二钱、

白芷钱半、木香钱半、防风二钱、乌药二钱、

砂仁二钱、牛膝二钱、木瓜三钱、陈皮三钱、

川芎三钱。

藕节引,煎服。

三十六

沧县菜市口陈国兴之妻,年四十一岁,受胎六个月,得病心中烦乱,肚腹胀满而痛,腿足肿疼,步履艰难,延至三月之久。延余。余视其症,系因饮水过度,又兼烦躁,乃水与气相凝不散,以致胀满、腿足浮肿,乃为之立方,服药而愈。

桑皮五钱、木瓜四钱、木香钱半、腹皮三钱、

茯苓三钱、知母三钱、当归二钱、苏叶一钱、

木通钱半、川朴钱半、甘草钱半。

水煎服。

三十七

沧县福庆长内有鸾庄同人汪姓者，在晚十二点得瘟疫病，吐泻腹疼，声音忽哑，延余诊治。余切其脉断绝，乃刺其：

十二井、尺泽、舌下、委中、耳后，刺出血。少时脉生，又半时，声音亦不哑，乃愈。次日，余切其脉洪大而数，其面赤。余问何以反复，汪姓云：昨晚蒙公治愈，今早因误服一方，将药服下，倏时反复。刻下十分难过，腹内发灼，两目昏黑，望公救我。余又为之立一方，服后乃愈。

元参三钱、川连二钱、黄芩三钱、木通二钱、

生地三钱、桑皮三钱、地骨皮三钱、茯苓三钱、

川军二钱、甘草二钱。

水煎服。

三十八

沧县祁家务袁立臣之妻，年卅二岁，受病数月，针药均未见效，延余。余望其肚腹肿胀坚硬如石，切其脉沉细而滞，乃血积气滞之症。为之立方，服药两剂竟愈。

香附三钱、川朴三钱、青皮二钱、砂仁一钱、

木香一钱、沉香一钱、乌药二钱、丹皮三钱、

腹皮三钱、茯苓二钱、生地二钱、木通钱半、

全归三钱、川芎一钱、甘草一钱。

红花引，煎服。继服后方：

腹皮三钱、青皮二钱、川朴三钱、乌药二钱、

枳实三钱、牛膝二钱、红花一钱、香附米三钱、

桃仁三钱、赤芍三钱、丹皮三钱、木通二钱、

益母子三钱、甘草二钱。

干姜引，煎服，痊愈。

复因该病家贫寒,余以照前所服汤药方,制丸药一料赠之。服旬日痊愈。逾三月,袁见余感谢不已,云其妻自服药获愈后,日昨产一小儿,惟产时从阴户内发声数次,声闻户外,然后产下。母子平安,皆公之赐也。

按:该症余当时亦未十分明了,即其夫妇怀胎七八个月,亦均认为有病,不现胎脉,故不断为胎事,亦奇矣。彼及产下,始忆昔时曾声老医士云:胎之为病不一,有气包胎者,有血包胎者,有气血包胎者。气包、血包两症,余见之矣,今气血胞胎果亦有之矣。余行医三十有八年,初遇此症,可为同道医友作一报告,亦足征老医之高见也。是故医士不可固执书理,总以广有阅历为优也。

三十九

沧县南辛庄张玉群之子,左右两手各起红线,上走至项,长约尺许,宽约二三分,两眼上吊,人事不知,延余。余用针刺:

线头出血、线中出血、线尾出血。半日平复如初。逾日,张置酒谢余,余因其家寒却之。

按:此病诚急症也,死在须臾。然明此症者,其愈亦最速。凡遇此症,急以针解之,万不可先用药,以致误事。只照上法治之,无不应手奏效。

四十

沧县菜市口陈保名之妻,年三十岁,产后四日,得病寒热不定。延至二日,忽然舌短,牙关不开,两眼上吊,气喘难布。延余。余切其脉沉细无力,面色白而唇青。此乃产后气血俱虚,复受风寒所致。乃为之立一方,以活其气血,痊愈。

香附三钱、当归三钱、川芎二钱、熟地三钱、

茯神三钱、乌药二钱、陈皮二钱、姜灰二钱、
桃仁二钱、芥穗一钱、砂仁一钱、川朴一钱、
红花五分、甘草一钱。

水煎服。

四十一

沧县南辛庄郭万祥之姊,受病甚重,延余。余切其脉,寸脉原在太渊,已上行至鱼际,洪大而数;关脉沉细而微;尺脉无。身上有汗,汗过则又寒凉。舌苔白而有刺,喘咳不止。此乃肺经热极,复感风邪,风火上升故也。症名春瘟,诚恶症也。为立二方,服后痊愈。

生地五钱、条芩三钱、丹皮二钱、黄连二钱、
木通二钱、枳实三钱、榔片三钱、赤芍二钱、
寸冬三钱、元参三钱、贝母二钱、藿香三钱、
川朴三钱、益元散三钱。

灯芯竹叶引,煎服,本方服后病减。

生地三钱、条芩三钱、丹皮三钱、木通二钱、
寸冬三钱、藿香三钱、川朴三钱、川贝二钱、
苏叶二钱、全归三钱、防风二钱。

水煎服,本方服后痊愈。

按:此症殊恶,寒热亦最难辨别。古云:内实热而外假寒,内实寒而外假热者,此类是也。每见今医因其外寒即认为内亦寒,外寒[①]热认为内亦热。药一下咽,旋即毙命者多矣。然辨明寒热亦殊不难,惟在细心不细心也。欲辨之,可观其舌苔。苔无论何色,有刺者属热,白而无刺者属感寒。愿我医学同人,详加细心,庶不

---

① 寒:据文意,"寒"字疑为衍文。

致误人生命焉。

四十二

沧县三官庙刘群升之甥女李氏，赵家庄人，年二十四岁，因受寒气，腹胀心烦，疼无定时，四肢无力，行步艰难，每行时即气喘而疼。自九间①受病。延余。余切其脉沉迟，似有似无，此乃寒气凝结，原因气血亏损，营卫不固所致。乃先用针取：

内关、曲池、中脘、三里。针后立方服药：

香附三钱、川朴二钱、楂炭三钱、木香二钱、

豆蔻一钱、姜灰一钱、陈皮二钱、砂仁钱半、

全归二钱、川芎钱半、台参二钱、甘草一钱。

又针一次：

上脘、下脘、气海、三里。又服药一次：

全归三钱、川芎钱半、川朴二钱、青皮二钱、

党参三钱、上桂一钱、附子二钱半、木香一钱、

沉香一钱、砂仁钱半、吴萸钱半、甘草二钱。

藕节引，煎服。

又针一次：

三阴交、关元、阳陵泉、阴交。

又服药一次：

附子三钱、川朴二钱、苏子二钱、肉桂一钱、

吴萸二钱、炮姜二钱、小茴②二钱、乌药一钱、

沉香钱半、全归二钱、熟地二钱、甘草一钱。

水煎服。

---

① 九间：疑为"九月间"之误。
② 小茴：小茴香。

又针一次：

气海、关元、中极、三里、三阴交。

又服药一次：

台参两半、归身一两、炮姜三钱、榔炭二钱、

陈皮五钱、乌药三钱、肉桂三钱、赤芍五钱、

茯苓一两、熟地一两、白术一两、川芎三钱、

甘草四钱。

共为细末，炼蜜为丸，每服二钱，服至半料痊愈。

四十三

沧县柳家庄长发祥胡姓，其儿媳受月经之病，每月经血来时，从鼻口而出，面色红紫，大喘大汗，忽明忽迷，饮食不下，夜不熄灯三日矣。延余。余诊其脉，寸大关小，尺脉毫无。此乃经血壅滞下焦，久而中气不通，冲脉上逆，非用通利之药不可。主治调气活血开瘀，立一方：

生地三钱、枳实三钱、榔片二钱、赤芍二钱、

归尾三钱、川贝一钱、桃仁二钱、元胡二钱、

丹皮三钱、红花钱半、川朴三钱、条芩二钱、

甘草二钱、牛膝一钱。

水煎服。又服药一次：

生熟川军三钱、丹皮三钱、香附三钱、归尾三钱、

赤芍三钱、桃仁三钱、枳壳三钱、川朴二钱、

熟地四钱、川芎钱半、益母三钱。

水煎服。

未方[1]连服二剂痊愈。

---

[1] 未方：疑为末方，形近之误，即指最后一次开的药方。

四十四

沧县柳家庄赵顺平之妹,受病多日,服药不投。延余。余切其脉,乃思虑伤脾,心神不安,不思饮食。乃二阳①之症,按健脾、调气、养血法治之,连服三剂,大效。

沧县西河沿何有成,年六十二岁,得周身热灼,汗流不止,鼻口出血。病此瘟症,延余。余切②其脉,洪大有力无伦,此乃内里热甚,以致口鼻出血。其所出之汗,亦非正汗,俗呼之血汗病,即此症也。治此症必先清其内热,兼散表邪,然后再能见汗,方可收效。余为之立方,服药二剂痊愈。

川军四钱、川朴三钱、紫苏一钱、川贝钱半、
知母三钱、元参三钱、桃仁三钱、条芩三钱、
丹皮三钱、薄荷一钱、益元散三钱。
灯芯竹叶引,煎服。继服后方:
藿香四钱、乌药二钱、条芩三钱、生地三钱、
川朴三钱、知母三钱、苏叶二钱、赤芍三钱、
腹皮二钱、薄荷钱半、木通一钱、益元散钱三。
水煎服。本方服后痊愈。

四十五

沧县南辛庄冯万合,年三十九岁,患杂劳症,面色焦黄,每日早晚头面有汗身无汗,夜则喘咳,四肢无力,咽喉肿疼,畏见风寒,恳求于余。余切其脉,沉细而无力,虚弱已极,诚不易治,因其相求甚切,乃为之立方,数剂即愈。

全归三钱、生地三钱、川贝二钱、丹皮三钱、

---

① 二阳:指阳明经。《素问·阴阳类论》:"所谓二阳者,阳明也。"《素问·阴阳别论》:"二阳之病发心脾。"王冰注:"二阳谓阳明大肠及胃之脉也。"
② 切:底本无此字,据文意补。

寸冬三钱、杭芍二钱、骨皮二钱、川朴一钱、
杭菊钱半、薄荷一钱、远志三钱、甘草钱半。
荷叶引,煎服,本方服二剂。
全归三钱、生地三钱、川贝二钱、丹川三钱、
骨皮二钱、茯苓三钱、寸冬三钱、知母二钱、
杭芍二钱、黄柏二钱、党参三钱、元参二钱、
枣仁三钱、陈皮三钱、砂仁一钱、甘草一钱。
荷叶引,煎服,本方服二剂。
当归三钱、生地三钱、熟地二钱、桑皮三钱、
茯神三钱、寸冬三钱、黄柏二钱、知母二钱、
骨皮二钱、党参三钱、杭芍二钱、首乌二钱、
甘草钱半。
水煎服,本方服二剂。
党参三钱、白术三钱、当归三钱、杭芍二钱、
生地三钱、熟地二钱、茯苓三钱、骨皮二钱、
寸冬三钱、黄柏二钱、知母二钱、首乌二钱、
枣仁三钱、元参二钱。
水煎服,本方一服。
以上服药七剂,病减大半,复立一方配丸药收功。

四十六

沧县南辛庄姚宝成之妻,年三十九岁,得病,延余诊治。切其脉洪大而滑,观其面时红时白,似有畏惧之状。病家云:此病甚重,饮食下咽,旋即吐出,胸腹气逆不通,夜不熄灯三四日矣。余意用药亦必吐出,用止吐药又不能医病,乃与之针三穴而安:

中脘一穴、三里二穴。行有一句钟,病去大半。

逾一日，又取：

尺泽二穴、三里二穴，收效。

按：此症因气作胎，再加气窒中焦，冲脉上冲以致胎气不安故也。

四十七

沧县菜市口陈宝明之妻，年三十三岁，产后八日受风，人事不知。延余。余切其脉，浮数无力。此乃临产时去血过多，血亏已极，复为外邪所侵故也。余用生化汤加减治之而愈。

按：产后之症，问切并行方妥。凡产后受风，不可按寻常风治。切脉后询其病源，或补气，或补血，或活其气血，使其气顺血活，而风自散。若按平常受风治之，病不能去，意外亦恐不免。

四十八

沧县成立医药研究会时，内有施①医院，余在院内治疗各症列下。

沧县南门内警察所，有一警兵，患目疾，两眼红肿，眼珠被云翳罩满，疼痛难睁，不能视物，来院求方。余正值日施诊，余意伊乃贫苦之人，月得薪金数元，日用尚在不足，焉有余资服药，遂用针治之。先按穴放血毕，又取行针数穴。行有二句钟，其眼能睁，云翳亦渐退，视物亦见黑白。逾日安痊。

沧县北门外李家院有一人，因中风项喎，行路不能正走，来院诊治。余与寿山司班值日施行，余为之针一次，针后即灸，病愈大半。第二次来院，余有事请假，寿山又针一次痊愈。逾日至余家

---

① 施：给予，布施。

致谢。

沧县西门内祁姓之妻,患咽喉肿疼,米浆不下,症名喉叠,来院求方。余正施诊,为之用针而愈,至今感念。

沧县东门内有姚姓者,因中风头低不能抬,来院求治。余正施诊。余云:汝低头而入,当令汝抬头而出。为之用针,行有二句钟,病如失而去。

按:以上四症,院内诸道友均云:如用药治,见效甚慢,余用针治之,幸而应手奏效。足见药之治病,不如针捷而爽。

四十九

民国十一年春三月间,余三子学莲在赣省做客。有赣军排长金良臣得一奇症,连睡四日不醒,亦不食。医院诸人无法治疗,转延中医,亦均束手。彼时学莲亦在营供职,既知伊病,遂至该连视之。见其状犹如酒醉沉睡不醒,呼之亦不应,时作谵语。观其行,切其脉,乃断定此症必因思虑伤脾,气血瘀滞,又为痰火交加,心神不明故也。乃用针取:

人中、大陵、间使、三里,针行有一句钟,乃复立方,服药二剂愈。

朱茯神三钱、麦冬三钱、远志三钱、陈皮二钱、

半夏二钱、黄芩钱半、当归三钱、生地二钱、

川连一钱、甘草一钱。

水煎服。

五十

民国十三年春间,学莲客①金陵,有华丰裕工人一名,前二日伊云:身体觉不舒泰。第三日夜间即行沉睡,虽坠床下,酣睡如

---

① 客:旅居他乡。

故,自是不语,但饮食照常。延至七八日不愈。学莲常在该号消遣,同人与学莲谈论此症之怪异,学莲乃云:吾与汝治之,不知能否可瘳。先切其脉,浮大而滑。乃意发于心,此必为风痰邪热迷住心窍也。乃用针刺:

人中、风府、合谷、尺泽,针行半句钟后,不见大效。乃在合谷上将针重按,病人乃大声呼疼,自是出语,其舌尚强,言语不清楚。复立一方,服药后即愈。

当归三钱、茯神三钱、黄芩三钱、贝母二钱、

薄荷二钱、防风二钱、羌活二钱、僵蚕三钱、

蝉蜕二钱、远志三钱、木通二钱、甘草一钱、

川朴二钱、枳实二钱。

竹沥引,煎服。

下 编

用 针 各 法

持针法及刺针法

将穴认定,医以左手大指甲或食指甲掐定,用力重掐,病人觉麻木走气,或动脉应手,即为穴也。如刺针时,用右手大指与食指持针刺之。未刺针以前,先将针左右摆之。如针不折曲,然后将针尖含入口内,一可去针之毒,一可不伤人荣卫之气。观针,如不光明,在鞋底上磨十余下自明。然后左手按穴,右手刺针,不急不缓,将针刺入。

温针法及寒针法

用热物及热水壶,将针放于其上,此温针法也。用手以布去其针锈,然后刺病,此寒针法也。

起针法及提针法

未起针以前,先用左手按穴,右手转针,然后右手大指与食指持针,左手食指按穴,右手提针上起,左手下按,先缓后急,将针起出。针出后,用左手食指肚左右揉二三次,以防针眼受风。用布将针上之锈擦净,以防再用时有毒。此起针法也。

针刺腹上各穴例:如上下两针,初刺时上针要深,下针要浅。针行动后,将下针许许上提,上针下按。易于下按,易于中病。并见针在穴上,倒立不止,可将针上提,少时再行按下,此提针法也。

火针法

刺针入穴:用粗香一根点着,灼其针龙头;或用面碗套于针上再以艾火入面碗内烧针;或用笔先将穴点出,再用麻油灯火,将针灼红,速速刺下。如此均火针法也。余度①灯火灼针,未免伤及肌肉,不如香、艾两法为捷妙也。

刺针不入法

如刺腹上之针,其腹坚硬,刺针不入,可先刺一二分深,针行少时,其穴下自开,再深刺若干分。又少时见针之行动,或上提或下按,酌量可也。

刺针深浅法

人有大小肥瘦之别,针有深浅之变。例如肥人肉厚,刺针宜深,小儿宜浅;前肚腹宜深,后背脊宜浅;虚人宜浅,实人宜深。

对症用针法

如病重者,针刺浅而宜多;病轻者,针刺深而宜少。并虚实辨明,方免贻误。

提针不动法及起针不出法

如针刺已达分寸,而针仍不见行动,可将针上提,少时再行下按,如是者再,此为飞针法。其针既行动矣,以后如再见针尾跳动,此乃针力已过,针可即起,此为提针不动法也。即如起针不出,万

---

① 度:考虑。

不可用力,以防伤人肌肉及折针之弊。可用手指将针左右连转三次,自易起出,此起针不出之法也。

补针法及泻针法

男,右手大指上转一次,下转二次,复上转二次,为补法。以大指上转一次,下转一次,复上转三次为大补法。此补针法也。男,右手大指上转一次,下转三次,如此三次,为大泻法也。针女人之补泻法与男子之补泻法大相反,盖男背阳腹阴,女背阴腹阳也。

不补不泻法

如遇症虚实未能分明之时,不可骤用补泻之针,以致误事。可将针左右转之,其腹内有声,为不补不泻法。针有行动,其症自愈。

辨明行针寒热法

如针已入穴而不明其症为寒为热,可用香火烧针龙头,如顷刻之时即觉针热,其症为热。如灼至两三分钟仍不觉热者,其症为寒。

观行针不动法

针刺入穴,随气而动,针不动,气未到。将针左右二转,上下之气自活,针必自动矣。针动其症亦必见行动。

观针行至起针时及未至时法

针刺入穴,行至觉针郑重时,针力已足矣。如针在穴多时,仍觉针轻,或自上行,仍未行至时也。

以三棱针对症放血法及用法

人之一身自头至足,皆有放血之处。例如:中风刺百会,风火目疾刺太阳，时气痧症刺尺泽、委中，此外有紫线，随处发现，均宜去其恶血。惟须辨明病症，方可收效。用三棱针之法，先观病者筋骨，次观其紫线。左手食指将患处略点，不可陷穴，右手持针急刺，则不疼。否则必疼。

放血后血流不止法

如放血后血流不止，用手指重按针眼，左五右六，连转数次，其血自止。

观针动不止法

针刺入穴，少时针即行动，为气已到。可将针上提，针动止，待气平均。顷刻间针复下刺，此为不止之法，易于去病。

用灸各法①

灸针法

针刺寒症，则以艾火，或以香火灸针，依前法。令热由针头传入病所，易于去病也。

灸穴法

先用笔点出穴眼，无论灸几穴，务自上起，依次下灸，方可有效。如不依上下次序，则不生效力。

艾灸法

用艾团球，以面作碗，碗底刺孔五七个，将艾球点着，置于碗内，按穴灸之，一球为一壮。

---

① 用灸各法：原为"各种灸法"，据目录改。

蒜灸法

以生蒜切作大片，上用艾球点着，置患处。蒜灸法灸疮症时用之。

姜灸法

以生姜切成片，或以姜作碗，用艾球点着，置姜上按穴灸之。

药灸法

以药为末，麻油为丸，如黄豆大。再用面碗或竹筒灼着药丸，按穴灸之。

以上用针之法二十二条，灸法六条。此外，刺针时，尚有八字，切宜谨记。

眼观：针之行动或大或小，或气不到，按以上之法提按转各法施之。

耳听：腹内声音为食水，为积气，为虚，为实，按以上各法，或补或泻施之。

早晚：针刺在穴，针重为晚，针轻为早，按以上各法或转或起施之。

轻重：针在穴，或病轻或病重，考明寒热，按以上各法，香艾灸法施之。

针刺各种杂症法[①]

针治蜂蝎螫法

如遇被蜂蝎所螫之人，用三棱针刺其螫处原眼，出毒血，立时

---

① 针刺各种杂症法：原为"针灸各种杂症灵验法"，据目录改。

即愈。

针解六〇六①刺后发毒法
如西医刺六〇六后疼痛难禁时,急用三棱针刺其原眼,出其恶血及药水,复在该眼上下深刺,出血即愈,迟则毒散难医。

针治急病法
如遇人无故倒地,不省人事,急取人中补、合谷泻、尺泽泻。

针治无名症法八穴
大陵、外关、三里、委中。

针治恶症法十二穴
人中、承浆、大陵、合谷、百会、间使、巨阙、三里。

针治咽喉恶症法
先刺:十二井、金津、玉液、尺泽,以上均出血。
次取:合谷、尺泽、列缺、三里,行针。

针治咽喉无名火症法六穴泻之
少商、合谷、尺泽。

针治看不明痧症法十四穴
如遇病人已知是痧,而不能辨别何痧,取:

---

① 六〇六:砷凡纳明,或作"胂凡纳明",亦称"洒尔佛散"(德文 Salvarsan 的音译),是一种含砷的抗梅毒药。

合谷、尺泽、上脘、建里、气海、天枢、关元、三里、承山。

针治看不明时气法九穴
合谷、尺泽、中脘、下脘、气海、三里。

针治忽然人事不懂口眼紧闭法三穴
人中、合谷。

针治实症法
刺针深至寸五,先下五分,后再下一寸。
起针先起五分,少时再行起出。

针治虚症法
刺针深至九分,先下三分,次下后再下三分。
起针先起三分,然后起出。

针治头面症法
人中、上星、合谷、尺泽。

针治胸腹症法
上脘、中脘、三里。

针治背症法
委中、阳陵泉。

针治伤寒兼瘟症法
合谷、尺泽、中脘、三里、委中、百会、阴陵泉。

针治腿足症法
承山、太溪、解溪、阳陵泉。

针治胳臂自手至肩各症法
内关、外关、曲池、合谷、大陵。

针治周身疼痛法
三里、阴陵泉、曲池、间使、解溪、三阴交。

针治两腿浮肿法
三里、阴陵泉。

针治眼症法
睛明、百会、腕骨、少商、太阳、攒竹。

针治耳症法
耳门、腕骨、商阳。

针治口鼻症法
迎香、劳宫、尺泽、二间、合谷。

针治脾胃症法
下脘、气海、三里、三阴交。

针治鼓症法
内关、上脘、建里、水分、三里、三阴交。

针治气逆复感外邪症法

大陵、合谷、尺泽、委中、曲池、三里、中脘、下脘。

针治气寒积聚症法

期门、章门、建里、中脘、三里。

针治大小便不通症法

承山、太溪、照海、阴陵泉。

针治气逆串痛症法

解溪、承山、委中、三里、人中、内关、中脘、气海。

针治妇人经血不调症法

气海、关元、三阴交。

针治妇人不生育症法

气海、关元、中极、三阴交。

针治妇女月经不见症法

照海、三阴交、中极、关元。

针治妇人难产症法

合谷补、三阴交泻、照海。

针治赤白痢疾症法

中脘、下脘、天枢、气海、三阴交、三里。

针治妇女赤白带症法
关元、中极、三里、三阴交、气海。

针治男女小便不通症法
三阴交、阴谷、血海。

针治痰喘咳嗽症法
内关、尺泽、三里。

针治女人不孕三次必验法
关元寸半、子宫八分,以上两穴各用艾灸三壮。

针治妇人下焦恶血停滞症法
关元、中极、三阴交、照海。

针闺女经血不调症法
间使、气海、三阴交。

针周身筋骨疼痛症法
委中、阴陵泉、三里、曲池、合谷、内关。

针治寒火不均复受风邪症法
人中、百会、曲池、委中、尺泽、合谷、三里。

针治泄泻不止症法
水分、气海、关元、三里。

针治上下气结症法

上脘、中脘、下脘、气海、三里。

针治大头瘟症法

列缺、合谷、曲池、上星、百会。

针治口不能言语症法

人中、合谷、大陵、中冲。

以上针治杂症共四十六条。

针 穴 选 择①

头部

人中_{督脉} 穴在鼻下正中，近孔陷中。治中风牙关不开，心神烦乱，癫狂。针四分。

印堂_{督脉} 穴在两眉中间，针一分。治小儿惊风。

上星_{督脉} 穴入发际一寸陷中，针三分。治中风头痛。

百会_{督脉} 在顶中央，针二分。治中风头痛及晕倒不省人事，亦宜出血。

睛明_{膀胱} 在大眼角外分许，针一分。治目疾。

攒竹_{膀胱} 在两眉头陷中，治一切目疾，宜出血。

丝竹②_{心包络} 在眉后陷中，针三分。治目疾、偏正头痛。

颊车_{胃经} 在耳下八分，开口取之，针三分。治中风牙关不开、口眼㖞、针齿疼。

---

① 针穴选择：原为"应用针穴"，据目录改。
② 丝竹：即丝竹空。

头维 胃经　在额角，针三分。治中风偏正头痛。

耳门 三焦　在耳前陷中，针三分。治耳聋耳鸣及耳出脓汁。

迎香 大肠　鼻旁五分，是穴针三分。治鼻病及口㖞。

地仓 胃经　在口旁四分，针三分。治口眼歪斜、牙痛。

承浆 任脉　在口下水沟中，针三分。治牙关不开、齿痛、癫狂。

风府 督脉　顶后入发际一寸，是穴针三分。治中风不语、恶寒、头痛项强。

哑门 督脉　顶后入发际五分，是穴针四分。治头重不汗、舌强不语。

风池 胆经　在后脑空下发际陷中，针四分。治偏正头痛、中风气塞、吐涎不语。

以上头部共十六穴。

手部

少商 肺经　在大指内侧，去甲分许。

商阳 大肠　在次指内侧，去甲分许。

中冲 心包络　在中指头，去甲分许。

关冲 三焦　在四指外侧，去甲分许。

少冲 心经　在小指内侧，去甲分许。

少泽 小肠　在小指外侧，去爪甲分许。

以上共六穴。两手共十二穴，同称之为十二井穴。凡患时气急痧，一切危急新得之症，以三棱针刺之出血，无不立奏奇效。

二间 大肠　在次指内侧二节，针二分。治牙痛。

三间 大肠　在次指内侧第三节，针二分。治牙痛。

合谷 大肠　在大指次指歧骨间，针五分。治头面百病。

大陵心包络　在掌后骨下两筋间陷中,针五分。治①呕哕②无度,狂言不休,喉痹。

列缺肺经　在腕侧一寸五分。两手交叉,食指尽处是穴,针二分。治乳蛾,项强。

内关心包络　在掌后去腕二寸两筋间,针五分。治气块胁痛、心胸痛。

外关三焦　在腕后二寸两筋间,针三分。治手指痛不握物。

间使心包络　在掌后二寸两筋间,针三分。治脾寒心痛。

尺泽肺经　在肘横纹中间,针三分。治喉痹及肩背痛。

曲池大肠　在肘上侧横纹头,针七分。治手挛急痛、喉痹不言。

曲泽心包络　肘后内廉陷中是穴,针三分。治心痛身热、口渴烦躁、肩背疼。

支沟三焦　外关上一寸,针二分。治肩背酸痛、霍乱干呕,及妇人血晕、不省人事。

阳池三焦　掌后与大陵相对,针二分。治口渴烦闷、手腕痛、肩背不举。

肩井胆经　肩上陷中,针五分。治肩背不举极妙,惟针之多有闷倒者,急补足三里。

劳宫心包络　在掌中央,针三分。治中风善怒、狂笑不休、气逆呕哕、烦渴食水不下。

以上手部共二十一穴。

腹部

会阴任脉　在两阴间。治阴中百病、月水不通。猝死者,针一

---

① 治:底本无"治"字,疑脱,据文义补。
② 哕:同"哕",指干呕。

寸补之。

曲骨任脉　在中极下一寸毛际陷中，针六分。治遗精、小便不利、疝气及赤白带。

中极任脉　在脐下四寸，针八分。治妇人下元虚冷、月水不调、赤白带。常灸令生子。

关元任脉　在脐下三寸，针一寸二分。治虚积、老人泻利、小便不通、遗精、妇人绝嗣。

石门任脉　在脐下二寸。治小便不利、泻利不禁、小腹绞痛。女人此穴最忌。

气海任脉　在脐下一寸半，针八分。治一切气积阴症及风寒暑湿、水肿、癥瘕。

阴交任脉　在脐下一寸，针八分。治气痛如刀绞、脐下坚硬如石及产后恶露不止。

神阙任脉　在肚脐上。禁针宜灸，灸之去百病。

水分任脉　在脐上一寸，针五分。治鼓胀绕脐痛，最能分利水道。

下脘任脉　在脐上二寸，针八分。治脐上下冷痛、腹痛气寒、痞块反胃。

建里任脉　在脐上三寸，针八分。治心痛腹胀，上气呕逆不食。

中脘任脉　在脐上四寸，针八分。治内伤脾胃痞满，能引胃气上行，亦除赤白痢。

上脘任脉　在脐上五寸，针八分。治心胸闷疼、胃积食水不化、反胃。

巨阙任脉　在鸠尾下一寸，针八分。治九种心痛、痰饮、吐水、痞塞。

鸠尾任脉　在心口歧骨下一寸。治九种心痛、水浆不下，不宜浅针，此针难机。

膻中 任脉　在两乳中间陷中。禁针,灸之治痰咳、噎嗝、反胃。

天枢 胃经　在脐旁二寸,针八分。治内伤脾胃、赤白痢疾、泄泻、鼓胀、癥瘕。

章门 肝经　以肘直往下垂,肘尖尽处是穴,针六分。治肝气肝积。

期门 肝经　在乳旁寸半,直下寸半,针四分。治胁下积气、坚硬作痛、一切肝气①。

幽门 肾经　在巨阙两旁一寸五分。治胸膈胀满而痛、心痛气逆。

通谷 肾经　在幽门下一寸中行一寸五分。治小腹胀满、胸中引痛不食、女子心痛气逆。

阴都 肾经　在通谷下一寸中行各一寸五分,针一寸。治腹痛积聚、肠痛不食。

石关 肾经　在阴都下一寸中行各一寸五分。治呕逆腹痛、妇人恶血上冲、腹痛。

商曲 肾经　在石关下一寸去中行各寸半,针五分。治腹中积聚切痛、肠痛不食。

申脉② 膀胱　腰背屈强,腿肿、腿足拘挛、癫狂。

以上腹部共二十五穴。

腿足部

环跳 胆经　髀枢中央,针一寸。治膝痛不能伸、冷风湿痛、半身不遂、腰胯痛。

三里 胃经　在膝下外犊鼻穴下三寸,两筋分肉间,举足取之。

---

① 肝气:指肝的病气。《素问·玉机真藏论》:"怒则肝气乘矣。"
② 申脉:穴在足踝部,归入腹部穴为误。

人身上下疾病无所不治。

三阴交 脾经　在内踝上三寸骨下陷中,针三分。男子痞满、疝气、遗精,女人月事不调、赤白带下。

委中 膀胱　腿腕①内横纹中间,针八分。治中风、腰痛、膝痛。

承山 膀胱　在腿肚下分肉间,针一寸。治大便不通、转筋、痔漏。

阴陵泉 脾经　在膝下内侧辅骨陷中,伸足取之,针五分。治胁腹疾、中下两焦疾。

阳陵泉 胆经　在膝下一寸外廉陷中,针六分。治膝痛不伸、霍乱转筋。

上廉 胃经　在三里下三寸两筋间,针三分。治腿足不仁、脏气不足。

下廉 胃经　在上廉下三寸两筋骨间。治小肠气不足,风痹。

照海 肾经　在足内踝下四分,前后有筋,上有踝骨,下有软骨,其穴居中,针四分。治便闭、消渴。

涌泉 肾经　在足中心,针三分。治足热、疝气、血淋气痛。

然谷 肾经　在足内踝前下一寸,针三分。治遗精、疝气、足心热。

太溪 肾经　在足内踝后五分,跟骨上。治消渴、心痛如刺、热病不汗、妇人水蛊②。

昆仑 膀胱　在足外踝后五分,针三分。治腿足红肿而疼。

隐白 脾经　在足大指内侧,去甲分许,针三分。治心脾痛、一切邪症。

至阴 膀胱　在足小指内侧,去甲分许,针二分。治时症转筋抽

---

① 腿腕:指腘窝。
② 水蛊:《诸病源候论·水蛊候》:"水毒气结聚于内,令腹渐大,动摇有声,常欲饮水,皮肤粗黑,如似肿状,名水蛊也。"

筋、小便不利。

大敦肝经　在足大指端,去甲分许,针三分。治诸疝阴囊肿、小儿急慢惊风。

跗阳膀胱　在足外踝上三寸筋骨间,针五分。治霍乱转筋、腰痛不能立。

窍阴胆经　在足四趾外侧,去甲分许,针一分。治转筋头痛、心烦、手足烦、汗不出。

太冲胆经　在足人指本节后二寸,针三分。治虚劳浮肿、心痛便血、小肠疝气。

厉兑胃经　在足次指端,针一分。治尸厥、口禁气绝、水肿、腹满、转筋。

解溪胃经　在足脚腕陷中,针五分。治风面浮肿、时症抽筋。

公孙脾经　在足大指内侧,本节后一寸陷中,针一分。治九种心痛、结胸反胃、胎衣不下。

太白脾经　在足大指内侧,内踝前核骨下,针三分。治气逆霍乱、转筋身重、腰痛便难。

商丘脾经　在足内踝骨下微前,针三分。治腹胀肠鸣、寒热好呕、疝气、妇绝子。

以上腿足部共二十五穴。

后背督脉穴

长强　脊骶端计三分,是穴针三分。治肠风下血、久痔、腰脊痛。

悬枢　十三椎①下,是穴针三分。治腰脊强不能屈伸、积气上

---

① 十三椎:此处是将胸椎与腰椎一起从上而下排序所得第十三椎的位置,十三椎即第一腰椎。下文如无特别说明,即同此法。

下行、水食不化。

至阳　穴在七椎下，针三分。治腰痛、胃寒不食、胸胁支满。

神道　穴在五椎下，针三分。治伤寒发热、疟疾往来寒热。

身柱　穴在三椎下，针三分。治腰脊痛、癫狂。

大椎　穴在一椎上陷中，针五分。治肺胀胁满、呕逆上气、颈项强。

腰俞　穴在廿一椎下宛宛中，针五分。治腰脊腰胯痛、妇人月水不通。

以上后背督脉共七穴。

后背膀胱经穴①

肺俞　穴在三椎下，旁开各寸半，针三分。治黄疸痨瘵、腰脊强痛、寒热喘满。

心包络俞②　穴在四椎下旁开各寸五分，针三分。治咳逆心痛、胸满呕吐。

心俞　穴在五椎下旁开各寸半，针三分。治半身不遂、心气恍惚，不可轻易针之。

肾俞③　穴在六椎下旁开各寸半，灸之。治寒热心痛、腹痛气逆。

膈俞　穴在七椎下旁开各寸半，针三分。治心痛反胃、痃癖、咳逆、呕吐。

肝俞　穴在九椎下旁开各寸半，针三分。治两胁引痛、肝风、肝气。

---

① 后背膀胱经穴：原文无此标题，据上下文体例补。
② 心包络俞：即厥阴俞。
③ 肾俞：据后文定位，应为督俞。

胆俞　穴在十椎下旁开各寸半,针三分。治振寒汗不出、骨蒸劳热、食水不下、目黄。

脾俞　穴在十一椎下旁开各寸半,针三分。治腹胀引胸脊痛、痃癖、积聚胁满。

胃俞　穴在十二椎下旁开各寸半,针三分。治胃寒作痛、反胃呕吐、胸胁支满。

三焦俞　穴在十三椎下旁开各寸半,针五分。治脏腑积聚、吐逆不食、腰脊强。

大肠俞　穴在十六椎下旁开各寸半,针三分。治脊强不卧、腹中气胀、围脐切痛。

小肠俞　穴在十八椎下旁开各寸半,针三分。治小便赤涩不利、小腹胀满、女人带下。

膀胱俞　穴在十九椎下旁开各寸半,针三分。治小便赤黄、遗溺、大便不实、女子瘕积。

气海俞　穴在十五椎下旁开各寸半,针三分。治腰痛、痔漏。

关元俞　穴在十七椎下旁开各寸半,针三分。治风劳腰痛、泄痢虚胀、女人瘕聚。

(五椎①下二分亦是)

膏肓俞　穴在四椎②下一分,旁开三寸,针三分。治腰痛疝气、二便不利、腰脊冷痛。功同三里。

以上后背膀胱经共十六穴。

按：膏肓俞一穴,凡一切危难病症,针后灸之,大能起死回生。惟是穴必针三里泻之,不然引火气下行,虚火上升,反增害也。

---

① 五椎：此处指第五腰椎。
② 四椎：此处指第四胸椎。

经外奇穴

内迎香二穴　在两鼻孔内。治目热暴痛,用芦苘子搐破出血大妙。

鼻准一穴　在鼻尖上。治醉酒风时气,以三棱针刺出血大效。

金津玉液二穴　在舌下两旁紫线上,卷舌取之。治舌肿喉痹、时气呕吐,以三棱针刺出血,立能收效。

太阳二穴　在眉后陷中。治火眼暴发疼痛、中风偏正头痛,以三棱针出血甚验。

手十宣十穴　在十指端,去爪甲如韭叶。治双单乳蛾、喉痹,三棱针刺出血大效。

鬼眼二穴　在两手大指,去爪角如韭叶,用帛绳缚之,穴当岐缝中。用艾火或香火灸之,治一切癫狂鬼邪效甚。

印堂一穴　在两眉中间,针一分,灸五壮。治小儿惊风。

子宫二穴　在中极两旁,各开三寸。针二寸,灸廿七壮。治妇人久无子嗣。

耳后两穴　在耳后。凡中风火头痛暴发眼[①],必有红线于耳后,以三棱针刺出血,其效无比。

聚泉一穴　在舌上当中,直缝陷中。治中风舌强不语,以三棱针刺出血立愈。

四缝四穴　在手四指内中节。以三棱针出血,治小儿猢狲劳[②]等疾。

[①] 中风火头痛暴发眼:语义不通,或为"中风头痛暴发火眼"。
[②] 猢狲劳:《串雅内外编·卷二》载:"小儿有此症,求食不止,终夜不睡。"

附 编

药治各种杂症方

治头肿如斗方
此症自口上肿至头顶，连项上肿至顶，为大头瘟。
川朴三钱、防风三钱、川芎二钱、杭菊三钱、
全归三钱、生地三钱、木通二钱、丹皮二钱、
元参三钱、茯苓三钱、桑皮三钱、花粉三钱、
桔梗三钱、甘草二钱。
薄荷引，水煎服。

治上焦因寒腹疼方
香附四钱、良姜三钱、榔片三钱、楂炭三钱。

治中焦腹疼方
香附三钱、木香三钱、藿香三钱、枳实三钱、
川朴三钱。

治下焦腹疼方
香附三钱、吴萸二钱、肉桂二钱、榔片三钱、
小茴香三钱。

治久泻不止方

鸡子一个、古月①一钱。

上将鸡子打一小孔,将古月装入鸡子内。用纸裹鸡子数层,水浸湿,置火上灼熟早晚各服一个。连服三日必效。

治心虚不寐方

朱茯神三钱、枣仁炒二钱。

共为末。远志煎汤送下。

治气逆不顺腹中疼痛方

香附五钱、木香三钱、黑丑②三钱、五灵脂三钱。

共为末。

治鼻破血流不止方

头发半两,灼炭研细,元酒送下。轻者用炭面吹入鼻中,立效。

洗药方

治男女下部③受风湿,或疼或痒,或因吃茶过度以至水行不周。

蛇床子三钱、枯矾一钱、防风一钱、紫苏叶二钱、

桃仁二钱、艾叶一钱、赤芍一钱。

水煎熏洗。

治胃中停食滞闷方

楂炭、榔炭、神曲、砂仁、肉蔻。

---

① 古月:胡椒。
② 黑丑:黑色的牵牛子。
③ 下部:指阴部。

共为细末,炼蜜为丸,每服二钱。

治男女因气身挺方

如遇是症,急令有力之人,摄住鼻孔,不须松手,少时其气即上行,从口中出,立醒,甚效。

治男女因停食上下不通,命在须臾

黑将军①二个,灼炭为末,白开水送下,立效。

治红白痢疾方

南北山楂二两、红糖二两。

以上二味:虚加杭芍二钱,实加榔片二钱;热加条芩二钱,寒加吴萸二钱。

治项间生疮方 连服带贴

夏枯草二斤

用炭十斤,砂锅内熬成膏,半贴半服,神效。如目疾,用白开水送服。

治妇人经血不止方

柿饼子二个,灼炭为末,白开水送服,神效。

治汤火伤疼痛方

寒水石、地榆。

共为末,敷之大效。

---

① 黑将军:大黄。

治产后风良方

黑豆两半、黄酒四两。

将黑豆炒熟,酒烤热,将熟豆乘热急入酒内,少时将黑豆取出不用,只将酒乘热服尽,神效。此方治产后中风受寒及七十二样杂症,神效无比。

治天花方

用红色沙土半斤,置盆中,用白开水冲入沙土内搅之,等沙土沉下,将清水滤出,沙土不用,只用清水,再将鲜柳枝代皮①六两、白糖二两,放该清水内,煎柳枝、白糖,温服。花不出者,立时即出;既出者,亦无危险矣。真神方也。

综上诸方,治愈多人,凡大小男女,患是症者,依法服之,无不神效。

治因寒肚疼各症方

用小麦麸子②斤半,大葱半斤(连根叶),小茴香四两,大盐一两。四味同时放锅内炒热,装入布袋内,放于疼处,凉则再炒,连用三四回必愈。如手足抽筋,此方尤捷。

治下寒阴症方

用独头蒜,大者一个、小者二个,铅粉半两,共捣烂分为二丸。男子患此症者,左手捏一丸,右手拿一丸,放手心内,盖肚脐上。女人两手相反。如法用之,少时觉热气入腹内即愈。本方并治妇人

---

① 代皮:当作"带皮",即连皮柳枝。
② 小麦麸子:即小麦的麸皮。

产后受寒腹疼。

治男女老幼腿足腰疼痛不止方

白芷片一两、苏叶二两、艾叶两半、大葱连根半斤、
透骨草五钱、麸子斤半。
上药同入锅内炒热,装入布袋内,放疼处,冷则再炒,效甚。

洗各种疮症方

鲜柳条五两、鲜桃枝五两、鲜槐枝一两、生茶叶五钱、
全大葱、生艾叶两半、大盐粒八分。
共入锅内,水煎透洗。
本方治黄水疮、秃疮、无名疮毒。依法频洗,神效无比。

治妇人乳肿疼痛方

归尾三钱、川贝二钱、白芷二钱、木通钱半、
赤芍钱半。
水煎服。

治破皮风方

紫苏二钱、白芷二钱、条芩三钱、生地四钱、
防风二钱、乌药二钱、山楂三钱、木通一钱。
水煎服。

治妇人胎气疼方

当归三钱、川芎二钱、紫苏一钱、腹皮钱半、
木香钱半、条芩钱半、香附二钱、砂仁八分。
水煎服。

治妇人产难方

白芷二钱、丹皮三钱、桃仁二钱、茯苓二钱、

肉桂一钱、枳壳二钱、牛膝二钱。

水煎服。

治伤风喘咳方

川贝三钱,大平顶梨一个,去核煎熟,连梨及川贝汤同吃,一日一次,连服五日。用梨五个,川贝一两五钱,必效。

治心神不安方

朱砂一钱、茯神三钱、百合三钱、远志二钱、

丹参四钱。

共为末,炼蜜为丸,每服一钱。

治吐血不止方

生地五钱、丹皮三钱、木香一钱、砂仁一钱、

归尾三钱、灯心一钱、竹叶一钱、木通一钱、

椰炭二钱。

水煎服。

治受风寒方

白芷三钱、苏叶一钱、大葱一根、冰糖一两。

水煎服。

治妇人阴户疼痒方

艾叶三钱、苏叶三钱、蛇床子三钱、白矾一钱。

水煎洗。

治妇人身虚方
益母子三钱、熟地二钱、归身二钱、麦冬二钱、
陈皮二钱、白芍二钱、砂仁一钱、丹皮二钱、
牛膝二钱、香附米二钱、炙草一钱。
水煎服。

治男子身虚方
台参三钱、当归二钱、茯苓二钱、砂仁一钱、
陈皮三钱、白术一钱、生地二钱、寸冬二钱、
茯神二钱、荷叶二钱、枣仁二钱、远志二钱、
甘草一钱。
水煎服。

治男女身虚麻木方
何首乌五钱、丹参三钱、秦艽三钱、陈皮二钱、
木通钱半、乌药一钱、苏梗二钱半。
水煎服。

治折伤胸腹热方
头发炭面[①]，童便送下，效。

治胖人身重气喘方
赤小豆五两、黄芩三两、腹皮三钱。
共为末，蜜为丸，每服三钱，常服有效。

---

① 头发炭面：即血余炭灰。

治上火下寒方

生地三钱、薄荷一钱、枳实二钱、楂炭三钱、吴萸三钱。

水煎服。

治气寒结聚方

香附五钱、川朴三钱、青皮三钱、木香三钱、吴萸三钱、榔片五钱、木通三钱、砂仁三钱、肉桂二钱。

共为末,蜜为丸,每服三钱。

治气火结聚方

川军三钱、榔片三钱、条芩三钱、木通二钱、生地四钱、枳实二钱、枳壳二钱、山楂三钱。

共为末,蜜为丸,每服三钱。

治风火目疼难忍方

川军三钱、川连三钱、生地三钱、元参三钱、条芩二钱、木通三钱、薄荷钱半、龙胆草二钱、防风二钱、柴胡二钱、山栀钱半、甘草二钱、归尾三钱、赤芍三钱、杭菊二钱。

水煎冷服。

疟疾治验各方 本方治愈多人

斑蝥一个,为末,置脐上,用膏药贴住,无不立愈。惟用时须在临发前一句钟,过时不发,速即揭下为要。不然,必被药将肉皮抓破①。

又方

阿魏五分,置肚脐上,用膏药贴住,亦极效验。惟用时须在发过之后,愈后忌食鱼七八日。

又方

半夏为末,置肚脐上,用膏药贴住,用时亦在临发之前。

又方

常山、草果、乌梅、槟榔、甘草。

水煎,露一夜服。

以上治疟症之方共四,均甚效验,用时酌量选择。

治反胃验方

好烧酒十斤、野地蝎虎②三十个。

以上二味装入罐内,炭火炖开,置阴处十余日,以去火毒。每空心服一两。

破伤风验方

公羊粪无拘多少,砂锅上焙焦为末,黄酒送下,出汗立愈。羊粪带尖者为公羊粪,圆者为母羊粪。

以上之方乃山东长青县老医之方,其子与我同事军营,见其治

---

① 将肉皮抓破:斑蝥中含有斑蝥素,对皮肤有强烈的刺激作用,外敷可刺激皮肤发泡、溃破。
② 野地蝎虎:壁虎。

破伤风甚验,询之即此方也。

又方
防风、南星各等分为末,黄酒送服三钱,汗出即愈。并治摔打损伤,用本方以童便送服,虽至将死,只有微息,药一下咽,无不立苏。

治羊角风①验方
大公鸡一个、南星胆制三钱

将公鸡用快竹刀在脯下挑开,将心取出,乘热置碗内捣烂,姜汁送服,盖被出汗立愈。配药时勿犯铁器。

本方传自一道士。昔余有一表兄张玉,患是症年久不愈。一日遇一道士传此方。如法治之即愈。后有宋回二人患此症,照是方治之亦验。

治小儿痢疾方
粪蛆炒焦二钱,用姜糖水送服。

以上之方,乃余客金陵时见一工人治小儿痢疾甚捷,询其方,乃云:其先人行医多年,此方为其先人所传也。

治小儿小便不通方
昔我旅赣见友人之子,方四五岁,患小便不通。一医投利水药,一医用蝼蛄方,均未见效。腹胀如鼓,气喘面赤,全家慌张。遂用:

---

① 羊角风:癫痫病的俗称。

大葱一根连须、蜗牛数枚、麝香少许。

三味共捣烂敷脐上,少时小便即通。

治妇人吹乳、厌乳方

朱砂五钱、飞罗面①五钱。

以上二味,以水为丸,分三服,白开水送下。如妇人乳症初起,红肿疼痛,服下立消。

治男女小儿腹中寒气急疼方

芥末,不拘多少,用好醋调,敷肚脐上,如觉热气入肚,腹中作响,即行揭去。如腹内急疼,依法治之立愈。

治疝气方

川楝子四钱、橘核三钱炒、木香五钱、小茴五钱炒、

荔枝三钱炒、川牛膝三钱、楂炭四钱、陈皮三钱、

甘草二钱。

上药水酒各半煎服,如不验,加桂末②一钱冲服,必愈。

上方乃余旅京时所得。前年在赣有同事曹玉昇,充赣军三旅军需官,与余同至省垣办公,一路感受风寒,肾子③肿大如升,疼痛难忍。余即以是方治之,二服痊愈。

治下淋方

川军、海金沙、滑石、半夏、黄连、甘草。

---

① 飞罗面:指磨面时飞落下来混有尘土的面粉。
② 桂末:肉桂末,能补火助阳,散寒止痛,温经通脉。
③ 肾子:指睾丸。

上药六味各三钱，共为末，鸡子清为丸，如梧子大，太阳地晒干。每晨空心服三钱，茶水送下。忌羊肉、倭瓜数日。本方五淋均治。

又方

硫磺二两、大枣不拘多少去核。

上药将硫磺打碎装入枣内，再将枣用白面包裹，用谷糠火灼焦为末。病重者，每服钱半，轻者一钱，元酒送下，出汗即愈。

又方

斑蝥七个去头翅足、蝎子七个去毒及足。

以上二味，装入鸭卵内将卵打一小孔，再用纸将鸭卵所打之孔糊住，再用纸将鸭卵裹数层浸湿，炭火上灼热焙干为末。身强病重者全服，身弱病轻者服一半，白水送下。本方不治红淋。

又方

鸡冠花不拘多少、红糖酌用。

以上二味同煎，当茶服之，三日必见效也。本方专治红淋。

又方

隔年葵花梗煎服，治淋痛疼难忍者立愈。

又方

妇女所戴之玉兰花，或晚香玉，须戴过者方效，焙干或晒干为末，服之大效。

花柳症治法①

治鱼口便毒②各方

木鳖子去壳一两、川军三钱、芒硝三钱、黄连三钱、
牡蛎三钱。

水煎服。

又方

黑白丑四两、大黄四两、干漆二两用炭。

共为末,蜜为丸,如梧子大。每服三钱,白开水送下,并治梅毒。

以上两方,系我旅杭时,见陆军测量局一书记,治鱼口甚捷,又见缉私营一正目③,治是症,亦百发百中,询之即此两方也。

又方

斑蝥七个去头翅足、青莲丸五分。

上用鸭卵一个,打一小孔装药入内,用纸裹卵数层,水浸湿,炭火上灼焦,白开水送下。其毒皆从小便出。

又方

鱼口便毒,初起二三日,晚视足内踝骨上,必有青线,用瓷片或琉璃片刺破之,出血立消,神验。患右刺右,患左刺左。

又方

蝎子二个、蜈蚣一条、斑蝥三个、芒硝五分、

---

① 花柳证治法:原为"附录花柳各方",据目录改。
② 鱼口便毒:《医宗金鉴·外科心法要诀·便毒》:"(此证)发于少腹之下、腿根之上折纹缝中……初如杏核,渐如鹅卵,坚硬木痛,微热不红,令人寒热往来……斯证溃后,即名鱼口。"
③ 正目:部队中基层单位,以若干人为一目,设正目、副目,正目相当于今班长。

冰片五分、麝香五厘。

共为末。量鱼口所起之核大小,即用多大的膏药,化开,将药末洒在膏药上贴住。只要未成脓,贴上无不立消,诚仙方也。

外科灼丹法①

三仙丹 治鱼口便毒

白矾七钱、皮硝八钱、水银一两。

上将硝、矾为末,置粗瓷碗内,作一圈形,将水银置在中间,再用一同样之碗对好,用锦纸封碗口,用盐泥敷于纸上,一层纸一层泥,约三四层为度,置于炭火上。上碗碗底上置一棉花球,先小火次大火,见棉花球发黄色,碗内丹成矣,取出研细。病重者服五分,轻者三分。

治下疳②方

余客金陵时,有一友人患是症,龟头肿烂,疼痛难尽。余用汤药,连服两剂,配药面一料,痊愈。

汤药方

归尾五钱、赤芍五钱、牛膝三钱、川连三钱、

大黄四钱、芒硝三钱、防风四钱、蝉蜕三钱、

木鳖子五钱、木通三钱、甘草梢三钱、金银花钱五、

连壳③四钱。

水煎服。本方服两剂继用后方

琥珀三分、珍珠分半、铅粉三分、龙骨五分、

---

① 外科灼丹法:原为"灼丹法",据目录改。
② 下疳:下以言阴,疳以言疮。《疮疡经验书·阴蚀疮》:"夫阴蚀疮者,即下疳也。"
③ 连壳:连翘的别名。

雄黄三分、朱砂二分、冰片二分。

共为末,用瓦、松、艾、花椒、川连、葱头煎。将疮洗净上药,七日痊愈。

又方

青果核为细末,搽之亦极效。

梅毒方

轻粉二钱、槐花三钱、细茶三钱。

共为末。金银花、土茯苓煎汤,分三日送服。立效。

治各种恶疮、无名肿毒

赤小豆一钱、芙蓉花一钱、雄黄五分、朱砂五分。

共为末,生蜜调药敷疮上。无论何种疮症,未成即消,既成易破,而易收口。

治各种腰毒顽疮及风火眼疼方

隔年白浆子即面筋粉砂锅内炒黄,再入好醋同熬成琥珀色,瓷器内收贮。用时量疮大小摊纸上,贴疮奇效。如治火眼疼,贴两太阳穴。

治新久咳喘不止方

桑白皮五两、桃红[①]三两、川朴三两、生地三两、

丹皮二两、寸冬五两、知母三两、川贝二两、

木通二两、杭芍二两、青皮一两、香附二两、

---

① 桃红:一说指桃仁和红花,一说指凤仙花。此处应是单味药,即凤仙花。

枳实一两、归尾二两、苏子二两、甘草五钱、

竹叶一两、灯心五钱。

上药水煎为膏,随引送服。有热用条芩瓜蒌薄荷汤下;有寒用砂仁豆蔻沉香汤下;气实槟榔汤下;气虚白术汤下;妇人月水不调,腹内有块,元胡红花汤下;气逆不顺,木香槟榔汤下。

黄病方大凡此症之得,皆因脾胃虚弱,复受湿热所侵故也

龙胆草五钱、茵陈五钱、木通三钱、栀子二钱、

灯心一钱、甘草一钱、条芩三钱。

水煎服。

又方治脾胃弱不能克化水谷,周身无力,肚大而胀,腹内痞块不能消,以致黄病发现

腹皮三钱、苍术三钱、川朴三钱、猪苓三钱、

枳实三钱、茵陈三钱、苓皮三钱、陈皮二钱、

半夏二钱、青皮三钱、山栀三钱、甘草二钱、

黄柏三钱、藿香三钱。

水煎服。

药品选择[①]

人参　味甘,大补元气,调养荣卫,亦泻虚火。

党参　味甘,平补,不寒不燥,用之调和最宜。

甘草　甘温,调和百药,虚实皆宜,号称国老。

黄芪　甘温,补气,收汗,固表,外科用之托疮生肌。

白术　甘温,补脾胃,止泻痢,除水湿,化痰痞。

---

① 药品选择:原为"附录:药性易知",据目录改。

苍术　甘温,健脾除湿,善去邪逆之气。
桔梗　味苦,微寒,治咽喉肿痛,载药上行,亦通胸膈。
天麻　味辛,能疗头眩、小儿惊痫,亦治拘挛瘫痪。
秦艽　微寒,疗骨蒸,除湿,散风,亦治筋疼,肢节疼。
柴胡　味苦,微寒,能泻肝火,上行治头疼目疾,亦能除疟。
独活　辛苦,微温,颈项不舒,手足拘挛,诸风能除。
羌活　辛苦,微温,祛风除湿,身痛头痛,舒筋活络。
防风　甘温,能除头晕,骨节痹痛,诸风口禁。
升麻　性寒,清胃解毒,升提下陷,牙疼可除。
远志　气温,能治惊悸,安心神,令人多记。
细辛　辛温,能治头痛,利窍通关,风湿可用。
巴戟天　辛甘,大补虚损,滑精梦遗,强筋固本。
肉苁蓉　味甘酸,补精血,用之滑便。
地榆　沉寒,血热堪用[①],血痢崩带,金疮亦能疗。
丹参　味苦,破积调经,去腐生新,能止崩带。
元参　苦寒,泻无根之火归原,消肿,骨蒸补肾亦用。
龙胆草　苦寒,治目赤疼,下焦湿肿,肝经烦热。
黄连　味苦,大寒,泻心除痞,清热明目,厚肠止痢。
黄芩　苦寒,泻肝火,清大肠湿热。
知母　味苦,治热渴,渴有汗,骨蒸,痰嗽皆疗。
贝母　苦寒,止嗽化痰,肺症最宜,亦能开郁除烦。
元胡　气温,能治心腹卒痛,通经活血,跌仆,血崩。

以上山草类二十七味。

当归　性温,生血补心,扶虚益损,逐瘀生新。

---

① 堪用:适合用。

白芍　酸寒,能收,能补泻,腹疼虚寒勿与。赤者通经破血,产后最忌。
川芎　性温,能止头痛,生新血,开郁上行。
丹皮　苦寒,破血通经,血中有热,无汗骨蒸皆能治。
郁金　味苦,破血生肌,血淋,溺血,郁结能舒。
姜黄　味苦,能消痈,破血,心腹疼痛,下气最捷。
三棱　味苦,利血消癖,及气滞作痛,虚者当忌。
莪术　温苦,善破痃癖,止痛消瘀,通经亦宜。
香附　味甘,快气开郁,止痛调经,亦消宿食。
木香　温,散滞和胃,诸气能调,亦能止疼。
砂仁　性温,养胃进食,止痛安胎,通经破滞。
薄荷　味辛,最清头目,去风化痰,骨蒸宜服。
草果　味辛,消食除胀,截疟祛痰,解瘟避瘴。
故纸　温,腰膝虚痛,兴阳固精。
益智　辛温,安神益气,遗溺、遗精、呕逆皆治。
蛇床　辛苦,下气温中,治恶疮疥癫,逐瘀祛风。
良姜　性热,下气温中,转筋,霍乱,酒食亦攻。
藿香　辛温,能止呕吐,发散风寒,霍乱为主。
白芷　辛温,阳明头痛,风热瘙痒,排脓通用。
香薷　味辛,伤暑便涩,霍乱水肿,除烦解热。
荆芥　味辛,清头目,表汗祛风,治疮消瘀。
紫苏　味辛,风寒发表,梗能下诸气,除胀满。
以上芳草类二十二种。

生地　甘寒,清湿热,骨蒸烦劳,兼消瘀血。
熟地　微温,滋肾补血,益髓填精。
麦冬　甘寒,解热除烦,补心清肺,虚热自安。

菊花　味甘,除热祛风,头眩目赤,止泪有功。

麻黄　味辛,解表出汗,身热头痛,风寒发散。

益母　味甘,女科主药,产后胎前,生新去瘀。

连翘　苦寒,消痈毒、气聚、血凝、湿热。

紫花丁　苦寒,治痈疽发背、疔毒及无名肿毒。

红花　辛温,最消瘀血,多用通经,少用养血。

萹蓄　利小便,治黄疸、热淋,亦能杀虫。

瞿麦　气寒,通淋坠胎,亦善通经。

灯心　通利小水,癃闭成淋、湿肿最宜。

车前　气寒,溺涩,目赤,小便能通,大便能实。

茵陈　味苦,退胆除黄,泻湿利水,清热为凉。

海金沙　甘寒,渗除小肠膀胱经湿热,治肿满、五淋、茎疼。

青黛　酸咸,平肝木,惊痫疳痢,能除热毒。

葶苈　苦辛,利水消肿,痰嗽、癥瘕、治喘、肺痈。

紫菀　苦辛,痰喘咳逆,肺痿吐脓,寒热并济。

款冬　理肺消痰,肺痈喘咳,补劳除烦。

续断　味辛,接骨续筋,跌打折伤,且固遗精。

牛膝　味苦,除湿痹痿,腰膝酸痛,益精补髓。

艾叶　温平,驱邪逐鬼,漏血安胎,心痛即除。

葫芦巴　温暖,补肾脏虚,膀胱诸疝、胀痛皆止。

以上隰草类二十四种①。

附子　性辛,大热,走而不守,四肢厥冷,回阳有功。

南星　性热,能治风痰破伤,自强风搐皆安。

半夏　味辛,健脾燥湿痰,头痛嗽吐堪入。

---

① 二十四种:实为二十三种。

常山　苦寒,解药损痰,解伤寒热,水胀能宽。
大戟　味苦,消水利便,肿胀癥坚,其功眩瞑。
甘遂　苦寒,破癥消痰,面浮蛊胀,利水能安。
芫花　寒苦,能消胀蛊,利水泻湿,止咳痰吐。
黑丑　辛热,利水消肿,蛊胀痃癖,散滞除壅,白丑稍缓。
大黄　苦,大寒,破血消瘀,快膈通肠,破除积聚。
木鳖子　甘温,能追诸疮毒,乳痈疮毒,消肿最速。
以上毒草类十种。

首乌　甘,添精髓种子,黑发悦颜,不死。
菟丝　甘温,梦遗滑精,腰膝冷疼,添髓强筋。
五味子　酸温,生津止渴,久嗽虚劳,金水枯竭。
天冬　甘寒,泻火润肺,滑肠凉血,能治热痰喘咳。
瓜蒌仁　甘寒,润肺祛痰,为治嗽要药,亦能通乳。
天花粉　味寒,止渴祛烦,排脓消毒,善除热痰。
山豆根　味苦,治咽肿痛,治蛇虫伤。
金银花　味甘,疗诸疮毒要药。
土苓　甘淡,去湿热,利筋骨,治杨梅疮毒。
防己　气寒,气湿①脚疼,热积膀胱,消痈散毒。
木通　性寒,小肠热闭,利窍通经,最能导滞。
葛根　味甘,伤寒发表,温疟往来,止渴解酒。
使君子　甘温,清疳消浊,泻痢,诸虫皆能除却。
以上蔓草类十三种。

泽泻　苦寒,消肿止渴,除湿通淋,阴汗自遏。

---

① 气湿:疑为风湿之误。

菖蒲　性温,开心通窍,去痹除声,出音最妙。
以上苔类两种。

肉桂　辛热,善通血脉,腹痛虚寒,温补可用。
桂枝　温,调达四肢诸经络,止汗舒筋,治手足痹。
沉香　温,除气[①],暖胃追邪,通天彻地,卫风堪夸。
丁香　辛热,能除寒呕、心腹疼痛,亦善温胃。
乌药　辛温,心腹胀痛,小便滑数,顺气通用。
乳香　辛苦,疗诸疮,生肌止痛,心腹尤良。
没药　温平,治疮止痛,跌打损伤,破血通经。
冰片　性温,目疾喉痹,狂躁妄语,疮症亦良。
以上香木类八种。

黄柏　苦寒,除火滋阴,骨蒸湿热,下血堪用。
槐花　味苦,痔漏肠风,大肠热痢,更杀蛔虫。
川楝子　味苦,膀胱疝气,中湿伤寒,利水之剂。
川朴　苦温,消胀除满,痰气泻利,其功不缓。
皂角　通利关窍,敷肿消痛,吐风痰。
皂刺　辛温,通窍溃痈,其锋锐,直达病所。
杜仲　辛温,强筋壮骨,足痛腰疼,小便淋沥。
芜荑　平,散风湿,消积杀虫。
苏木　能行积血,产后月经,亦治扑跌。
以上乔木类九种。

桑白皮　甘辛,止嗽定喘,泻肺火邪,其功不浅。

---

① 除气:疑为降气之误。

枳实　味苦,消食除痞,破积化痰,冲墙倒壁。

枳壳　微温,快气宽肠,胸中气结,胀满。

栀子　性寒,解郁除烦,吐衄胃痛,火降,调三焦邪热。

枣仁　味酸,敛汗祛烦,多眠用生,不眠用炒。

山萸,性温,滋精益髓,肾虚耳鸣,腰疼痛。

五加皮　祛寒痛风痹,健步强筋,益精止淋。

枸杞　甘温,添精固髓,明目祛风,阴兴阳起。

地骨皮　性寒,解肌退热,有汗骨蒸,强阴凉血。

以上灌木类九种。

竹沥　味甘,阴虚痰火,热汗渴烦效如神。

竹茹　止呕,除寒痰、胃热、咳哕、不寐。

竹叶　味甘,退热安眠,化痰定喘,止渴消烦。

琥珀　味甘,安魂定魄,破瘀消癥,利水通塞,亦收疮口。

茯苓　味淡,渗湿利窍,白①化痰涎,赤②通水道。

茯神　补心,善镇惊悸,恍惚健忘,除怒恚心。

猪苓　与茯苓同功而泻甚,兼治伤寒、瘟疫大热。

以上包木③、寓木④类共七种。

杏仁　温苦,风痰喘咳、大肠气闭,便难切要。

乌梅　酸温,收敛肺气,生津止渴,亦除泻痢。

桃仁　苦甘,润大肠,通经破瘀,亦治血瘕。

大枣　味甘,益脾胃,调百药,与甘草同功。

---

① 白:指白茯苓。
② 赤:指赤茯苓。
③ 包木:即苞木,一种类似棕榈的竹子。
④ 寓木:寄生在树木上的植物。

以上五果类四种。

木瓜　味酸,湿肿脚气,霍乱转筋,足膝无力。
山楂　甘酸,消肉食,疗疝摧疮,消胀健脾。
陈皮　甘温,顺气宽膈,留白和脾,去白消痰。
青皮　甘寒,能攻气滞,消坚平肝,安脾下食。
胡桃　通命门,利三焦,补肾强阴,治腰脚虚冷痛。
以上山果类五种。

荔枝核　散滞气,避寒邪,治胃脘痛,妇人血气痛,亦治疝气卵肿。
龙眼肉　味甘,补心脾安神,治一切思虑,令血归脾,使人安眠。
槟榔　辛温,破气杀虫,逐水祛痰,专除后重。
腹皮　微温,能下膈气,安思健脾,浮肿消去。
以上夷果类四种。

川椒　辛热,祛邪逐冷,明目杀虫,温而不猛。
吴萸　辛热,治下焦寒冷疝气,脐腹寒痛,酸水亦治。
莲子　味甘,健脾养胃,止泻涩精,清心养气。
莲芯　清心,通肾固精,能止梦遗。
荷叶　助脾胃,以升发阳气。
以上果味及水果类共五种。

生姜　散寒发表,开痰止呕,去瘴。
干姜　温,味辛,表解风寒,温胃。
炮姜　味苦,逐冷,虚热尤宜。

茴姜　性温,能除疝气、腹痛、腰痛,调中暖胃。

白芥子　胁痰、疟疾、痞块,服之能安。

薤白　辛苦,性滑,泻下焦大肠气滞,亦能治肺气喘急。

莱菔子　生用能吐风痰疮疹;炒用除气宽中,消痞化痰。

葱白　辛温,发表出汗,治伤寒头痛,活血消肿。

蒜　用之切片,灸恶疮,大能起死回生。

以上荤辛类九种。

蒲公英　苦寒,除热解毒,治疗毒、乳痈,亦能通淋。

山药　甘温,理脾止泻,益肾补中,能疗诸虚。

百合　味甘,安心、定胆、止嗽。

以上柔滑类三种。

脂麻油　凉血解毒,止痛生肌。

火麻仁　味甘,下乳催生,润肠通结,小水能行。

薏苡仁　味甘,专除湿痹、筋节拘挛、肺痈肺痿。

御米壳①　涩肠,敛肝固肾,治泻痢、吐泻,心腹筋骨痛。

黑大豆　补肾镇心,除热祛风,活血解毒。

赤小豆　散血消肿排脓,清热解毒,敷一切疮症,亦能通利小水。

神曲　味甘,开胃消食,破结逐痰,调中下气。

麦芽　甘温,能消宿食、心腹膨胀,破血散滞。

以上麻稷豆及造酿类八种。

铅丹　咸寒,内用镇心安魂,外用解热拔毒,止痛,去瘀长肉。

---

① 御米壳:罂粟壳之别名。

朱砂　镇心养神，驱邪杀鬼，定魂安魄。

水银　辛寒，有毒，功专杀虫、治疮，亦可断胎催生。

轻粉　辛冷而燥，杀虫、治疮、劫痰。

银硃[①]　辛温，有毒，破积滞，劫痰涎，治癣癞、恶疮。

雄黄　甘辛，辟邪解毒，更治蛇伤、喉风、瘜肉。

石膏　大寒，能泻胃火，发渴头痛，解肌立安。

滑石　沉寒，利窍，解渴除烦，湿热亦治。

炉甘石　止血消肿，收湿祛痰，除烂退赤，目疾要药。

矿灰　火毒已出，用之治顽疮淋漓脓水最捷，收疮口尤妙。

磁石　补肾益精，祛热除烦，通耳明目。

礞石　平肝下气，为治顽痰癖结神药。

花蕊石　治金疮出血不止，疮口不合。

芒硝　苦寒，湿热积聚，蠲痰润燥，亦治便闭。

元明粉　味辛寒，胃中宿垢能去，化积消痰，诸热可疗。

硼砂　味辛，治喉肿、咽痛、膈上热痰。

白矾　味酸性敛，能解诸毒。

以上金石类共十七种。

伏龙肝　治水湿，消肿胀，吐利不止。

百花霜　止血消积，治诸血病。

孩儿茶　微寒，清热化痰，收湿定痛，生肌，涂金疮，治阴疳。

以上土类三种。

夜明砂　治目盲障翳。

五灵脂　味甘，血痢腹痛，止血用炒，行血用生。

---

① 银硃：硫化汞，硫黄同汞升炼而成，其性燥烈，能烂龈挛筋。

牛黄　味甘,大治风痰,安魂定魄,惊痫灵丹。
黄明胶　甘平,补阴,治诸血症及痈疽,润燥通大便。
阿胶　甘温,止咳,脓血吐衄,治崩,虚羸可除。
虎骨　去风强骨,辟邪,一切腿足骨痛,诸般癫痫均治。
象皮　敛金疮,长肌肉最捷。
犀角　性寒,化毒,辟邪,解热,止血,亦治蛇毒。
熊胆　苦寒,凉心,平肝明目,杀虫,亦治惊痫五痔。
羚羊角　性寒,明目清肝,却惊解毒,神智能安。
鹿茸　补诸虚,助阳添髓,腰肾虚冷,头眩眼黑皆治。
以上禽兽部共十一种。

蝉蜕　甘平,消风定惊,杀疳退热,去翳明目。
蝼蛄　咸寒,利水利便最捷,化骨梗殊灵。
蜂蜜　甘平,调百药,润大肠,炼熟益气补中。
僵蚕　味咸,诸风惊痫,湿痰喉痹,疮毒瘢痕。
蚕沙　味辛,甘温,治风湿为病,肢节不随,皮肤顽痹。
斑蝥　有毒,破血通经,诸疮瘰疬,水道能通。
蝎子　味辛,却风痰、口眼㖞斜、风痫。
蜈蚣　味辛,外科用之以毒攻毒。
以上虫类八种。

山甲　风湿冷痹,通经下乳,消肿溃痈,外科须为要药。
蛇蜕　能去风毒,治疥癞、恶疮、惊痫、喉风。
龟板　滋阴,补肾,除瘀,续筋,更医颅囟。
鳖甲　酸平,劳嗽骨蒸,散瘀消肿,去痞除崩。
牡蛎　微寒,涩精止汗,崩带胁痛,亦除老痰。
珍珠　气寒,镇惊除痫,止渴坠痰,善收疮口。

龙骨　味甘,梦遗遗精,崩带肠痈,惊痫风热,亦收疮口。
以上龙类七种。

童便　降火,滋阴润肺,打摔各伤及产后血晕,阴虚火嗽,火热立安。
人发　补阴,能治诸血病。
紫河车　大补气血,一切虚损之症皆宜服之。
以上人类二种。